北方高血压病因病机新论

张立德　刘继东　王建波　主编

辽宁科学技术出版社

·沈阳·

图书在版编目（CIP）数据

北方高血压病因病机新论 / 张立德，刘继东，王建波主编. —沈阳：辽宁科学技术出版社，2023.3

ISBN 978-7-5591-2936-9

Ⅰ. ①北… Ⅱ. ①张… ②刘… ③王… Ⅲ. ①高血压—病因 Ⅳ. ①R544.1

中国国家版本馆 CIP 数据核字（2023）第 042937 号

出版发行：辽宁科学技术出版社
　　　　（地址：沈阳市和平区十一纬路 25 号　邮编：110003）
印　刷　者：辽宁鼎籍数码科技有限公司
经　销　者：各地新华书店
幅面尺寸：185mm×260mm
印　　张：14
字　　数：350 千字
出版时间：2023 年 3 月第 1 版
印刷时间：2023 年 3 月第 1 次印刷
责任编辑：丁　一
封面设计：刘冰宇
版式设计：袁　舒
责任校对：赵淑新　刘　庶

书　　号：ISBN 978-7-5591-2936-9
定　　价：98.00 元

编辑电话：024-23284363　15998252182
邮购热线：024-23284502
E-mail：191811768@qq.com
http：//www.lnkj.com.cn

编 委 会

前　言

　　高血压是由环境代谢因素和遗传因素共同作用所致的一种多基因和多因素的复杂性疾病，其上游致高血压因素主要包括遗传、性别、年龄、高盐低钾膳食、肥胖、糖尿病及高同型半胱氨酸血症等多种遗传和环境代谢因素，其下游为脑卒中、心肾功能衰竭和动脉粥样病变等高血压所致的并发症，高血压是连接上下游的关键中间表型，起着重要的承上启下作用。目前我国高血压人群存在着北方发病人群广、知晓率低、控制率低等现状。在北方尤其是东北地区广泛开展高血压中医药防治技术方案临床示范研究，提高高血压知晓率、控制率，对降低高血压的发病率以及降低心脑血管病的危险均具有重要的意义。

　　高血压发病机制和治疗药物的研究，一直是国内外医学界研究的热点。中医药治疗高血压具有独特的优势。中医古籍中并无"高血压"一词，现代中医医家根据其主要的临床表现多将其纳入"眩晕"的范畴，并在长期的临床实践中，积累了一些有效地、具有中医特色的防治方法。汉代张仲景认为眩晕的病因各异、病机复杂，在《伤寒杂病论》中提出了"痰饮致眩"的观点；"补土派"李东垣在临床上重视脾胃的作用，从虚痰论治眩晕，认为脾胃气虚，失于运化，痰湿蕴生，浊痰上犯清阳之位，则见眩晕；明代张景岳认为"无虚不作眩"，因此，治疗上以"治其虚"为主；清代王清任"诸病之因，皆由血瘀"的学术观点同样体现在本病的治疗中，至今在临床治疗中都发挥着极其重要的作用。

　　我国北方尤其是辽西北地区由于地域饮食等因素，高血压发病率很高。高血压是由于心、脑、脾、肾等脏腑以及血管，在长期血流变异常的状态下发生功能性损伤，进而产生血压异常升高，这是高血压发病的主要病理因素。因此，团队根据辽西北地区高血压的发病特点及中医"因、机、证、治"的不同，以辽宁中医药大学及附属医院为中心，建立省、市、县区、乡镇四级诊疗网络，开展中医药防治技术研究，制定标准，对地方中医师进行培训，建立北方高血压中医药防治相关档案，动态跟踪观察中医药防治过程，同时广泛开展相关健康知识教育。通过该示范研究，预期在北方地区推广应用高血压中医药防治技术。

　　目前，我国中医学防治高血压的诊疗技术尚未规范化，国际认可度不高。因此，开展中医药特色防治技术的规范化研究，需要做大量扎实的科研基础工作，以制定标准，推进中医药的标准化进程，为高血压的防治做出贡献。

　　本书的编撰有利于明确北方地区诱发高血压的危险因素，探索不同地区高血压病因病机特点，体现"早防早诊早治"的治未病特色理论；提高中医药特色疗法防治高血压的临床疗效，发展中医药特色诊疗技术防治高血压的理论体系，实现"早防早诊早治"的治未病理论对高血压防治的应用；推进中医药的标准化进程，让中医学特色诊疗技术得到国际社会的广泛认同；优化治疗方案，降低医疗成本，减少医疗风险，推进我国经济化社会发展；将规范化中医药特色诊疗技术推广到基层临床，以促进地区间学术交流，惠及民众。

　　本书共分八章（共计约 35 万字），由高血压研究团队人员共同编写。由其中张立德负责全书的最后统稿工作。参与各章编写的人员为：第一章，薛亚楠（3 万字），马永钢（1 万字），丁丽（1 万字）；第二章，王丹（1 万字），王晓彤（1 万字）；第三章，曲怡（2 万字），王建波（6 万字），王丹（0.3 万字），张曼婷（1 万字），徐国睿（0.4 万字），李浩（1 万字），金圣博（1 万字）；第四章，孙杰（1 万字）；第五章，刘继东（6 万字），乔铁（1.5 万字）；第六章，程岩岩（1.2 万字），刘景峰（2 万字），张曼婷（0.5 万字），乔野（1 万字）；第七章，董佳梓（1 万字），王晓彤（0.8 万字）；第八章，徐国睿（0.6 万字），韩堃（0.7 万字）。

　　虽然对本书内容进行了反复审改、修订，但是由于编者的时间精力和水平有限，在材料的收集和内容的展示上，难免存在疏漏和讹误，诚望专家同道和广大读者批评指正。

编者

2022 年 8 月

目 录

第一章　高血压总体概述

高血压是比较常见的心血管疾病之一，如果人体血压长期升高，不仅会引起靶器官如心、脑、肾等脏器的损伤，而且还会导致这些靶器官的功能衰竭。我国古代文献中未有"高血压"的记载，根据高血压的临床特点，现代中医医家认为：该病属于"眩晕""头痛"等病的范畴。

一、现代医学对高血压的认识

高血压（Hypertension）是指以体循环动脉血压［收缩压和（或）舒张压］增高为主要特征，可控但需终身服药，常伴有其他脏器的功能或器质性损害的临床综合征，临床分为原发性和继发性两种。原发性高血压多由遗传因素和环境因素造成；继发性高血压病因包括肾脏病变、大血管病变、脑部疾病、内分泌疾病等继发性因素，或有药源性因素、妊娠高血压综合征等因素。因高血压仅是上述疾病的临床症状之一，故继发性高血压又称为症状性高血压。高血压是我国最常见的慢性病，也是心脑血管病最主要的危险因素。高血压症状常因人而异，早期常见的症状是头晕、头痛、失眠、疲劳、心悸等；也有患者症状不明显或没有症状，仅在精神紧张、情绪波动或劳累后发生血压升高，休息后即可恢复正常，不易引起太多关注。随着病程延长，血压明显地持续升高，逐渐会出现各种症状。

（一）高血压定义

高血压的主要临床表现是动脉压增高，伴或不伴心血管疾病的风险病因，心、脑和肾的结构和功能均受到其影响，终将致其功能衰竭。高血压与心血管疾病的死亡密切相关。

（二）高血压诊断标准

《中国高血压防治指南2010》把不使用降压药物的时候，不在一天之内3次测量血压，收缩压≥140mmHg（1mmHg＝0.133kPa）和（或）舒张压≥90mmHg定义为高血压。以前有过高血压的病史，现在服用了降压药物，血压虽然暂时<140/90mmHg，也应诊断成高血压。

二、古代文献对高血压的记载

中医古代文献虽无高血压病名，但根据其临床所表现的症状：目眩、头晕、头痛、乏力等基本上可归属于中医学的"眩晕""头痛"范畴。"眩晕"一词首见于《备急千金要方》，《黄帝内经》中对本病的病因病机做了较多的论述，认为眩晕属肝所主，与髓海不足、血虚、邪中等多种因素有关，如《素问·至真要大论》中"诸风掉眩，皆属于肝"。汉代张仲景认为，痰饮是眩晕的重要致病因素。《河间六书》云："风火皆属阳，多为兼化，阳之乎动，两动相搏。"《景岳全书·眩运》篇中强调指出："眩运一证，虚者居其八九，而兼火兼痰者，不过十中一二耳。"强调指出"无虚不作眩"。《景岳全书》提出"无虚不作眩"、眩"当以治虚为主"的学说。《丹溪心法·头眩·六十七》提出无痰不眩，无火不晕，认为痰与火是引起眩晕的另一种重要原因。《医学正传·眩晕》言："大抵人肥白而作眩者，治宜清痰降火为先，而兼补气之药；人黑瘦而作眩者，治宜滋阴降火为要，而带抑肝之剂。"指出眩晕的发病有痰湿及真水之分，治疗眩晕亦当分别针对不同体质及证候，辨证论之。《医学正传·眩运》曰："眩运者，中风之渐也。"认识到眩运与中风之间有一定的内在联系。《临症指南医案》曰："头为诸阳之会，与厥阴肝脉会于巅，厥阴风火乃能逆上作病。"虽然眩晕之病因众说纷纭，但其基本病理变化，不外虚实两类。虚者为气血亏虚，或髓海不足、清窍失养，实者为风、火、痰扰乱清空。

三、中医对高血压的研究

（一）中医对高血压的病因认识

中医认为高血压的病位在脑窍，主要与肝脾肾有关。根据高血压的症状及病机在古籍的体现以及现代医学的认知水平，总结出高血压的病因主要为"情志失调""饮食不节""劳逸失度""先天禀赋"和"年老体衰"，进而导致人体心血失和、阴阳失衡、脏腑失调而发病。

1. 情志失调

《黄帝内经》云："人有五脏化五气，以生喜怒思忧恐。"五脏生七情，外界环境刺激使七情变化剧烈，人体气血阴阳失调，进而影响脏腑。《重订严氏济生方·眩晕门》云："眩晕者……六淫外感，七情内伤，皆能导致。"明代医家孙志宏曰："头痛之症，内成者因气血痰饮，七情抑郁。"又清代刘默《证治百问》也提到情绪的剧烈变化会导致眩晕，而眩晕、头痛正是高血压的典型症状。《灵枢·五变》云："怒则气逆，胸中蓄积，血气逆留。"又古云："大怒则形气绝，而血菀于上，使人薄厥。"强调了怒使气血上逆，气机升降失衡，气血当冲于头，轻者发眩晕，重者则使人晕厥。可见七情相互影响，太多和不及均致脏腑之气不平，郁郁生痰，积久为痰，痰随气动，宜发眩晕或头痛。

2. 饮食不节

《素问·六节藏象论》曰："脾胃……仓廪之本，营之居也。"即后天人体气血的生成，全赖于纳入的水谷精微经脾脏运化输布。脾之运化功效，起着维持机体新陈代谢之功。当嗜食肥甘厚腻或饥饱无度，以致脾胃损伤而运化失司。脾为太阴，当机体阴伤时，脾阴首当其冲，进而聚湿生痰，水谷运化失司，气血运化受阻。此时患者常有口淡无味、胃纳不佳、头晕乏力等临床症状。赵献可在《医贯》中也提到，脾胃若虚弱便不能上承下布津液，使津液运行不畅。隋代巢元方《诸病源候论》中记载"脑蒸"，其症状即头眩闷热之高血压症，曰："热病患愈后，食牛羊肉及肥腻，或酒或房，触犯而成此疾。"巢元方是最早明确饮食失节导致眩晕的医家。

3. 劳逸失度

《素问·宣明五气篇》言："久卧伤气，久坐伤肉。"气伤则虚，肉伤损脾，气虚脾虚，则运化失司，代谢失常。秦国吕不韦《吕氏春秋》亦云："形不动则精不流，精不流则气郁。"郁而不达，清不升而浊不降发昏晕。清代汪宏《望诊遵经》中也提示过度安逸的人，四肢不勤，易使气血运行不畅，脾胃气机呆滞，脏腑功能失调而发病。流行病学也发现，较少体力劳动者和脑力劳动者高血压的发病率高于较多体力劳动者。反之机体过劳，气血亏耗，津液盈亏，则发生眩晕、头痛、耳鸣等症，重者眩晕欲倒，如立舟车。诸多古书记载过度房劳，易致肾气不固，耗尽津液致阴虚，阴阳失衡，阳太过而引起高血压。因此，过劳或过逸皆可导致人体正气损伤，造成脏腑阴阳气血失调，进而导致高血压的发生。

4. 先天禀赋

肾为先天之本，一身精气阴阳之根本。《医彻》言："所谓肾间动气者，乃五脏六腑之本，十二经脉之根，呼吸之门，三焦之原，一名守邪之神，是气之动，则上而蒸津液，肺得之而不渴，胃得之而不饥，膀胱得之而气化。"肾阴肾阳不足"水不涵木"，肝阳上亢而血压升高。这与现代医学对高血压的遗传因素之病因的分析不谋而合。

5. 年老体衰

《素问·上古天真论》曰："年过半百，而阴气自半。"《素问·阴阳应象大论》曰："年四十，而阴气自半，起居衰矣。年五十，体重，耳目不聪明矣。"人到中年后，肾气不固，精元亏虚，脏腑功能由盛转衰，因而发生高血压。《普济方》曰："气血俱虚……入脑中，则令人头痛。"机体气血亏虚，周身孔窍包括头目失气血之濡养，而发目赤、头痛、头眩等。年老机体阴阳失衡，脏腑气血与筋脉功能紊乱，多形成以眩晕、心悸、头痛为主要临床表现的高血压，又年老血脉失柔而弹性减退，更易发生高血压危象。

（二）中医对高血压的病机认识

综观历代文献并联系临床，中医认为高血压为本虚标实之证，瘀血、痰火为其标，根本病机在于气血阴阳亏虚，总病机为人体阴阳失调、气血失和、痰瘀内生、气机升降失常所致。《医学从众录·眩晕》云："其言虚者，乃言其病根为虚；其言实者，则言其病象属实，理本一贯。"历代医家对高血压的机制论述众多，《灵枢·口问》曰："故在上之气不足，髓海不满，耳鸣发作，头晕欲仆，目眩缭乱。"此处病机在于"上气不足"，即清气不能上承于清窍。《素问·方盛衰论》云："气上不下，头痛癫疾。"即浊气在上而不下，上扰清空致头痛。浊阴不降，清阳不升，是为眩晕头痛。张仲景最早提出痰饮导致眩晕，李东垣也较推崇"脾胃气虚，痰浊上逆"的病机。朱丹溪认为"无痰不作眩"，针对头痛同样以痰立论，《丹溪心法·头痛》云："其病头痛者，大抵主于痰，若痛甚者主火多，其有可吐者，亦有可下者。"刘完素则认为"无风不作眩"，《素问玄机原病式》曰："……眩，昏乱旋运也，风主动故也。"又张景岳认为"无虚不作眩"，《景岳全书·眩运》说："无虚不能作眩，当以虚为主，而酌兼其标。"又曰："眩运一证，虚者居其八九，而兼火兼痰者，不过十中一二耳。"说明张景岳主"虚"而兼"痰""火"之病因。清代叶天士《临证指南医案》云："故头痛一证，皆由清阳不升，火风乘虚上入所致。"《医宗金鉴》曰："瘀血停滞，神迷眩晕。"石学敏院士提出，"气海"失司是高血压的主要病机，气海理论囊括了人体卫气血脉等重要体系，与现代医学中血压的形成、维持及调节高度吻合。综上所述，高血压之病机涉及风、火、痰、瘀、虚，其病变涉及脾、肾、心、肝、肺，并有"变动在肝、根源在肾、关键在脾"的说法。高血压的病因病机往往合并存在，交互为病。

第一节 高血压概况

高血压是一种特殊的疾病，它不同于心脏病、肾病或神经系统疾病，不是只发生在某个器官，也不同于有明确的疾病过程的癌症或关节炎，不论其来源如何，整个机体都会受牵累，反应出内分泌、旁分泌和神经系统的症状，而且或早或迟心、脑、肾都会受到侵犯。所以说，高血压几乎和每个人都有关系。100年来，高血压这个领域使基础生物学、临床医学、流行病学和公共卫生计划的专家走到了一起，这一领域包含广泛的知识，也证实血压与心、肾、内分泌有关。

英国权威杂志《柳叶刀》(The Lancet) 2017年的研究显示，1975年全球高血压患病人数为6亿，到2015年增加至11亿，患病人数几乎翻了一倍；在世界范围内每年有750万人死于高血压或由其引发的并发症。中国"十二五"高血压抽样调查结果显示，2017年我国有2.45亿的成年人为高血压患者，占成年人总数的23.2%；有1.25亿人不知道自己是否患有高血压，此人数超过患者人数的一半。此外，1.5亿的患者未使用药物进行治疗，只有约3700万的高血压患者得到了控制；而处在高血压边缘的人数也达到了4.35亿。目前高血压在中国呈现低知晓率、低治疗率、低控制率的形势。影响血压状况的因素有很多，如性别、年龄、吸烟、肥胖以及不健康的饮食等，有诸多研究在这些方面进行了探索，结果显示不良的饮食是高血压形成与发展的重要影响因素。日常生活中饮食与人密切相关，合理的饮食可以促进身心健康和预防疾病，而饮食可以理解为营养成分摄入，因此不同种类和数量的营养成分摄入会影响疾病的发生以及人们的健康状况。一些研究也证实了饮食营养与血压值存在一定的关系，如高血压患者的血压与膳食中钠摄入成正相关；高血压患者血浆中的总饱和脂肪酸含量较正常人更高，脂肪与血压成正相关；服用维生素A、维生素C、维生素E能降低高血压患者的血压尤其是收缩压。

一、高血压的定义

当今社会人们的血压是呈钟型曲线样连续分布的，在"正常血压"和"高血压"之间没有明确的分界，血压越高，卒中和冠心病的危险越大，因而"正常血压"和"高血压"的分界线只能以一种实用的方法加以规定。即当某血压水平加以治疗后，好处多于害处，则这种血压水平就是高血压，显然，这一血压水平的价值只能由干预试验证明降低血压有益来提供，因为所有干预试验只包括18岁以上的成人，故以下高血压的定义和分类也只涉及成人。另一层面以舒张压和（或）收缩压为基准做出的高血压定义：高血压的定义应运用舒张压、收缩压两个标准，安静时多次测定舒张压持续≥90mmHg的人心血管病发病率和死亡率的危险增加。若舒张压降低至90~105mmHg时，可使卒中的危险下降35%~40%，冠心病事件降低15%~20%。根据卒中和冠心病事件发生率的流行病学资料所见，和舒张压90~105mmHg相当的收缩压范围是140~180mmHg，干预试验也表明当收缩压≥160mmHg时，降压治疗有益。因此，现时高血压的标准是收缩压≥140mmHg和（或）舒张压≥90mmHg，但是，由于血压是易变的，在确诊高血压和决定治疗之前，必须在数周之内反复测量血压。若需要确定高血压是轻度升高还是处于临界水平，则需用3~6个月的时间来肯定血压值。如血压明显升高或患者有并发症，观察时间可缩短。高血压是一种严重威胁人类健康的慢性病，根据美国高血压控制委员会制定的标准，反复测量的收缩压超过140mmHg或舒张压超过90mmHg可认定为高血压。

高血压患病率与年龄成正比，女性更年期前患病率低于男性，更年期后高于男性。此病存在地理分布差异。一般规律是高纬度（寒冷）地区高于低纬度（温暖）地区。高海拔地区高于低海拔地区。同一人群有季节差异，冬季患病率高于夏季。此病还与饮食习惯有关，人均盐和饱和脂肪摄入越高，平均血压水平越高。经常大量饮酒者血压水平高于不饮或少饮者。高血压与经济文化发展水平成正相关，经济文化落后的地区很少有高血压，经济文化越发达，人均血压水平越高。患病率与人群肥胖程度和精神压力成正相关，与体力活动水平成负相关。高血压有一定的遗传基础，直系亲属（尤其是父母及亲生子女之间）血压有明显相关性。不同种族和民族之间血压有一定的群体差异。

高血压的症状：高血压起病缓慢，早期多无症状，随着病程的延长患者可有以下症状：①头痛：部位多在后脑，并伴有恶心、呕吐等症状。若经常感到头痛，而且很剧烈，同时伴恶心作呕，就可能是向恶性高血压转化的信号。②眩晕：女性患者出现较多，常在突然蹲下或起立时感觉明显。③耳鸣：双侧耳鸣，持续时间较长。④心悸气短：常因高血压所致的心肌肥厚、心脏扩大、心肌梗死或心功能不全引起。⑤失眠：多为入睡困难或早醒、易做噩梦、易惊醒。这与大脑皮质功能紊乱及自主神经功能失调有关。⑥肢体麻木：常见手指、脚趾麻木或皮肤如蚁行感，手指不灵活。身体其他部位也可能出现麻木，还可能感觉异常，甚至半身不遂。⑦有时可有心前区不适，甚至心绞痛，或早搏引起的心悸症状。高血压的体征：可听到主动脉瓣第二心音亢进，年龄大的患者可呈金属音，可有第四心音，主动脉收缩早期喷射音。高血压持续时间长时，有左心室肥厚征象。

典型症状有头痛、头晕、耳鸣、疲倦不安、心律失常等。

妊娠期高血压：由妊娠诱发，主要症状为蛋白尿、水肿，严重者可发生抽搐、昏迷甚至死亡。婴幼儿高血压可表现为烦躁、过于兴奋、夜间尖声哭叫、生长发育迟缓等。更年期高血压可表现为腰膝酸软、四肢水肿等症状。特殊诱因导致的高血压会有其特殊的症状，如肾性高血压可出现腰背或肋腹部疼痛，部分患者可长期无症状，仅于体检或因其他疾病检查时发现血压升高，或因并发症就诊时才诊断为高血压。

二、高血压的分类

高血压有六个特性，即"三高"和"三低"：患病率高，致残率高，病死率高；知晓率低，服药率低，控制率低。高血压是一种以动脉压升高为特征，可伴有心脏、血管、脑和肾脏等器官功能性或器质性改变的全身性疾病。导致高血压发病的原因有多种，总体可以分为遗传和环境两个方面。由于部分高血压患者并无明显的临床症状，高血压又被称为人类健康的无形杀手，它可以说是在新晚期病领域来说发病率最高的一种疾病，因此提高对高血压的认识，对早期预防、及时治疗有极其重要的意义，国内外医学专家对高血压的分类、病因、治疗以及预防进行了详尽的分析。高血压有两种类型，一种是原发性高血压，一种是继发性高血压。原发性高血压，在高血压人群中占95%，是最常见的心血管疾病之一，也是导致人类死亡的最重要的危险因素。原发性高血压不只是血流动力学异常的疾病，还是多种心血管危险因素聚集、遗传的综合征，称之为高血压综合征。原发性高血压的发病因素主要有两大类，一类是内因，如遗传；另一类是外因，如精神紧张、摄入食盐过多、吸烟、肥胖、酗酒、缺乏运动等。长期高血压可影响到心、脑、肾等器官的功能，最终导致这些器官功能的衰竭。

在不足5%患者中，血压升高是某些疾病的一种临床表现，本身有明确而独立的病因，称为继发性高血压。继发性高血压是指继发于其他疾病或原因的高血压，血压升高仅是这些疾病的一个临床表现，约占所有高血压的5%。继发性高血压尽管所占比例并不高，但绝对人数仍相当多，而且不少继发性高血压，如原发性醛固酮增多症、嗜铬细胞瘤、肾血管性高血压、肾素分泌瘤等，可通过手术得到根治或改善。继发性高血压由于其他症状不明显，容易与原发性高血压相混淆而耽误治疗，所以一旦发现高血压，特别是年轻人、儿童以及原来血压正常的老年人，要先进行相关的检查，以确定是否是继发性高血压。引起继发性高血压的原因主要有以下几种：肾性高血压是继发性高血压中最为多见的：包括急、慢性肾小球肾炎，慢性肾盂肾炎（晚期影响到肾功能时），肾动脉狭窄，肾结石，肾肿瘤等。血管疾病：主动脉狭窄、多发性大动脉炎等。颅脑病变使颅内压增高也可引起继发性高血压。妊娠：妊娠高血压可能与原发性高血压并存，鉴别比较困难。内分泌疾病：如肾上腺皮质功能亢进、原发性醛固酮增多症和嗜铬细胞瘤等。

不同人群的高血压特征是不同的。小儿高血压：原发性高血压在小儿中少见，占20%~30%，但近年来有增加的趋势；继发性高血压较多，占65%~80%。在小儿继发性高血压的病因中，肾脏疾病占79%，其次为心血管疾病、内分泌疾病、神经系统疾病和中毒等。妊高征：即妊娠高血压综合征，也是以往所说的妊娠中毒症、先兆子痫等，是孕妇特有的病症，多数发生在妊娠20周与产后2周，约占所有孕妇的5%。老年收缩期高血压：是指60岁以上的老年人收缩压高于正常水平而舒张压正常，是一种独立类型的疾病，是发生老年心血管疾病和脑卒中的独立危险因素，是影响老年人健康的重要疾病。

高血压根据血压水平的高低分为3级：1级高血压（轻度）：收缩压140~159mmHg和（或）舒张压90~99mmHg。2级高血压（中度）：收缩压160~179mmHg和（或）舒张压100~109mmHg。3级高血压（重度）：收缩压≥180mmHg和（或）舒张压≥110mmHg；单纯收缩期高血压：收缩压≥140mmHg而舒张压<90mmHg。若患者的收缩压与舒张压分属不同的级别时，则以较高的分级为准。单纯收缩期高血压也可按照收缩压水平分为1、2、3级。2022年《中国高血压临床实践指南》将血压水平分为1级和2级。1级高血压：收缩压130~139mmHg和（或）舒张压80~89mmHg。2级高血压：收缩压≥140mmHg和（或）舒张压≥90mmHg。有助于简化患者心血管疾病危险分层且满足制定启动降压治疗决策的需要。

三、高血压的诊断

高血压的诊断只能在血压高出正常范围的前提下才能成立，但血压的测量要符合3个条件：第一，分别测3次血压；第二，3次测量血压不能是同一天；第三，收缩压≥140mmHg，舒张压≥90mmHg。换句话说，高血压是指在静息状态下血压≥140/90mmHg，但并不是说在偶尔测得一次的血压升高就可以诊断。因为人的血压会随着情绪、运动、环境等有所波动，需要确诊的话，一般需非同日测量3次血压均≥140/90mmHg才可诊断高血压。

高血压常合并多种危险因素、靶器官损伤和临床伴随疾病。因此，为尽早发现靶器官损伤、早期干预、早期获益，应尽早进行相关的实验室检查和辅助检查，全面评估高血压患者的心血管风险。通常指南推荐的检查项目如下：

（1）血液生化检查：测定血糖、总胆固醇、低密度脂蛋白胆固醇（LDL-C）、高密度脂蛋白胆固醇（HDL-C）、甘油三酯、尿酸、肌酐、血钾等常规检查，必要时可进行一些特殊检查，如血液中肾素、血管紧张素、醛固酮和儿茶酚胺等。

（2）尿液分析：检测尿比重、pH、尿蛋白、尿微量蛋白和肌酐，计算尿白蛋白/肌酐比值。

（3）心电图：可诊断高血压患者是否合并左心室肥厚、左心房负荷过重和心律失常。

（4）超声心动图：诊断左心室肥厚比心电图更敏感，并可计算左心室重量指数，还可评价高血压患者的心脏功能，包括收缩功能和舒张功能。

（5）颈动脉超声：颈动脉病变与主动脉、冠状动脉等全身重要血管病变有着很高的相关性，颈动脉为动脉硬化的好发部位，其硬化病变的出现往往早于冠状动脉及主动脉，而颈部动脉位置表浅，便于超声检查，是评价动脉粥样硬化的窗口，对于高血压患者早期靶器官损伤的检出具有重要的临床意义。

（6）脉搏波传导速度和踝臂指数：动脉硬化早期仅仅表现为动脉弹性降低、顺应性降低、僵硬度增加，先于疾病临床症状的出现。脉搏波传导速度（PWV）增快，说明动脉僵硬度增加，是心血管事件的独立预测因子。PWV可以很好地反映大动脉的弹性，PWV越快，动脉的弹性越差，僵硬度越高。踝臂指数（ABI）与大动脉弹性、动脉粥样硬化狭窄的程度有良好相关性，ABI<0.9提示下肢动脉有狭窄可能。

（7）眼底检查：可发现眼底血管病变和视网膜病变。前者包括动脉变细、扭曲、反光增强、交叉压迫和动静脉比例降低，后者包括出血、渗出和视盘水肿等。高血压患者的眼底改变与病情的严重程度和预后相关。

（8）血压检查：要求受试者安静休息至少5min后开始测量坐位上臂血压，上臂应置于心脏水平。推荐使用经过验证的上臂式医用电子血压计，首诊时应测量双臂的上臂血压，以血压读数较高的一侧作为测量的上臂。测量血压时，应相隔1~2min重复测量，取2次读数的平均值记录。如果收缩或舒张压的2次读数相差5mmHg以上，应再次测量，取3次读数的平均值记录。老年人、糖尿病患者及出现体位性低血压情况者，应该加测站立位血压。其应在卧位改为站立位后1min和3min时测量。

四、高血压的危害

高血压是中风最主要的危险因素。高血压常并发中风（脑卒中），脑出血的80%由高血压引起，脑梗死的发生多与血压升高有关。高血压是冠心病发生的主要危险因素，高血压可并发冠心病，血压升高常诱发心绞痛。高血压是心肌梗死发病的危险因素，是引发急性心肌梗死或突然死亡的"元凶"。我国每年发生急性心肌梗死30万~40万人，现存活心肌梗死患者累积200万人。高血压常并发肾功能不全，导致尿毒症，最终需要肾移植而支付巨额医疗费。高血压常并发眼底病变，造成视力减退或失明，丧失工作和生活能力。高血压患者发生心力衰竭的危险性至少增加6倍。资料显示，高血压是91%心力衰竭患者的致病原因之一。心力衰竭常导致患者丧失工作能力。高血压常与糖尿病并存，二者并存时危害更大，成倍增加心血管病的发生危险。高血压常与血脂异常并存，二者并存时加速动脉粥样硬化的发生和发展，从而引发冠心病或脑梗死。

血压升高对人体危害很大，多数高血压患者都有动脉硬化。心脏和血管是高血压损害的主要器官，长期高血压可以促进动脉粥样硬化的发展，血压升高到一定程度会出现脑出血，高血压也可以促进脑动脉硬化，粥样斑块脱落还可形成脑血栓。长期持续性高血压还会导致肾动脉硬化，而最终出现慢性肾衰竭，而合并糖尿病的恶性高血压，会在短期内出现肾衰竭，所以高血压要及时治疗。高血压是动脉血管内的压力异常升高，动脉血管如同流水的管道，若长期高血压不及时有效地降压，心脏就会因过度劳累而代偿性肥厚扩大，进而出现功能衰竭，这就是高血压性心脏病、心力衰竭；同样，肾脏有极丰富的毛细血管网，这种微细的管道在长期高压的影响下发生硬化、狭窄、功能损害，从而使肾毛细血管网排除身体内毒物的功能受损，体内有毒物质贮留于血内，即成为肾功能衰竭、尿毒症。若高血压得不到及时有效的控制，心、脑、肾三个重要的器官就会受到致命性打击，从而产生严重的并发症，诸如，心：高血压性心脏病、冠心病、心力衰竭；脑：高血压性脑出血、脑梗死；肾：肾功能衰竭、尿毒症。而这些问题是可以在发现高血压之初进行预防的，而且是行之有效的，但当这些问题发生后，对医生或患者及家属来讲，不论是从所花费的精力、财力、体力上都将是徒劳而无益的。

高血压的危害及并发症，通常是累及靶器官，也就是出现心、脑、肾并发症。心脏上通常出现了冠状动脉粥样硬化性疾病和高血压性心脏病，出现了心脏的肥厚、肥大，造成心脏结构的变化及心功能不全。在脑血管上体现出的是脑动脉硬化，造成脑卒中以及脑出血。在肾上也会出现肾动脉狭窄、肾动脉硬化，以及慢性肾功能不全。因此，积极控制高血压会延缓甚至避免并发症的出现，控制高血压十分必要。

五、高血压并发症

（一）高血压危象（Hypertensive crisis）

高血压危象包括高血压急症（Hypertensive emergencies）和高血压亚急症（Hypertensive urgencies）。区别在于有无靶器官的急性损害。高血压急症主要表现在以下两个方面。①加剧性的恶性高血压。舒张压常>140mmHg，伴眼底乳头水肿、出血、渗出，患者可出现头痛、呕吐、嗜睡、失明、少尿甚至抽搐昏迷等。②血压明显升高并有心、脑、肾等严重病变及其他紧急情况，如高血压脑病、脑卒中、颅外伤、急性心肌梗死、急性心衰、急性动脉夹层、急性肾炎、嗜铬细胞瘤、术后高血压、严重烧伤、子痫等。高血压亚急症是指虽然血压明显升高，但无上述重要器官功能迅速恶化的临床表现，如无眼底改变也无症状等。

（二）高血压脑病（Hypertensive encephalopathy）

高血压脑病可发生在缓进型或急进型高血压患者，当平均血压上升到180mmHg以上时，脑血管可自主调节舒缩状态以保持脑血流相对稳定的功能减弱甚至消失，血管由收缩转为扩张。过度的血流在高压状态进入脑组织导致脑水肿，患者出现剧烈头痛、头晕、恶心、呕吐、烦躁不安、脉搏慢而有力，可有呼吸困难或减慢、视力障碍、抽搐、意识模糊，甚至昏迷，也可出现暂时性偏瘫、失语、偏身感觉障碍等。检查可见视神经盘水肿，脑脊液压力增高、蛋白含量增高，发作短暂者历时数分钟，长者可达数小时甚至数天。

（三）高血压心脏病

主要改变是左心室肥厚和扩大，心肌细胞肥大和间质纤维化，高血压导致心脏肥厚和扩大，称为高血压心脏病，高血压心脏病是高血压长期得不到控制的一个必然趋势，最后可因心脏肥大、心律失常、心力衰竭而影响生命。

（四）脑血管病

脑血管病包括脑出血、脑血栓、脑梗死、短暂性脑缺血发作。脑血管意外亦称脑卒中，病势凶猛，致死及致残率极高。是急性脑血管病中最凶猛的一种。高血压患者血压越高，脑卒中的发生率越高。高血压患者如脑动脉硬化到一定程度时，再加上一时的激动或过度的兴奋，如愤怒、突然发生的事故、剧烈运动等，使血压急骤升高，脑血管破裂出血，血液便溢入血管周围的脑组织，患者会出现昏迷、半身不遂、口眼㖞斜等。

（五）慢性肾衰竭

高血压对肾的损害造成的慢性肾衰竭是一个严重的并发症。高血压合并肾衰竭约占10%。高血压与肾损害可相互影响，形成恶性循环。一方面，高血压引起肾损害；另一方面肾损害加重高血压。一般到高血压的中、后期，肾小动脉发生硬化，肾血流量减少，此时可出现多尿和夜尿增多，肾尿液浓缩能力降低，急骤发展的高血压可引起广泛的肾小动脉弥散性病变，导致恶性肾小动脉硬化，从而迅速发展为尿毒症。

（六）主动脉夹层

主动脉夹层指血液通过主动脉内膜裂口，进入主动脉壁并造成正常动脉壁的分离，是最常见的主动脉疾病之一。典型的急性主动脉夹层患者往往表现为突发的、剧烈的、胸背部撕裂样疼痛，严重的可以出现心力衰竭、昏厥，甚至突然死亡，多数患者同时伴有难以控制的高血压，同时主动脉分支动脉闭塞可导致相应的脑、腹腔脏器、肢体缺血症状，如脑梗死、少尿、腹部疼痛、双腿苍白、无力、花斑、甚至截瘫等。高血压的控制对于主动脉夹层的预防、治疗、预后有着全面的影响，是最基本和最不能忽视的治疗和预防手段。

六、高血压的治疗与预防

高血压的治疗分为一般治疗和药物治疗及康复治疗几类。

一般治疗首先要注意的就是劳逸结合，保持足够的睡眠，参加力所能及的活动和体育锻炼；同时还要注意饮食调节，饮食以低盐、低脂肪的饮食为宜，尽量减少富含胆固醇食物的摄入；肥胖者要适当控制饮食总量及总热量，适当多锻炼，以减轻体重；还要做到不吸烟、少饮酒。

高血压患者在用药方面，要根据病情合理服用降压药。由于降压药的种类很多，而每个高血压患者的个体状态不同，用药也有区别，所以在开始服用降压药时要注意观察，与医生一起找出最佳方案，以利于高血压患者长期保持血压稳定。

高血压患者的康复治疗，可以更好地稳定控制血压，可减少降压药物的用药量，甚至还可以帮助改善心血管功能及血脂代谢，有利于高血压并发症的预防，高血压患者常规的康复治疗包括气功、太极拳、医疗体操等疗法。高血压的预防比治疗更重要，生活中较为常见的预防方法有定期监测血压，控制体重，限盐、少脂、多钾、多钙的饮食，多吃蔬菜水果，多参加体育锻炼，舒缓紧张情绪等，还可选择中医疗法缓解高血压症状。

高血压患者不积极治疗，很有可能会发生心脑血管疾病、肾脏病变、眼底出血、视网膜病变甚至失明。轻者会导致身体残疾，如脑血管疾病引起的偏瘫；重者导致死亡，如心脏病发作引起的猝死。有些中青年患者对高血压并不在意，实际上，高血压很可能会影响其肾功能，轻者出现肾功能损害，重者发生尿毒症。由于多数高血压患者初期只是单纯血压升高，没有其他不适或症状轻微，所以从不服用有效降压药物，一旦感到不适时，身体的重要器官已受到严重损坏，甚至无法恢复。盛夏时节，天气闷热，高血压患者要格外注意，应按时服药，保证睡眠，增加蛋白质的摄入，戒烟限酒少吃盐，尤其要注意补充水分。

高血压患者养生非常重要，应该做到戒烟、戒酒，吸烟和饮酒都是导致高血压的危险因素。建议保证好睡眠，年轻人应该睡眠 8 小时左右，而对于老年人可以控制在 6 小时左右。要低盐饮食，每天盐的输入量应该控制在 6g 以内，如果存在心功能不全，建议控制在 4g 以内。建议低脂饮食，少吃肥肉、排骨、鱼子，以及烧烤类食物，少吃一些熏肉、腊肉，以及火腿肠等，同时建议多吃一些维生素 A、维生素 C 含量比较丰富的蔬菜水果，吃一些优质蛋白，如鱼肉、鸡肉、瘦肉等，不建议吃红肉，因为红肉含有胆固醇比较高，我们所说的红肉包括牛肉、猪肉、羊肉等。

高血压诊治过程中有"三个误区"：①不愿意服药：有些患者宁愿选用降压帽、降压鞋、降压表等，而不愿服药。②不难受不服药：有些患者没有症状就不服药，血压一恢复正常就停药。③不按医嘱服药：有些患者不听从医师指导，擅自按广告服药，用偏方等，若任由高血压发展，会明显加速动脉粥样硬化进程，因此做好预防和治疗最为关键。

高血压服药的五忌：①忌擅自乱用药物，偏信广告，道听途说服药。②忌降压操之过急。③忌不测血压服药。④忌随意停服降压药。⑤忌无症状不难受就不服药。高血压患者的自我调理：①坚持服药：坚持按医生指导规律服药，不可随意停药。②心情舒畅：要做到"得意淡然，失意泰然"，尽量减少情绪波动。③饮食清淡：低盐低脂饮食，每天钠盐摄入量应在 6g 以下，每餐不宜吃得饱，多食新鲜蔬菜和水果。戒烟禁酒、品清淡茶。④合理休息：早睡不熬夜，每天保证 7~9 小时的睡眠时间。另外，午餐后应小睡一会儿（半小时至 1 小时）。⑤缓慢起床：早晨醒来，不要急于起床，先在床上活动一下四肢和头颈部，以适应起床时的体位变化，避免引起头晕。然后慢慢坐起，稍活动几次上肢，再下床。⑥适量适时锻炼：不宜做剧烈运动，宜选择步行、太极拳等活动。选择下午或傍晚时间锻炼比较适宜。⑦控制体重，防止肥胖。⑧监测血压。

七、北方高血压的特殊之处

我国人群高血压流行有两个比较显著的特点：从南方到北方，高血压患病率递增；不同民族之间高血压患病率存在一些差异。高钠、低钾膳食是我国大多数高血压患者发病的最主要危险因素。超重和肥胖将成为我国高血压患病率增长的又一重要危险因素。此外饮酒、精神紧张、缺乏体力活动也是其危险因素。我国高血压患者总体的知晓率、治疗率和控制率明显较低，分别低于 50%、40% 和 10%。

高血压是世界性的"重大公共卫生问题"，近年来我国的发病率在逐年上升。其流行病特点是北方人发病率高于南方人。高血压的发病率在我国分布极不平均，以黄河为界分为北方与南方。据统计，北方高血压患病率明显高于南方。这种"北高南低"的趋势不仅与饮食差异有关，更与气候因素有关。由于北方气候比较寒冷，冬天长，人体周围血管倾向于长期收缩，容易导致血压升高。如我国西藏、辽宁、吉林、黑龙江、北京、内蒙古、河北、天津等地均属高血压高发地区，而我国海南、广东等地则属低发地区。高血压的常见并发症是脑卒中，血压越高，越容易发生脑卒中。据研究，我国脑卒中的发病率和死亡率也呈现"北高南低"趋势，我国黑龙江脑卒中发病率和病死率最高，而南方福建、安徽脑卒中发病率和病死率最低。

很多朋友不解，这个病与寒冷有关吗？我们从几个方面分析造成这种现象的原因。①高盐饮食：在高血压的致病因素中，高盐饮食名列前茅。北方人盐的平均摄入量高于南方人。其原因有历史性的，因为盐是可以防腐、提味的。北方的物产没有南方丰富，冬季新鲜的食材匮乏，往往利用腌制的方法保存食物，久而久之养成了吃腌制食物如咸菜、泡菜、腌肉的习俗。同时，咸味也有促进食欲的作用，让单调的菜肴易被用餐者接受。现在物质丰富了，但沿袭下来的风俗、地域性饮食文化的氛围以及人们从前养成的习惯没有被刻意纠正。世界卫生组织（WHO）给我国居民的建议是成年人每天摄入不超过 5g 盐（中国营养学会建议是不超过 6g），而我国东北的很多地区平均每人每天盐摄入量高达 30 多克，超过了建议值五六倍之多！②高能量饮食：肥胖也是导致高血压的重要因素。总体而言，北方人肥胖者多于南方，这便为高血压的发病埋下了隐患。③饮酒：长期大量饮酒尤其是饮用高度酒是导致高血压的一种因素，北方人高度酒的消费量高于南方人。④钙与维生素 D 缺乏：缺钙会使血压升高，而与钙吸收及代谢关系最为密切的是维生素 D，如果维生素 D 缺乏，即便摄入了充足的钙，也会出现吸收不足和利用障碍，使钙的生理功能大打折扣。维生素 D 在天然食物中含量很有限，晒太阳是人体获取维生素 D 的重要途径之一。而北方人在冬天晒太阳较少，这也是容易导致高血压的一个因素。⑤寒冷：低温寒冷的外部环境作用人体的神经感受器官，导致血管收缩，血压升高。因此，冬季是高血压的高发季节。

因此，在冬天，高血压患者尤其是北方的高血压患者，特别要防止血压骤然升高，其中重要的一点是注意保暖，防止受凉，因为寒冷可使周围血管骤然收缩，使血压骤然升高而容易导致卒中。对老年高血压患者来说，冬天外出最好戴帽子，以免头部着凉。此外，冬季不宜洗凉水澡，要洗温水澡，更不能冬泳，因大面积的冷水刺激更容易引起周围血管收缩，导致血压骤升，容易引起脑卒中等并发症。一般地说，高血压患者冬季的血压要比夏季高得多，因此，冬天服高血压药物相应也要多一些，夏天要相对少一些。当然，高血压患者还应该严格遵照医嘱服药，经常测量血压，定期随访，及时调整治疗方案。

第二节　北方高血压流行病学

高血压是以血压升高为主要表现的心血管综合征，是心脑血管疾病的重要危险因素。血压长期控制不达标，可以造成心、脑、肾、眼底等靶器官损害。高血压是一种长期的慢性疾病，与血管性疾病发病率密切相关，常作为心脑血管和肾脏疾病一个重要的独立且特征明确的危险因素。它影响着全世界多达 10 亿人，每年造成 700 多万人死亡和 6400 万人丧失运动能力。据估计，全球 62% 的脑卒中、49% 的缺血性心脏病和 14% 的其他心血管疾病均因血压增高所导致。中医古籍原无"高血压"病名的记载，但是它与中医学中眩晕、头痛极为相似，故多将高血压归为眩晕、头痛及肝风等中医学范畴。高血压可导致多种严重的心脑肾并发症，是心脑血管疾病中最严重的危险因素之一。

《中国心血管健康与疾病报告 2020 概要》指出：目前我国心血管病患病人数达 3.3 亿，心血管病导致的死亡仍是我国城乡居民总死亡的第一原因，其中高血压患者为 2.45 亿，是心血管病主要危险因素之一，且高血压患病率总体呈上升趋势。然而，尽管高血压患病率很高，但仅有 53.7% 的成年高血压患者得到满意的治疗，其成功控制率仅为 8.1%。此外，高血压是脑卒中、心血管疾病以及肾衰竭等疾病发生的主要危险因素之一。高血压患病率与年龄成正比，女性更年期前患病率低于男性，更年期后高于男性。此病存在地理分布差异。一般规律是高纬度（寒冷）地区高于低纬度（温暖）地区，高海拔地区高于低海拔地区，同一人群有季节差异，冬季患病率高于夏季。此病还与饮食习惯有关，人均盐和饱和脂肪摄入越高，平均血压水平越高。经常大量饮酒者血压水平高于不饮或少饮者。高血压与经济文化发展水平成正相关，经济文化落后的地区很少有高血压，经济文化越发达，人均血压水平越高。患病率与人群肥胖程度和精神压力成正相关，与体力活动水平成负相关。高血压有一定的遗传基础，直系亲属（尤其是父母及亲生子女之间）血压有明显相关性。不同种族和民族之间血压有一定的群体差异。

我国北方地区，包括北京、天津、河北、山西、陕西、河南、江苏北部、山东、安徽北部、黑龙江、吉林、辽宁，是中国四大地理区划之一，指秦岭-淮河一线以北、内蒙古高原以南、大兴安岭、青藏高原以东，东临渤海和黄海的广大地区，主要包括关中地区、关东地区、华北地区和东北地区。主要自然特征以高原和平原为主，主要是温带大陆性气候和温带季风气候。冬季气温低于0℃，夏季气温高于20℃，四季气温变化分明。最冷月在1月，最热月在7月，春夏秋冬四季气候变化明显，每个季节的气温（Temperature，T）均波动很大，血压的这种变化规律尤为明显。既往国内外研究证实：心血管事件存在季节聚集现象，心力衰竭、急性冠状动脉综合征和脑卒中等心脑血管疾病在寒冷季节的发病率和死亡率均高于温暖季节，而血压的这种季节变化与心脑血管事件密不可分。

我国北方高血压发病率明显高于南方地区，华北与东北地区是高发区。2020年中国心血管病报告，中国有近2.45亿高血压患者，其中东北地区发病率为25%，约0.6亿高血压患者；华北地区发病率为27%，约0.7亿高血压患者；西北地区发病率为17%，约0.4亿高血压患者。

所谓"靠山吃山，靠水吃水""一方水土养一方人"，讲的是适应。中国幅员辽阔，自然条件千差万别。在不同的自然环境中，各自形成了富有特色的饮食习惯。如生活在大草原上的蒙古、藏、哈萨克等族的牧民，食肉饮乳；赫哲族生活在黑龙江三江水乡，鱼是最主要的食物；而生活在兴安岭密林中的鄂伦春人，食鸦兽肉……这在交通运输不发达的时代，更是不可改变的饮食模式。南方适于种植水稻，故南方人普遍以大米为主食；北方多种小麦、杂粮，故北方人以面、杂粮为主食；青藏高原宜种青稞，故生活在这里的各族人民主食青稞。蜀湘湿气重，人多食辣；晋、陕、甘、湘、贵及许多山区，或因水土关系，或因历史上长期缺盐，人喜食酸……饮食上的这些地方特色使中国饮食文化展现出异彩纷呈的局面。而我国北方地区饮食多具有高热量、高脂肪和高盐等重要特征。

东北地区指黑龙江、吉林和辽宁三省以及内蒙古东五盟构成的区域，简称东北。东北地区主要属于温带季风气候，冬季寒冷漫长，夏季温暖短暂。东北地区自南向北跨暖温带、中温带与寒温带，冬季南北温度差异明显。东北地区的降水多集中在夏季；冬季降雪较多，地表积雪时间长，是中国降雪最多的地区。水绕山环，沃野千里是东北地区地面结构的基本特征，土质以黑土为主，是形成大经济区的自然基础。肉食为主，应当说是东北民众在数千年甚至更长久历史上的饮食生活基本特点之一。东北菜以炖、酱、烤为主要特点，形糙色重味浓。冬季漫长而寒冷，为满足对蔬菜的需求，产生大量腌制的酸菜和各种咸菜。

华北地区，简称华北，是中国七大地理分区之一。在自然地理上一般指秦岭—淮河线以北，长城以南的中国的广大区域。我国华北地区主要为温带季风气候。夏季高温多雨，冬季寒冷干燥。华北地区包括北京、天津以及河北、山东、陕西、内蒙古。这一代的民风简朴，饮食讲求实惠，多数地方一日三餐以面食为主，其菜品以炸涮为主，表现味厚，突出酸甜，咸鲜。西北地区深居中国西北部内陆，面积广大、干旱缺水、荒漠广布、风沙较多、生态脆弱、人口稀少、资源丰富、开发难度较大。西北地区深居内陆，距海遥远，再加上高原、山地地形较高，阻挡湿润气流，导致本区降水稀少，气候干旱，形成沙漠广袤和戈壁沙滩的景观。西部地区仅东南部少数地区为温带季风气候，其他大部分地区为温带大陆性气候和高寒气候，冬季严寒而干燥，夏季高温，降水稀少，自东向西呈递减趋势。由于气候干旱，气温的日较差和年较差都很大。西北地区大部属中温带和暖温带大陆性气候，局部属于高寒气候。西北地区地域饮食特色浓郁，以肉食为大宗，以咸为主，辅以适当的干辣椒和香辛料。西北的饮食文化受自然环境和宗教因素的影响非常明显，西北地区有优良的天然草场，从西汉至清朝中叶，这里基本上以畜牧业为主，农业种植香辛料较多。食物结构较简单，过去基本不吃蔬菜，但人们爱吃烤肉，佐以孜然、辣椒粉等调味品，口味咸重，且有饮酒御寒的豪迈民俗。

综上所述，北方饮食多具有高热量、高脂肪和高盐的重要特征。高盐饮食是高血压患病和影响血压水平的重要因素之一。高血压是脑卒中、缺血性心脏病、充血性心力衰竭、肾脏衰竭和外周血管疾病等重要的可逆性危险因素之一。大量试验、人群调查及干预研究均证实，膳食钠摄入量与血压成正相关，而且随着年龄增长，这种关系也越来越密切。辽宁省阜新农村地区的大样本高盐饮食人群（近 30000 人）为我们研究高食盐摄入量对高血压患病率和血压水平的影响提供了有利条件。本研究区域地处中国北方农村，高血压人群的食盐量和食盐超标率均显著高于非高血压人群（$P<0.001$）。高血压人群平均每日摄入食盐 16.88g，超标率为 87.1%，非高血压人群也高达 15.07g/d，超标率为 82.3%，超出了国际推荐的每日食盐摄入量（6g/d）2 倍以上，属较少见的高盐饮食地区。本地区高血压粗患病率和标化患病率均为 36.2%，在调整了性别、年龄和血脂等其他因素后，增加食盐量，其对高血压的患病危险的独立影响也逐渐增大（$P<0.001$）：食盐量>24.1g/d 组比<6.0g/d 组患病危险增加了 54.4%。随着食盐量水平的增加，高血压患病率逐渐递增（$P<0.001$），最高的>24.1g/d 组高血压患病率为 42.5%，最低的<6.0g/d 组患病率也高达 29.3%。在本研究地区血压正常（包括正常血压和正常高值）人群，正常高值占 38.1%，随着食盐量的增加，其比例逐渐增加（$P<0.001$），而且增加的幅度也在增大。正常高值和高血压人群中随着食盐量的增加，高血压的比例相应于正常高值也逐渐递增（$P<0.001$）。本研究为我国北方农村成年人高血压目前流行状况和高盐饮食对血压水平及等级分布提供了可靠和最新的资料。这个研究在国内外少见的高盐饮食的成年人大样本中进行，采用了国际标准化的方案和设备，严格的培训和质量控制保证了研究的质量。在调查中发现，多数村民对有关高血压的防治知识几近空白。照此发展下去，将会使高血压及主要心脑血管疾病高发问题变得越来越突出。

天气寒冷也是明显的高危影响因素之一。国外有研究显示，1999 年 10 月—2003 年 12 月连续调查了就诊于当地高血压门诊的 6404 例患者，发现寒冷季节其平均血压为（141±12/95±8）mmHg，而炎热季节平均血压为（136±19/80±7）mmHg，表明寒冷季节血压明显高于炎热季节。流行病学资料显示，冬季是心脑血管事件的好发季节，平均收缩压较夏季高出 5mmHg；冬季高血压的患病率为 33.4%，夏季则降到 23.8%，且冬季降压药敏感性较夏季低。据国家统计数据显示，15.8%的心血管病患者死亡与天气"寒冷"有关，1.3%的心血管病患者死亡与天气"炎热"有关。在2007—2013年对全国15个大中城市综合调查结果显示，约2千万心血管病患者死亡与当日的气温相关。从医学健康角度将各地与心血管死亡风险最低的相关温度定义为"最适温度"。即在各地不同的"最适温度"期，心血管死亡率是最低的。这种"最适温度"，各地区并不相同。天气寒冷，特别是气温变化较大时，可直接导致人群血压升高，心率增快，交感神经兴奋性明显亢进和血液黏稠度增高，这一系列生理变化导致心血管疾病死亡风险升高。人类的血压随温度变化而变化，这一观点早有论述。国外早在近40年前即有学者报道高血压患者的血压在不同的季节出现周期性改变的现象。Morabito等研究发现，观察对象的收缩压测量值在冬季与夏季相比、秋季与夏季相比均有明显统计学差异。秋冬季气温下降导致高血压患者血压升高的可能原因如下：①气温下降通过激活交感神经系统（Sympathetic nervous system，SNS）进而增加肾素–血管紧张素系统（Renin angiotensin system，RAS）的活性，使血压增高。国内路方红等报道，血压正常高值者寒冷刺激后SNS活性增强，血压增加幅度上升。说明寒冷刺激激活SNS，使儿茶酚胺浓度升高，引起周围血管收缩，心率加快，心输出量增加，使血压增高。②气温下降通过激活L型钙离子通道使血压增高。血管平滑肌细胞的L型钙通道是钙离子内流的主要途径，刘燕锋等研究显示随着寒冷暴露时间的延长，胞外的Ca^{2+}经L型钙通道进入细胞内引起Ca^{2+}浓度升高，启动了平滑肌细胞兴奋–收缩耦联机制，诱发血管收缩，直接参与了高血压的发展进程。③寒冷暴露通过炎症途径使血压增高。④寒冷暴露通过抑制一氧化氮使血压增高。⑤寒冷暴露通过内皮素系统使血压增高。⑥寒冷暴露通过氧化应激使血压增高。国外报道，寒冷刺激早期骨骼肌脂质过氧化增强，活性氧簇产生增多和机体内氧化应激增强。活性氧簇水平的升高可导致血压升高，而高血压又会进一步促进活性氧簇的生成增加和组织氧化损伤。

心血管疾病已成为全球范围内造成死亡的最主要死因，且有80%的心血管病死亡事件发生在中低收入国家。中国心血管病发病处于上升阶段，在多个危险因素的交互作用下心血管病危险成倍增加。已有研究证实，高血压、吸烟、血脂异常、糖尿病、超重和肥胖是心血管疾病的主要危险因素。1993—2008年，城市高血压患病率增长了1.6倍，而农村高血压患病率则增长了3.4倍，应该对农村心血管病防治以及危险因素控制给予足够重视。国内针对心血管病危险因素研究较多，但针对农村居民跨省区的综合研究较少。鉴于此，"农村心脑血管病防治关键技术集成与应用示范研究"项目专门抽取北方3个省市的农村居民进行心血管病危险因素调查研究，旨在了解现阶段农村居民心血管病危险因素暴露情况，分析高血压主要危险因素，为下一步防治心血管疾病提供针对性建议。采用整群随机抽样的方法，分别抽取北京市顺义区、甘肃省榆中县、吉林省东丰县3个县区，每个县区抽取4个村，调查年龄≥35岁常住人口。使用统一方法收集血压、血脂、体重、抽烟等相关资料，共得到有效样本3250例。在心血管病影响加剧的今天，本研究选择项目地区西北、华北和东北的1个县区作为研究对象，重点研究北方农村地区年龄≥35岁人群心血管病危险因素暴露情况。结果发现：研究地区心血管病危险因素暴露严重，标化后超重和肥胖率达到49.4%（超重34.6%，肥胖14.8%），高于2010年中国慢性病监测项目公布的42.6%（超重30.6%，肥胖12.0%）。高血压患病率为25.9%，高于2012年全国平均水平24%。吸烟率25.9%，低于全国农村吸烟率29.8%。血脂异常率为54.3%，远高于2002

年全国成人平均水平 18.6%，并且存在 ≥1 个危险因素的人群达到 89.0%。危险因素暴露率高，一方面是由于调查人群以中老年人群为主，另一方面说明农村地区心血管疾病防治形势严峻。北京地区危险因素暴露较为严重，其高血压患病率远高于其他两地区，糖尿病患病率、超重率和肥胖率也高于其他两地区。这可能与北京地区生活水平相对其他两地区较高，农村体力劳动较少有关。甘肃和吉林吸烟率略高于北京地区，这与各地区生活习惯有关。不同性别比较显示，女性肥胖率和血脂异常率均高于男性，这与全国研究结果一致，这可能与农村男性重体力劳动较女性多等原因有关。男性吸烟率高于女性。另外，吉林省女性吸烟率为 14.8%，远高于全国农村女性平均水平 2.2%，这与当地生活习惯和传统有关。本次调查设计男女比例相同，但最终调查结果男女比例约为 44∶56，结果比较中没有完全杜绝性别选择偏倚。高血压危险因素 Logistic 多因素逐步回归分析显示，地区、年龄、糖尿病以及 BMI 都与高血压患病有关（$P<0.001$），这与其他研究结果相似。不同地区高血压患病差异明显，北京地区糖尿病率、超重率和肥胖率均比其他两地区高，高血压患病率也远高于其他两地区，也证实了糖尿病和 BMI 对高血压的影响作用。农村心血管疾病危险因素暴露情况严重，相关卫生部门应引起高度重视。针对不同农村地区面临的不同问题，各地应因地制宜，根据本地区生活习惯和行为方式特点，有针对性地开展防治工作。针对不同性别暴露特点采取不同重点防治措施，女性应注意控制体重和血脂异常方面的防治。针对糖尿病、BMI 和年龄对高血压的影响，应加强农村居民心脑血管疾病控制措施。

第三节 高血压中医药防治技术文献学研究

一、原发性高血压

高血压这一病名在中医学理论中并无记载，但依据其临床表现，可归属于"头痛""眩晕"等范畴，其病机可以归纳为阴阳平衡失调、阴虚为本、阳亢为标、本虚标实，病因有痰、瘀、风、火、虚等五个方面。依据《中药新药临床研究指导原则》制定高血压中医证候诊断标准可分为肝火上炎、阴虚阳亢、痰湿壅盛、阴阳两虚四个证型。中医学对高血压的研究有着悠久历史，病因病机最早可追溯到《黄帝内经》，"诸风掉眩，皆属于肝""而上气不足，髓海不足"，与此同时《灵枢·卫气》对眩晕的病因病机做了补充，提出"上虚则眩"。由此可见，古人常认为"眩晕"多与虚症及肝风上扰有关，这也是古人对于"眩晕"的最早论述。随着中医学不断发展，后世医家对于"眩晕"又有了新的认识。巢元方曾在《诸病源候论》中曰："风头眩者，由血气虚，风邪入脑，而引目系故也。"认为眩晕的产生多因肝肾不足，进而引起气血亏虚、血虚生风，从而风邪内动，产生"眩晕"。

（1）肝火亢盛型：主症见头晕头痛，暴躁易怒，面红目赤；次症见便秘，口苦等，舌苔黄，脉弦数。治宜平肝潜阳、清火息风，方选天麻钩藤饮加减。针对肝火上炎型高血压患者暴躁易怒、头晕胀痛等症状，中医认为可采用龙胆泻肝汤加减对其进行治疗。龙胆泻肝汤最早见于李东垣《兰室秘藏》，全方有泻肝胆实火，清下焦湿热的功用。方中龙胆草具有清热燥湿、泻肝阳火之效，是肝火上炎型高血压对症治疗的药物。夏枯菊明茶用于肝火亢盛型低中危高血压早期治疗有较好疗效，其由夏枯草、决明子、菊花组成。夏枯草苦寒，入肝、胆经，能清肝泻火，为治肝火上炎所致的目赤、头晕、头痛的要药，为君药；决明子甘寒，入肝胆经，善清肝热，平肝阳，为臣药；菊花性凉而清散，善清肝经风热，为佐使药。诸药合用，共奏清肝泻火、平肝息风之功，使肝火得清，肝风得息，阴阳平衡，诸症自止。针灸治疗方面，选用人迎、合谷、太冲、曲池、足三里等穴。

（2）阴虚阳亢证型：主症为眩晕，头痛，腰酸，膝软，五心烦热，次症为心悸，失眠，耳鸣，健忘，舌红少苔，脉弦细而数。治宜育阴潜阳、滋养肝肾。杞菊地黄丸加味治疗原发性高血压肝肾阴虚型可取得满意效果，本方组成为枸杞子、菊花、熟地黄、山茱萸、山药、茯苓、泽泻、丹皮、牛膝，五心烦热、舌红加知母、地骨皮以滋阴清热，记忆力减退、腰酸腿软加杜仲、桑寄生以补肾填髓、强壮腰膝，失眠加珍珠母、夜交藤以镇静安神。毛静远教授治疗肝肾阴虚型高血压，注重滋补肝肾之阴，临床运用经典名方六味地黄丸酌情加减取得良好疗效。六味地黄丸被誉为"补阴方药之祖"，费伯雄《医方论》云："此方非但治肝肾不足，实三阴并治之剂。有熟地之腻补肾水，即有泽泻之宣泄肾浊以济之；有萸肉之温涩肝经，即有丹皮之清泻肝火以佐之；有山药收摄脾经，即有茯苓之淡渗脾湿以和之。药止六味，而大开大合，三阴并治，洵补方之正鹄也。"本方配伍具有"三补""三泻"的特点，肝脾肾并补，重在滋补肾阴。"三泻"为清泻肾浊，渗脾中湿热，清泄虚热，用意妙绝。如《医方集解》所云："古人用补药必兼泻药，邪去则补药得力，一阖一辟，此乃玄妙，后世不知此理，专一于补，必致偏盛之害矣。"取风池、肾俞、足三里、百会，肝阳偏亢者加太冲、阴陵泉、内关、印堂。

（3）痰湿壅盛型：眩晕、头痛、头如裹、胸闷、呕吐痰涎。治宜化痰祛湿、健脾和胃。加味温胆汤治疗高血压取得了较好的治疗效果，温胆汤出自《三因极一病证方论》，该方由党参、法半夏、薏苡仁、竹茹、陈皮、枳壳、茯苓、钩藤、天麻、甘草、白术组成，主治痰湿壅盛、脾虚失运之证。加味半夏白术天麻汤能显著降低痰湿壅盛型原发性高血压合并高尿酸血症患者的血压和血尿酸水平，并且在降低血尿酸水平上占有明显优势。半夏白术天麻汤出自清代医家程国彭的《医学心悟·眩晕》卷四，关于本方证的原文记载有"眩，谓眼黑；晕者，头旋也，古称头旋眼花是也……有湿痰壅遏者，书云：'头旋眼花，非天麻、半夏不除'是也，半夏白术天麻汤主之"。在同书卷三《头痛》中还记载有"痰厥头痛者，胸肺多痰，动则眩晕，半夏白术天麻汤主之"。针灸治疗选用百会、风池、内关、三阴交、中脘、公孙、丰隆，针刺后，平补平泻。

（4）阴阳两虚型：眩晕、头痛、腰酸，次症为耳鸣、心悸、气短、脉沉细弱。治宜滋阴温阳。四逆汤治疗阴阳失调所致的高血压疗效显著，可明显降低患者24小时血压水平等，改善各项临床症状。在配方中，炙甘草温养阳气，并能缓和姜、附之过于燥烈；干姜温中散寒，协助附子回阳之力；附子大辛大热、能温发阳气，祛散寒邪。地黄饮子出自《圣济总录》，是临床上应用广泛的中药方剂，治疗阴阳两虚型高血压效果显著。地黄饮子为肾阳肾阴双补之剂，可摄纳浮阳、温助真元。方中附子大辛、大热，性味甘，走而不守，可摄纳浮阳、温助真元，可上助心阳以通脉；外固卫阳以祛寒邪。巴戟天、肉苁蓉可温补肾阳，其中熟地黄、吴茱萸可滋肾阴、补肾精，石菖蒲、远志、茯苓可交通心肾，配之辛热的肉桂来摄纳浮阳。方中加入五味子、石斛、麦门冬来滋阴育阳，大枣、生姜和气血、调阴阳、和中调药，诸药联用共奏温补肾阳、滋补肾阴、交通心肾之功。针灸治疗可选用百会、内关（双侧）、关元、足三里（双侧）、涌泉（双侧）。

中医一贯倡导"不治已病治未病"，未病先防，防重于治。所以，预防高血压要尽早。然而，由于高血压早期往往没有不适症状，容易被人们忽视，许多高血压都是在偶然的其他疾病的检查中发现的，所以平时应提高警惕，尽早预防尤为重要。首先，应定期对孩子进行血压检查，尤其是有高血压家族史、血压正常偏高，以及肥胖者，应作为重点关注对象定期或不定期地测量血压、血脂、体重等。其次，日常应注意合理饮食，清淡富有营养，不挑食，不偏食，尽量多样化；可适当多食用含有丰富植物蛋白质的食物，以及豆类、鸡蛋、瘦肉、鱼虾、奶类等，应保证青少年生长发育所需的氨基酸等营养物质，尤其要注重补充足量的钙，有助于预防高血压。平时要多吃富含膳食纤维及低热量食物，如各种粗粮、全麦面、糙米，新鲜的蔬菜和水果等。注意少吃快餐和动物脂肪及煎炸、烧烤、辛辣等刺激性强的食品，戒烟戒酒，每天控制食盐摄入量在 5g 以内。再次，应积极参加体育运动，并要持之以恒。较为适合的锻炼方式是平常的有氧运动，如快步走、慢跑、乒乓球、骑单车、羽毛球、游泳、爬山等。这些轻度的运动，每天练习半个小时至一个小时。最后，还要注意正确的作息时间，养成规律生活的习惯，每天早睡早起。晚上 10 点至早晨 6 点是最佳睡眠时间，每天保证 8 小时，不熬夜，不赖床，做到劳逸结合。

二、盐敏感性高血压

盐敏感性高血压为原发性高血压的一种，是一种重要、特殊类型的高血压，指高盐摄入后所引起的血压水平显著升高的一种病理变化，有效控制盐摄入量可相应降低血压水平。"盐敏感"一词虽然对于中医学来讲颇为陌生，但自古以来中医对于"咸"的认识确是非常深刻。《灵枢·五味论》曰："血与咸相得则凝。"《素问·五藏生成》曰："是故多食咸，则脉凝泣而变色。"张景岳在《类经》中注解："血为水化，咸亦属水，咸与血相得，故走注血。若味过咸，则血凝而结。"可见前人已论证了过食咸（盐）摄入，可导致血瘀、血热，影响血脉功能。根据现代临床经验认为，盐敏感性高血压可以通过询问饮食嗜好、急/慢性盐负荷试验、尿钠水平测定、盐阈值口嚼片等方式加以确认。其中医病因重点在于饮食不当、过食咸味，所致机体阴阳平衡失调，脏腑、经络、气血功能紊乱，发为本病。

在中医学中认为咸易伤肾，累及肝脾，由此基础上，盐敏感性高血压的病位在肝、脾、肾。盐敏感性高血压往往血压不易控制，昼夜变化节律多消失，发病率随年龄增长而增加，且病情逐渐加重。针对本病的病因病机特点，临床常分为 4 个证型：肾精亏虚型、肝阳上亢型、瘀血阻络型、痰湿壅盛型。治疗注重补肾为主，兼顾肝脾，强调祛邪以治标，从而达到标本兼顾。

（1）肾精亏虚型：为本病的基础证型，患者过食咸味，咸易伤肾，加之久病迁延，或年老体虚，肾精亏损，而见眩晕、腰酸、膝软、夜尿频、舌淡苔白、脉沉细弱等表现，治疗多以补肾益精填髓，方选左归丸化裁。柯沙沙等对照组选用厄贝沙坦，实验组在西药的基础上加用左归丸，实验组治疗情况明显高于西药组，说明利用左归丸可起到减轻高血压肾损害、保护肾功能、延缓肾损伤进程的效果。张育彬等对照治疗 122 例高血压，西药组选用拉西地平，中西药组在西药的基础上加用补肾活血汤方（补骨脂 20g，熟地黄 20g，仙灵脾 10g，益母草 15g，枸杞子 12g，牛膝 10g，丹参 15g，川芎 15g，知母 6g，沙参 6g，甘草 3g），中西药组治疗情况明显好于西药组，说明利用补肾活血方药可以有效改善血管内皮功能，降低血压及高盐对肾脏的损害，恢复肾脏生理功能。在针灸方面，可选用脾经的三阴交穴以及肾经的太溪穴进行治疗，一来可以通过其利水的作用帮助肾脏排出钠离子，减少肾脏的水钠潴留；二来可以通过行补法，对肾脏起到相应的补益作用。

（2）肝阳上亢型：肝火亢盛型盐敏感性高血压主要是由肝阴不足，难以制约肝阳，导致肝火上炎，进而产生肝火亢盛，临床表现为头痛、眩晕、急躁易怒、便秘、面红目赤、舌红苔黄、脉弦数等。治疗多以平肝潜阳，养肝柔肝，方选天麻钩藤饮化裁。刘文斌等对照治疗 66 例肝阳上亢型高血压患者，对照组选用拉西地平治疗，实验组选用天麻钩藤饮加减治疗，实验组降压效果明显高于对照组，证实了天麻钩藤饮治疗肝阳上亢型高血压效果显著，可以有效地控制患者血压。在针灸方面，肝阳化火，头目胀痛加行间、侠溪、阳陵泉，面部烘热加内庭，恶心呕吐、胸闷加内关、足三里。毫针刺，补泻兼施，得气后留针 30min，1 次/5min，1 次/2d，5 次为 1 个疗程。风池、曲池、太冲、肝俞宜用泻法，随呼气出针，摇大针孔，迅速出针，不按针孔。太溪、肾俞、三阴交宜用补法，随吸气缓慢出针，急按针孔，按揉片刻，补阴滋水以抑肝阳上亢。

（3）瘀血阻络型：咸入血则凝，伤及血分，血行不畅，瘀血内停，滞于脑窍，导致眩晕、头痛、肢体麻木、面唇紫暗、舌暗有瘀斑、脉涩或结代等，治以活血化瘀通窍，方选通窍活血汤化裁。贾晶等对照治疗 94 例高血压性心脏病患者，对照组选用酒石酸美托洛尔片，实验组在西药的基础上加用通窍活血汤，实验组降压效果明显高于对照组，证实了通窍活血汤不仅可以控制高血压性心脏病患者血压，还可以有效改善其心功能，改善预后，减少不良反应。候莉等对照治疗 114 例高血压合并冠心病患者，对照组采用西药常规治疗，观察组在西药的基础上加用活血化瘀汤，实验组降压效果明显高于对照组，证实了活血化瘀汤降低血压，抑制心肌细胞凋亡，改善心肌缺血情况，提高心功能。在针灸方面，以太冲、人迎为主穴，配以血海、膈俞，行泻法活血化瘀，通络止痛。

（4）痰湿壅盛型：患者饮食偏嗜，伤及于脾，脾失健运，聚湿生痰，痰浊上扰，蒙蔽清窍，可见眩晕、头重昏蒙、形体肥胖、胸闷痰多、口黏苔腻、舌胖脉滑等症，治以健脾燥湿化痰，方选半夏白术天麻汤化裁。半夏白术天麻汤对治疗痰湿壅盛型盐敏感性高血压有着良好疗效。罗明玉等对照研究 72 例痰湿内阻型高血压患者，分为治疗组及对照组，治疗组予以泽泻汤及半夏白术天麻汤治疗，对照组予以马来酸依那普利片治疗，治疗组高血压恢复情况明显优于对照组，说明泽泻汤加味及半夏白术天麻汤可以有效治疗痰湿壅盛型高血压。张婷婷等认为泽泻汤加味以利尿为主，加以活血、化痰，可起到一定降压作用，且可以改善高盐高血压大鼠的肾脏功能，保护肾脏。在针灸方面，选用风池、曲池、合谷、太冲、丰隆、脾俞、中脘、足三里、三阴交等。眩晕甚加百会、四神聪，头三针头重如裹加头维呕吐加内关耳鸣耳聋加听会、翳风。毫针刺，补泻兼施，得气后留针 30min，1 次/5min，1 次/2d，5 次为 1 个疗程。风池、曲池、合谷、太冲、丰隆、血海宜用泻法，随呼气出针，摇大针孔，迅速出针，不按针孔。脾俞、中脘宜用补法，随吸气缓慢出针，急按针孔，按揉片刻。足三里、三阴交平补平泻；脾胃虚弱，足三里艾条温和灸 15min。

盐敏感性高血压的病因与饮食相关，临床多以预防保健为主，与"治未病"理论相呼应。根据"治未病"理论，盐敏感性高血压使用补肾法干预的最佳时期应该在发病之前，应用补肾降压药物，再配饮食结构改变及适当的体育锻炼，有效干预盐敏感性高血压，控制血压。对患者的膳食指导尤为重要，WHO 推荐每人每天盐摄入量不得超过 5g，《2010中国高血压防治指南》将摄盐量的指标定在≤6g/d。我国居民调味剂用量及种类较多、腌制食品流行，患者的摄盐来源多样，而很多患者并未形成控制食盐的概念，医生应帮助患者明确 6g 盐的用量。

三、肥胖性高血压

张仲景阐述了"痰饮"对于眩晕的产生有着很大影响，认为痰饮阻塞气机、蒙蔽清窍，进而产生眩晕，这一观点也让后世医家对于眩晕有了新的认识。除此之外，"头痛"在古代著作中也多次被提及，如《普济方》云："若人气血俱虚，风邪伤于阳经，入于脑中，则令人头痛也。"指出气血亏虚及风邪上扰头面会引起头痛。朱丹溪提出"头痛多主于痰"，认为头痛多与痰湿有关。肥胖者体质多为脾虚痰盛型，同时此类型体质又是产生头痛与眩晕的主要病机。肥胖者多爱食肥甘厚味或因过度劳动从而导致脾胃阳气虚弱，脾主运化则水液运化障碍，水湿内停，聚而成痰，痰湿阻滞中焦或上蒙清窍，致使清阳不能上升，浊阴不能下降，发生眩晕。高血压合并肥胖基本病机是脾虚痰盛为患、气血阴阳失调。高血压合并肥胖的发生与脾、肾、肝三脏关系密切，尤以脾为甚，临床以虚实夹杂为主。脾主运化，输布水液、水谷精微于全身，《神农本草经疏·论痰饮药宜分治》曰："饮啖过度，好食油面猪脂，浓厚胶固，以致脾气不利，壅滞为患，皆痰所为。"饮食不节，喜食肥甘厚味，易伤及脾胃，致使脾气虚弱，脾失于健运。脾胃失于健运，致使水湿内生，湿聚成痰。脾喜燥恶湿。湿气困脾，内湿而脾虚失运，导致恶性循环。痰湿肥胖性高血压发生的关键，《丹溪心法·头眩》云："无痰则不作眩。"可以看出元代著名医学家朱丹溪也认为在高血压的发生发展中脾虚痰湿是重中之重，脾胃虚弱，痰湿阻于中焦，精微不得运化，痰湿内盛阻滞气机，而致气血不畅，脉道不利，促使血压升高。肥胖性高血压可分为脾虚痰湿型、肝郁脾虚型和脾肾阳虚型三类。

（1）脾虚痰湿型：《医宗必读·痰饮》云："脾为生痰之源。"本证型以脾虚为本，痰湿为标。脾脏居于中焦，为全身气机升降的枢纽，脾主运化功能正常有助于减肥降压。《临证指南医案·痰》云："善治者，治其所以生痰之源。"健脾化痰法是治疗高血压合并肥胖的基本治法。加味苓桂术甘汤是由桂枝、茯苓、炙甘草、白术、大黄、茵陈、党参等中药组成，方药中茯苓利水健脾；桂枝化气温阳；炙甘草、白术、党参健脾益气；大黄荡涤肠胃积滞；茵陈清热祛湿，诸药共同作用起到健脾益气、温阳祛湿的功效。全毅红等认为，肥胖性高血压的治则是健脾化湿涤痰兼平肝潜阳，应用加味六君子汤进行治疗，加味六君子汤的中药组成为党参、白术、茯苓、甘草、陈皮、半夏、天麻、钩藤、夏枯草、决明子、生山楂、泽泻、地龙。邹静等探讨补脾法辅助治疗肥胖性高血压，应用补脾法进行治疗，方剂选取半夏白术天麻汤合归脾汤加减。葛根芩连汤在糖尿病、高血压、高脂血症、肥胖等慢性代谢性疾病的治疗中极为常见。葛根芩连汤是治疗肠道湿热内蕴的经典名方，由葛根、黄芩、黄连、甘草组成。除用于腹泻类疾病之外该方不仅能够改善症状，还能降糖、降压、降脂、减肥。穴位埋线法，以健脾祛湿化痰为原则选穴，达到祛湿化痰、改善体质、减轻患者体质量、有效控制血压、明显改善临床症状的效果。在针灸治疗中，可选风池、天枢、大横、带脉、中脘、气海、足三里、丰隆、阴陵泉，2 周治疗 1 次，共治疗 4 次。

（2）肝郁脾虚型：《血证论》中有云："木之性主于疏泄，食气入胃，全赖肝木之气以疏泄之，而水谷乃化；设肝之清阳不升，则不能疏泄水谷，渗泄中满之证在所不免。"肝脏疏泄功能失职可影响两个方面：一方面是不能调节脾胃之气的升降以促进脾胃的运化机能，影响脾主升清和胃主降浊的功能，出现木郁土壅；另一方面是不能促进津液和血液的畅通运行，而产生痰湿和瘀血，这些均与肥胖性高血压的发生密切相关。治疗上应运脾升清、化湿祛痰、疏肝理气并行，故以平胃散合四逆散为主方加黄芪、川芎组成疏肝运脾合剂。该组方以黄芪为君药，其中黄芪、陈皮、苍术、厚朴可益气健脾、化痰祛湿，柴胡、枳实、白芍、川芎可疏肝理气、活血祛瘀。芦波治疗腹型肥胖高血压患者运用活血潜阳祛痰方，方剂组成为丹参、石决明、川芎、钩藤、桑寄生、山楂、玉米须，诸药共同作用起到活血化瘀、平肝潜阳、祛痰化湿的功效。董桂英采用小陷胸汤加味治疗肥胖性高血压，他认为其中医辨证属于痰瘀阻滞、肝阳上亢。小陷胸汤加味的处方组成为黄连、半夏、葛根、瓜蒌、天麻、钩藤。肝火上炎者加栀子、夏枯草；大便秘结加枳实、大黄；心悸加远志、丹参；头重昏沉加郁金、石菖蒲。小陷胸汤加味治疗肥胖性高血压有一定的降压效果，显著改善头晕、头胀、胸闷、心悸等症状。汪春等运用平肝益肾涤痰饮能显著降低肥胖性高血压患者血压，处方组成为天麻、钩藤、牛膝、泽泻、海藻、白术、决明子、地龙、桑寄生、夏枯草、制半夏等。在针灸方面，以"活血散风，疏肝健脾"为治疗原则，取穴以人迎为主穴，合谷、太冲、曲池、足三里为辅穴。

（3）脾肾阳虚型：清代章楠在其《医门棒喝》中提到"如形丰色白，皮嫩肌松，脉大而散，食啖虽多，每日痰涎，此阴盛阳虚之质"。揭示了肥胖者多为阳虚体质且易生痰湿。肥胖患者由于长期摄入大量肥甘厚腻、生冷之品，且由于肥胖患者大都怕热，喜欢待在空调房里，加之现代生活节奏加快，大多数肥胖患者都存在思虑过度，忧思伤脾，又因暴饮暴食，这样更容易损伤脾阳。脾阳不振，则运化水湿的功能失职，水谷精微不能正常运化输布到全身，反以痰湿水饮潴留体内；肾阳虚衰，则气化功能失司，气化不利则水液积聚体内，故见形体肥胖。赵凤林常用真武汤合五苓散治疗肥胖性高血压，方剂组成为附子、生姜、泽泻、白术、猪苓、茯苓、白芍、桂枝，诸药共同作用起到温阳利水、健脾燥湿的功效。钱海凌常用真武汤合参苓白术散治疗脾肾阳虚型的高血压合并肥胖，方剂组成为附子、芍药、白术、党参、茯苓、山药、莲子、白扁豆、薏苡仁、桔梗、砂仁、生姜、甘草等，诸药共同作用起到温肾健脾、利水化湿的功效。在针灸治疗中，取太冲、内关、阳陵泉、丰隆、关元、足三里、三阴交。

肥胖性高血压往往是由不良的生活习惯造成的，因此以纠正生活习惯是预防高血压的重点，辅以药物调养。宜从三个方面加以预防：①饮食情志方面：宜多食健脾助运、祛湿化痰的食物，如冬瓜、胖头鱼、赤小豆等，少食肥甘厚腻、生冷滋润之品。食量宜控制在七八成饱，吃饭速度亦不宜太快。②运动方面：应多参加户外活动，以促进水湿痰浊的代谢。宜选择中等强度较长时间的全身运动，如乒乓球、羽毛球、游泳、舞蹈等。③药物方面：可选用山楂、荷叶、薏苡仁、赤小豆等药食两用者适量，煎水代茶饮。

第四节 辽宁省西北地区高血压疾病流行调查

一、辽宁西北地区高血压发病率

我国高血压患病率在不同地区间的差异一直存在，南低北高现象很突出，尤其是辽宁地区，现已成为高血压等心脑血管疾病的高发区。笔者所在团队研究显示辽宁省成人高血压水平从 2006 年 25.2% 增长到 40.9%，10 年间增长了 15.7%，增速惊人，这与全国各地区患病率随时间变化的趋势是一致的。这可能与东北地区特有的饮食习惯有关。东北地区人群喜食高盐、高脂肪、过量饮酒等都是高血压发生的主要危险因素，而中年人群长期工作压力大和精神紧张等也可能使中年人群好发高血压。但是，根据数据分析结果显示，高血压的服药率近 10 年并没有变化，始终维持在 25% 左右，远低于全国水平的 45.8%。2015 年高血压控制率仅在 3% 左右，远低于全国及其他地区的平均水平，这与该地区服药率偏低有直接的关系，也与患者的不规律服药有关。辽宁地区高血压控制率近 10 年在逐步下降，这与其他地区的高血压控制率都在逐年提升完全不一致，这也可能是因为样本量小造成的。但是无论如何，控制率偏低一定要引起政府的足够重视。研究显示，辽宁西北农村地区有较高的高血压发病率，对比了国内外的高血压患者年发病率的研究，随年龄递增，发病率呈上升趋势。近几十年中国农村地区高血压发病率迅猛增长，增长速度甚至超过国外水平。因此，我们应该高度重视农村高血压的发展情况。对高血压发展的可控因素进行控制，从而降低高血压的发病率及控制高血压的危害，高血压发病率随着年龄的增加而增加，在研究中发现，低年龄组中，高血压发病率也较高。辽宁西北农村青壮年人群中高血压发病率增长速率较快。在农村地区，青壮年人群是家庭主要劳动力及维持生活的主要人员，如果青壮年发展为高血压、脑卒中或心脑血管疾病，将给整个家庭带来沉重负担。因此，不可忽视对青壮年人群高血压的防治。

二、辽宁西北地区高血压与肥胖关系

随着人们生活水平的提高及行为方式的改变，肥胖的患病率呈现上升趋势，而城市和农村的差别也在逐渐缩小。2002 年中国居民营养与健康调查结果显示我国 18 岁及以上成年人超重率为 22.8%，肥胖率为 7.1%。而在辽宁西北农村地区，大于 35 岁人群的超重和肥胖率分别为 29.5% 和 5.3%。大有农村超重和肥胖患病率超越城市的趋势。超重和肥胖是高血压发病率的危险因素。一项来自巴西研究表明，$BMI \geqslant 30kg/m^2$ 对高血压发病率的相对危险度分别为男性 1.08（0.52~2.24），女性 1.74（0.93~3.26）。笔者所在团队的研究也得出相似结果：超重和肥胖对高血压发病率的相对危险度为男性 1.280（1.171~1.399），女性 1.447（1.329~1.575）。超重和肥胖是高血压发病率不可忽略的因素，可通过减重、饮食结构调整等方式对超重和肥胖进行改变，多项研究表明，改善生活方式能减低高血压发病率，美国新奥尔良的 Tulane 大学的 TOHP-1 研究，对体重进行控制，高血压发病率有所降低。与 2002 年中国营养与健康调查血脂在人群中的分布相比较，无论男女，在辽宁省新农村地区高血压人群中，TC、LDLC、TG、HDLC 的平均水平均高于全国农村人群的血脂平均水平。女性高血压人群平均血脂水平高于男性。除 HDLC 外，TC、

TG、LDLC 升高的异常率，女性均高于男性。但年龄组间及随年龄变化的程度却存在明显差别。血清 TC、TG、LDLC 边缘升高和升高的异常率均表现出低年龄组（35～44 岁）时女性低于男性但年龄组间及随年龄变化的程度却存在明显差别。血清 TC、TG、LDLC 边缘升高和升高的异常率均表现出低年龄组（35～44 岁）时女性低于男性，但 TC 边缘升高最明显（34.4%）。在 DASH 研究发现，饮食中富含水果、蔬菜和低脂饮食，能降低收缩压和舒张压的水平，因此，对肥胖和超重人群进行减重、调整饮食结构等干预，可减少高血压发病率，进而降低高血压引起的心脑血管疾病的危害。

三、辽宁西北地区高血压与吃盐关系

盐摄入量和高血压的关系已经得到明确的相关性。随着盐摄入量的增加，高血压发病率及患病率均有所增加。笔者所在团队的研究也显示，盐摄入量是高血压发病率的危险因素。摄盐量是一个可控危险因素。美国新奥尔良的 Tulane 大学的 TOHP-1 研究，对 181 名年龄在 30～54 岁的非高血压患者进行限盐的研究，随访 18 个月，限盐组与对照组的高血压发病率分别为 6.06% 和 9.76%。随访 7 年，限盐组与其对照组的高血压发病率分别为 22.4% 和 32.6%，限盐组较对照组血压明显降低。中国的盐替代疗法也能较显著地降低血压。因此，限盐或盐代替治疗可以缓解高血压的进展。辽宁西北农村地区盐摄入量较高，此研究显示盐摄入量：男性为 15.61±12.55g/d；女性为 15.29±12.16g/d。中国传统文化对于"度"的把握讲究太过与不及，太过即过度，不及即没有达到。中国传统医学也讲究太过与不及，吃盐导致高血压即是太过导致的结果，盐是保证人类健康成长过程中必不可少的元素，但过度食用又会给身体带来负担，高血压的发生就是其中之一。我国北方地区四季分明，气候寒冷，常无法及时食用到新鲜果蔬，因此历年来有腌制食用咸菜的习惯。而高盐饮食日久影响肾的水液代谢，使水液调节失衡，脉内渗透压增高，血液变浓稠，血运艰涩不畅，形成瘀血。盐与血的关系非常密切，《素问·五味篇》曰："血与咸相得则凝。"血阻于脉络，又严重影响到各脏腑的气血运行，血气不利，无力推动运化瘀血，使脉内压力升高发生高血压。明代李时珍在《本草纲目》中记述："大盐，味甘、咸、寒、无毒。"盐性寒，寒为阴邪，主收引凝涩。寒凝血脉，一则使脉道收引，脉道狭窄则血流运行不畅。《素问·五藏生成》曰："盐味咸，泄津液。"《素问·宝命全形论》言："夫盐之味咸者，其气令器津泄。"盐可以导致水液平衡失调脉内津液向外渗泄，一则令其脉内血液变浓稠，血气不利；二则使脉管不能得以滋养，脉管运行艰涩，从而使血运滞缓，日久成瘀，瘀血阻于脉络，气血运行受阻，如此恶性循环而至脉内压力升高，继而发生高血压。因此，北方地区高血压发病率高于南方地区，必然离不开高盐饮食习惯的形成。世界卫生组织指出，成人每日钠摄入量 1～2g 就足以满足生理需要。可以对当地人群进行限盐宣传教育，预防高血压的发生及进展。

四、辽宁西北地区高血压与饮酒和吸烟的关系

高血压的发展和饮酒有关，饮酒因素与高血压发病率关系在不同性别结论上的不同，可能与男女人群饮酒量不同有关，在辽宁西北农村男性人群饮酒量相对较大，而女性饮酒者较少，而且饮酒量也相对较少。有研究表明，饮酒和血压有"J"形曲线的关系。少量或适量饮酒（每天摄入酒精在 10～30g）者的血压水平比不饮酒或戒酒者低，每天摄入酒

精30g以上时，随饮酒量的增加血压显著升高。辽宁西北地区不同性别饮酒对高血压发病率的影响不同，其原因还有待于进一步研究。有研究表明，乙醇通过激活肾素-血管紧张素-醛固酮系统和抑制血管舒张来影响血管内皮功能，进而使血压升高，乙醇会抑制11β-羟类固醇脱氢酶的催化活性，导致血浆皮质醇水平升高和醛固酮水平降低，增加高血压的发病风险；乙醇还会增加血管平滑肌细胞中Ca^{2+}和Na^+的浓度，引起血管收缩。基因学研究表明，饮酒导致血压升高是由于乙醛脱氢酶（Aldehyde dehydrogenase，ALDH）不同的基因型引起的，ALDH2 2＊2或ALDH2 1＊2基因型增加高血压风险；同时，血压相关基因与ALDH2酶活性之间的关联可能受到基因、生活方式和种族等多种因素相互作用的影响。

吸烟是一种不健康行为，是多种疾病的致病因素，与心血管疾病关系也很密切。大量流行病学研究表明，吸烟会使高血压的患病风险增加。烟草中含有的尼古丁、可替宁等化学物质会刺激中枢神经兴奋，从而引起血压的升高，目前吸烟者和以往吸烟者罹患高血压的风险分别是不吸烟者的1.60倍和1.32倍，同时，香烟消耗量和烟龄对高血压的发病也有一定影响。烟草消费是否为高血压发病的危险因素虽然目前尚存争议，但不可否认的是，戒烟有益处是肯定的。我国目前仍然是世界上抽烟人数和抽烟比例最高的国家，《中国高血压防治指南》倡导不吸烟、戒烟。

超重、肥胖和盐摄入量及饮酒和吸烟是可改变的危险因素，通过宣传高血压的危害，提高群众对预防及治疗高血压的意识，从而改变生活方式，减少高血压发病率，进而减少高血压对农村地区人群的危害。

五、辽宁西北地区高血压发病率与种族和基因关系

辽宁西北地区与内蒙古接壤，有很多人是蒙古族，因为饮食习惯生活方式的不同在很多方面都略有差异，不同种族高血压发病率不同，研究显示出蒙汉两族高血压发病率不同。无论男性还是女性，蒙古族均比汉族高血压发病率高。在男性中，蒙、汉高血压发病率分别为38.5%和27.7%，在女性中，蒙、汉高血压发病率分别为30.7%和21.5%。国内也有不同民族高血压发病率不同的报道。导致这种现象的出现，可能与不同种族的遗传因素有关，同时每个民族因为生活环境与习惯、文化背景、地理条件的不同，也可导致高血压的发病率呈现很大的差别，其具体原因有待于进一步研究。

在已知的高血压致病因素中遗传获得性高血压也是不容忽视的，其表现多为家族性，而导致遗传性高血压多和遗传基因有关，导致高血压的基因有很多，比如谷胱甘肽过氧化物酶（GPX）基因，在已知的5种GPX亚型中，只有GPX3是存在于细胞外的，又称为细胞外血浆型GPX，虽然GPX3的mRNA在多种细胞中表达，但是，其完整的蛋白质主要表达于肾脏，由肾脏近球小管细胞和包曼氏囊的上皮细胞分泌。在氧化损伤时，活性氧可灭活NO，所以GPX3通过抗氧化作用参与NO调节的血管舒缩机制。高盐摄入能通过抑制肾脏髓质L-精氨酸转运，下调NO来促发氧化应激，氧化应激能增强$Na^+/K^+/2Cl^-$共同转运和管腔Na^+/H^+交换，抗氧化剂能改善盐敏感性高血压的症状。猪冠状动脉内皮细胞GPX3基因表达下调时，导致氧化应激加重，破坏DNA的完整性，NO和循环GMP水平下降，最终导致内皮功能失调，促进血液凝固、脂质过氧化和细胞外基质重塑。这些证据都表明，血中和组织中GPX3水平与高血压的发生有关，但是酶活性改变是否与遗传因素，

即 GPX3 基因的多态性有关，目前还不清楚。目前有关 GPX3 基因多态性与疾病相关性人群研究的文章很少，主要集中在脑卒中方面，但是取得的结果没有一致性。首先发现 GPX3 基因与单基因脑卒中有关，血中 GPX3 缺乏可引起家族性青少年自发性脑卒中，GPX3 基因启动区的基因多态性导致脑卒中风险增加。随后有研究表明，在巴西人群中 GPX3 启动子区域的单倍型是儿童和青年动脉粥样硬化缺血性脑卒中及大脑静脉血栓形成的独立危险因素，这种单倍型使基因转录活性下调，导致基因表达下调，血中抗氧化和抗凝血活性降低。在辽宁西北地区农村祖辈开始就长期在此居住的汉族人群中，收集高血压组 500 例，要求达到高血压诊断标准，年龄≥18 岁，排除继发性高血压；对照组 500 例，要求年龄在 40 岁以上，收缩压<140mmHg 和（或）舒张压<90mmHg；病例组和对照组均要求三代以内无亲缘关系，均为汉族，无异族通婚史。测量身高、体重，计算 BMI；采用常规临床方法测定 FPG、TG、HDL-C、TC 和 LDL-C。提取实验者 DNA 进行分析，结果表明高血压病例患者 GPX3 基因表达明显高于对照组。所以说高血压发病率与地域有关，因其所在区域内高血压发病基因有很大关系。

六、北方地区低温对高血压发病率的影响

早在 1921 年，Hopman 等就发现血压在寒冷季节增高的现象，之后意大利的 Modesti 等连续调查了 1999 年 10 月—2003 年 12 月门诊就诊的高血压患者 6404 例，发现寒冷季节平均血压为（141±12）/（95±8）mmHg，而炎热季节平均血压为（136±19）/（80±7）mmHg，提示寒冷季节血压明显高于炎热季节。气温每下降 1℃，则 SBP 升高 0.156mmHg，DBP 升高 0.091mmHg。气温下降导致高血压患者血压升高的可能原因有气温下降通过激活交感神经系统（Sympathetic nervous system，SNS）进而增加肾素-血管紧张素系统（Renin angiotensin system，RAS）的活性使血压增高。气温下降通过激活 L 型钙离子通道使血压增高：血管平滑肌细胞的 L 型钙通道是钙离子内流的主要途径，研究显示随着寒冷暴露时间的延长，细胞外的 Ca^{2+} 经 L 型钙通道进入细胞内引起 Ca^{2+} 浓度升高，启动了平滑肌细胞兴奋-收缩耦联机制，诱发血管收缩，直接参与了高血压的发展进程。气温下降也会导致心率及外周血管阻力增加从而引起血压增高。中国北方地区气温总体偏低，尤其是东北地区，冬天零下 10℃占据绝大多数时间，在黑龙江地区每年 10 月份气温就会降到 0℃ 以下，甚至会出现极端低温的状况，低温持续时间也偏长，这就极大地影响人们的身体健康，低温对人体患高血压的概率大大增加。

第五节　对中医药防治技术治疗高血压进行试验研究

一、补阳还五汤对高血压模型大鼠心肌组织中 Ang Ⅱ/AT1R 与 PI3K/AKt 轴的影响

伴随着生活节奏的加快，紧张、肥胖、高盐饮食等不良生活方式，使高血压成为严重危害人类健康的主要疾病之一，亚洲是高流行区域，经年龄调整的高血压患病率为 20%～30%，且增长速率显著快于西方国家。近年来，此病的发病率呈现逐年上升趋势。据统计，15 岁以上人群的发病率约为 11%，是冠心病、脑卒中等疾病的重要危险因素。研究

证实，以高血压为原发病的各种心脑血管疾病已成为人类死因之首。高血压是一种多因素所致的疾病，与盐的摄入密切相关，且高盐摄入已成为高血压的一个独立致病因素，Luft等率先提出盐敏感性高血压（SSH）的概念。大量流行病学和临床研究证实，钠盐摄入过多是原发性高血压发生发展的一个重要因素。

高血压是指以体循环动脉血压［收缩压和（或）舒张压］增高为主要特征（收缩压≥140mmHg，舒张压≥90mmHg），可伴有心、脑、肾等器官的功能或器质性损害的临床综合征。研究显示，高血压可导致血流动力学和神经体液等诸多异常变化，是引起心肌病理性改变的重要疾病之一。高血压患者同时存在的压力负荷和容量负荷均可增加心肌细胞容积，增大心肌细胞尺寸，改变胶原蛋白基质成分而最终引起心肌肥厚，是引起脑卒中、冠心病和肾功能损伤等疾病的重要危险因素。中医将其归属于"眩晕""头痛""肝风"等范畴。近年来中医药治疗高血压取得了一定成效，并充分体现了临床的实用价值。

现代研究证实，肾素-血管紧张素系统（RAS）参与高血压的发病和心房重塑，血管紧张素Ⅱ（AngⅡ）与其主要受体血管紧张素Ⅱ1型受体（AT1R）结合后可改变心肌离子通道表达及功能，促进组织氧化张力及炎症反应，引起心房纤维化和心肌肥大等。磷脂酰肌醇-3激酶/蛋白激酶B（PI3K/AKt）信号通路是胰岛素调节细胞生理功能的主要信号通路，具有抗氧化、抗凋亡等心肌保护作用；原发性高血压由于RAS过度激活，打破了RAS与胰岛素信号之间串话平衡的本质，是RAS的主要效应因子AngⅡ表达上调后抑制了胰岛素信号通路PI3K/AKt的活性。研究发现，补阳还五汤在改善血液流变学、保护血管内皮细胞功能和逆转高血压患者左室肥厚、改善高血压患者左室舒张功能方面均有明显疗效。

肾素-血管紧张素-醛固酮系统（RAAS）作为调节血压和体液平衡的典型循环与内分泌系统，在盐敏感性高血压的发病中起重要作用。AngⅡ促进血管收缩和肾上腺皮质分泌的醛固酮具有保钠排钾的作用，促进钠和水的重新收进而激活RAAS系统，引起血压增高。目前研究认为，高盐摄入引起的高血压会使强心类物质增加而抑制钠泵，最终导致血管平滑肌和心肌的收缩而引起高血压。AngⅡ/AT1R信号通路与心肌纤维化和心肌细胞凋亡等心肌损伤密切相关，此通路的激活还是心肌肥大发生的机制之一。对于高血压来说，心肌肥大是对长期后负荷超载的血流动力学改变的一种适应性反应。研究证实，压力负荷和容量负荷所造成的机械应力增加是心肌肥大的始发因素，高血压大鼠存在心肌肥大的改变。

PI3K/AKt是胰岛素调节细胞的主要信号通路，除了具有调控细胞生长、存活、凋亡等重要功能，还在心肌保护中占有重要地位。在信号分子水平上表现AngⅡ/AT1R信号通路与PI3K/AKt信号通路之间存在串话。大量证据表明，原发性高血压于RAS过度激活，打破了其与胰岛素信号之间串话的平衡，最终导致胰岛素信号通路失活的本质是RAS的主要效应因子AngⅡ表达上调后抑制了胰岛素信号通路PI3K/AKt的活性。

在本实验中，模型组大鼠AngⅡ、AT1R含量升高，PI3K、AKt mRNA下降，表明盐敏感高血压大鼠心肌组织的确有AngⅡ/AT1R信号通路的激活和PI3K/AKt信号通路的抑制。补阳还五汤可以显著下调AngⅡ、AT1R的含量，上调PI3K、AKt mRNA的表达，表明补阳还五汤可以抑制AngⅡ/AT1R信号通路的激活，缓解AngⅡ/AT1R与PI3K/AKt信号通路的失衡状态，降低血压，保护心肌组织，延缓高血压对靶器官的损伤。

二、补阳还五汤对高血压前期大鼠 T 淋巴细胞亚群的影响

高血压前期是介于正常血压与高血压之间的阶段，没有明显的临床症状，既是属于"病虽未成，已有征兆"的未病状态，又是血压从正常高值到高值的关键过渡期。《黄帝内经》中提出了"盐者胜血"的理论，即高盐饮食或过食食盐可以伤及血脉，导致血液运行不畅，容易引起血脉的瘀滞。加之多数高血压前期患者在这一状态下又出现了气虚的症状，气虚与血瘀并见，与补阳还五汤方证相合。另有研究表明，在这一时期机体免疫细胞数量发生改变，尤其是血液中白细胞（WBC）计数升高，而补阳还五汤可以减少自身免疫性脑脊髓炎脾脏的 $CD_4^+IFN-\gamma^+T$ 细胞，增加 CD_4^+、CD_{25}^+、CD_4^+、$IL-10^+T$ 细胞数量，抑制 $TNF-\alpha$、$IFN-\gamma$ 等炎性因子的释放，具有促进炎性 Th1 细胞转化为抗炎的 Th2 型及调节性 T 细胞，抑制炎性反应，降低 T 细胞趋化因子的表达的作用。

已经研究证实，免疫系统异常是引起血压升高的重要机制之一，T 淋巴细胞作为主要的淋巴细胞，在机体细胞免疫的过程中发挥着重要作用。成熟的 T 细胞按 CD 表型不同分为 CD_4^+T 淋巴细胞和 CD_8^+T 淋巴细胞两大类。活化的 CD_4^+T 淋巴细胞的主要功能是产生细胞因子产生免疫应答或调节免疫应答。如 CD_4^+T 淋巴细胞亚群中的 Th1 细胞可分泌 $INF-\gamma$、$TNF-\alpha$ 等细胞因子。$INF-\gamma$ 可以促进 Th1 细胞分化以及内皮细胞黏附因子的表达，抑制 Th2 细胞分化。$TNF-\alpha$ 通过促进血管平滑肌细胞迁移与增殖，改变血管通透性，同时介导多条与炎症有关的信号通路，发生炎症反应活化的 CD_8^+T 淋巴细胞最突出的作用是特异性杀伤靶细胞，因此又被称为细胞毒性 T 细胞。机体生理状态下 CD_4^+/CD_8^+ 两者保持一定比例，会处于相对平衡稳定的状态。当它们比例失调时，会引起机体一系列的病理生理改变。

本实验研究结果表明，与正常组比较，模型组大鼠血液中 CD_4^+T 与 CD_8^+T 淋巴细胞百分比增加，CD_4^+/CD_8^+ 比值下降，说明高血压前期大鼠机体 T 淋巴细胞亚群比例失调，免疫功能紊乱。血清中 $INF-\gamma$ 与 $TNF-\alpha$ 的含量上升，提示由于大鼠 T 淋巴细胞亚群比例的异常变化，引起 Th1 细胞分泌的 $INF-\gamma$ 与 $TNF-\alpha$ 等炎症因子分泌增多，可能辅助 CTL、NK 细胞、巨噬细胞的活化和增殖，促进 Th1 细胞或相关内皮细胞表达黏附因子，亦或激活了由 $TNF-\alpha$ 介导的信号通路，加强了炎症反应程度。补阳还五汤干预后，治疗组大鼠 CD_4^+T 与 CD_8^+T 淋巴细胞百分比下降，CD_4^+/CD_8^+ 比值上升，$INF-\gamma$ 与 $TNF-\alpha$ 的含量下降，表明补阳还五汤可能是通过调节 CD_4^+T 与 CD_8^+T 淋巴细胞百分比 CD_4^+/CD_8^+T 淋巴细胞比例，改善机体免疫能力，抑制 $INF-\gamma$ 与 $TNF-\alpha$ 炎性因子的分泌以及由他们导致的病理生理过程，延缓高血压前期的发展进程。

三、针刺对自发性高血压大鼠肾脏形态结构及转化生长因子 $-\beta_1$ mRNA 表达的影响

中医学认为高血压性肾病多为高血压病发日久，致阴阳失调，脾肾亏虚，气血失和，脾失运化水湿之能，肾失气化开阖之职，日久化浊，浊腐成毒，毒滞成瘀。据此病因病机选取多气多血的手足阳明经穴曲池、足三里穴，同名经配穴，且均为合穴。《灵枢·本输》云"合治内腑""合主逆气而泄"。合穴治脏腑气机失调病症，故二穴可共奏通经络、调气血、行气利水之功效。此二穴作为主穴在动物实验和临床试验中广泛应用疗效可观。高

血压性肾病是高血压的并发症之一，其主要的病理改变是肾间质纤维化（Renal interstitial fibrosis，RIF）。RIF 形成可能与成纤维细胞和（或）肾小管上皮细胞转化为肌成纤维细胞和巨噬细胞，并合成大量细胞外基质（Extracellular matrix，ECM）及分泌Ⅰ、Ⅲ胶原（Collagen，Co）等因素密切相关。ECM 合成和降解失衡，导致大量积聚是引起肾间质纤维化的主要原因。高血压导致肾间质纤维化是一个病理生理过程，如何有效地防止和延缓其进展是目前研究的焦点之一。近年来研究证实转化生长因子-β_1（TGF-β_1）是最主要的促纤维化因子之一，在肾纤维化形成过程中起着重要作用。TGF-β_1 表达的上调是所有实验动物和人类肾间质纤维化的重要特征。

现代医学研究发现，肾胶原的分泌增加和 TGF-β_1 的表达增强与蛋白尿的产生和肾间质纤维化的进展明显相关。由于高血压导致肾小球内高灌注、高压力及高滤过"三高"的状态促进肾实质的损害，血管内皮功能损伤，从而导致血管内皮血管活性因子 NO、前列环素（PGI$_2$）的释放减少，缩血管活性因子血管紧张素Ⅱ（Ang-Ⅱ）相对增加，促使血管收缩，刺激系膜细胞合成和分泌的 ECM 增加，包括Ⅰ型及Ⅲ型胶原层连蛋白、纤维连接蛋白细胞基质等结缔组织在肾脏聚集，并引起 TGF-β_1 表达上调，系膜区损伤还可致大分子物质在系膜区沉积，继而刺激细胞增殖和 ECM 的产生，TGF-β_1 是强有力的致纤维化因子，它不仅能打破肾间质 ECM 代谢的动态平衡，使其向纤维化方向发展，而且还可以诱导肾小管上皮细胞表型转化。TGF-β_1 可能通过自分泌或旁分泌的形式参与 SHR 大鼠肾间质纤维化的发生。林琼真等通过丹参注射液下调单侧输尿管结扎梗阻后大鼠肾脏 TGF-β_1 mRNA 和 α-SMA 蛋白水平的表达，减少了胶原物质沉积，延缓肾间质纤维化的发生。认为其抑制肾间质纤维化的可能机制为抑制 ECM 合成和抑制促纤维化细胞因子 TGF-β_1 的表达，促进其降解；抑制成纤维细胞活化增殖，促进成纤维细胞凋亡。本实验观察到，与空白对照组比较，模型组 SHR 血压明显上升，肾脏病理形态结构改变明显，Ⅰ型、Ⅲ型胶原表达增多，TGF-β_1 mRNA 的表达明显减少。经针刺治疗后，SHR 大鼠血压明显降低，RT-PCR 半定量分析测定针刺组 TGF-β_1 mRNA 的表达明显减少，肾脏组织免疫组化分析肾脏Ⅰ型、Ⅲ型胶原的表达下降，ECM 沉积减少，从而说明针刺曲池、足三里穴可减轻肾脏组织病理形态结构的损伤，其机制可能是通过减少肾脏Ⅰ、Ⅲ型胶原的合成和抑制 TGF-β_1 在肾脏中的表达干预肾脏纤维化的进程，与林琼真等的观点相一致。因此，要延缓慢性肾衰竭进行性进展必须阻断肾间质纤维化。

本实验选取培哚普利作为阳性药物对照。培哚普利为血管紧张素转化酶抑制剂（ACEI），ACEI 为控制血压和保护肾脏的首选降压药，通过抑制高血压肾损害患者肾组织局部增加 ACE 的活性，降低肾组织局部 Ang-Ⅱ水平，阻断肾素-血管紧张素（RAS）系统，防止血管重构，改善血流，使肾小球小动脉阻力降低，球内压降低，增加肾血流量，基底膜通透性得到修复，减少尿蛋白漏出，从而保护肾脏。本实验针刺曲池和足三里穴具有降压和保护肾脏的作用，其治疗效果与培哚普利无明显的差别（$P>0.05$），但长期服用培哚普利对肝脏肾脏有损害，还需注意监测血肌酐及血钾水平，此外还存在刺激性干咳等不良反应。针灸不仅是一个可长期使用的"绿色"整体调节疗法，同时符合中医治未病和既病防变的思想，具有广阔的临床应用前景。本实验通过针刺曲池、足三里穴降压和保护肾脏的实验研究取得一定的疗效，但是高血压肾损害的机制比较复杂，笔者相信随着人们对高血压肾损害认识的不断提高，针刺疗法会为高血压早期肾损害的实验研究和临床治疗做出更大贡献。

第六节　中医药防治技术治疗高血压临床疗效评价研究

在中医整体观念与辨证施治理论的指导下，选取在 2019 年 12 月—2020 年 7 月期间，就诊于辽宁中医悦禾医院，证属痰瘀互结型高血压的门诊患者，并且符合全部纳入及排除标准，在取得患者知情同意后采集患者信息。对符合标准的病例从 1~60 号进行编号，采用随机数字表法，将其随机分为两组，每组各 30 例。对照组予以苯磺酸左旋氨氯地平片（施慧达药业集团有限公司，国药准字 H19991083，2.5mg/粒），2.5mg/次，每日 1 次口服，服用 8 周；治疗组予以苯磺酸左旋氨氯地平片（施慧达药业集团有限公司，国药准字 H19991083，2.5mg/粒），2.5mg/次，每日 1 次口服，服用 8 周，且服药期间配合针刺治疗，根据《针灸经穴定位国家标准》及作者临床取穴经验选取治疗穴位（主穴：百会，风池，太冲，合谷；配穴：血海，足三里，丰隆。均双侧取穴）。结果显示，两组血压比较：针刺联合西药组与单纯西药组对降低血压均有疗效。治疗组加以针刺疗法后降压疗效突出，半数以上患者的血压值可达到正常水平，即针刺治疗对降低血压有疗效；中医证候积分比较：经观察，针刺联合西药组与均单纯西药组可改善中医各项临床证候；在改善眩晕、头痛、胸闷、痞满纳呆、唇甲发绀五个症状方面疗效更为显著，且针刺联合西医组治疗后证候缓解程度明显优于单纯西药组，说明针刺联合西药治疗对痰瘀互结型高血压有效。对比针刺联合西药疗法与单纯西药疗法的临床疗效，探讨中西医结合治疗本病的优势，为临床治疗本病提供了理论基础和科学依据。

依据现代医学的高血压日常预防

人体血管中的血液在流动时，对血管管壁产生的一种使其发生膨胀和扩张的压力即"血压"，通常会受到血液容量、血液黏性、心脏收缩力、动脉硬化、小动脉平滑肌、神经系统以及体内化学物质等的影响。对于没有发生高血压，但可能存在引发高血压危险因素的人群，采取一定的预防措施降低高血压的发病率，不仅可以减少高血压并发症的发生，还能大幅度节省医疗费用和治疗时间。如通过合理的饮食搭配、戒掉生活不良习惯、加强体育锻炼避免肥胖，和加强疾病宣传做到早期预防等措施都可以有效预防高血压的发生。对于已经发生高血压的患者，更应当进行全面、有效的降压治疗来控制其病情，并减少和预防并发症的发生。如非药物的综合治疗和系统的药物治疗以及其他相关治疗等都可以达到预防高血压进一步发展的作用。

第二章　地域差异对高血压的影响

随着医学科学的发展和人民生活水平的提高，原来危害人类健康的"头号杀手"传染病已经逐渐得到控制，心脑血管疾病已经成为现代危害人类健康的头号杀手。1998年医学资料表明，心脑血管病占我国城市居民死亡原因的第二位，在农村居首位。高血压是心脑血管疾病的罪魁祸首。血压过高会使脂肪在动脉壁沉积，降低血管弹性，引起血管硬化，导致心脏、脑、肾脏等重要器官的血管损害，使这些器官的血液供应不足，最终导致脑卒中、冠心病或心肌梗死、肾功能衰竭或尿毒症等。同时，血压过高也可引起心脏的负担过重，出现心脏肥大，引起心力衰竭和各种心律失常。此外，高血压还常合并各种代谢紊乱。如糖代谢异常出现糖尿病、脂肪代谢异常出现高脂血症、蛋白质代谢异常出现高尿酸血症或痛风。而这些代谢异常又可与高血压互为因果，相互加重病情。心、脑、肾这三大重要生命脏器是高血压最容易损害的器官，西方人的高血压主要损害心脏，我国高血压患者则以脑血管损害为多见，其中60%以上的高血压患者都以脑卒中告终。近年来，中国人高血压合并冠心病的情况越来越多。目前，高血压引起的心脏病已经和高血压引起的脑卒中"平分秋色"，血压过高引起的上述损害是逐渐进行的慢性过程，许多患者往往没有症状，而在不知不觉中出现了重要器官的损害，因此有人称高血压为"无声的杀手"。

高血压是危害人类的主要疾病。自从20世纪70年代以来，许多大样本流行病学公布使人们认识到血压愈高，患脑卒中、冠心病、糖尿病、心力衰竭以及肾功能不全危险愈大。而积极干预高血压人群、降低血压水平，则可显著减少人群的心、脑、肾并发症，改善其预后。对这一问题认识的提高，使得近半个世纪以来，许多从事流行病学、统计学、临床医疗、基础研究、营养以及社会心理学等方面的学者和专业人员都投入到高血压防治工作中。同时，循证医学证据的积累也直接促使了欧美及我国高血压防治指南的出台和不断更新，这为临床一线人员日常治疗高血压的实践活动提供了更为有力和规范的依据。大量流行病学研究资料均表明，血压值增高与心血管疾病危险性相关。这种相关是连续的和逐渐变化的，没有任何明显的阈值水平。在男性和女性、年轻人和老年人、有或无已知的冠心病、脑卒中患者中均可表现出这种相关性；在不同民族、种族中也可观察到。已有证据表明，与其他危险因素一样，血压是有轨迹的，这种轨迹指个体血压值在其一生中具有稳定性，即逐渐上升或正常的趋势。但一个人的血压在昼夜期间却是不稳定的，而心血管疾病发病风险并不受这种血压不稳定的影响，决定心血管危险的是昼夜的平均血压值。高血压患病率在不同地域、人群和种族之间有很大不同，估计我国高血压患者现已接近2亿，而且人数逐渐年轻化。美国大约有5000万高血压患者，全世界约有10亿高血压患者。

第一节　我国高血压的流行情况

我国曾进行过4次大规模的高血压人群抽样调查，分别是在1958年、1979年、1997年和2002年。前3次调查结果显示高血压患病率分别是5.1%、7.73%和13.58%，结果表明从 1980—1990 年的 10 年间，我国人群高血压患病率上升了 4.15%，绝对值增长了 54%。2002 年原卫生部（卫健委）组织的对全国居民 27 万人营养与健康状况调查资料显示，我国居民膳食质量明显提高，但城市居民膳食结构不尽合理。畜肉类及油脂类消费过多，慢性非传染性疾病患病率上升迅速。我国 18 岁及以上居民高血压患病率为 18.8%，估计全国患病人数 1.6 亿多。与 1991 年比较，患病率上升 31%。高血压是世界性的"重大公共卫生问题"，在国内其流行病特点是北方人发病高于南方人。很多朋友不解，这个病与寒冷有关吗？我们从几个方面分析造成这种现象的原因。

一、高盐饮食

人们习以为常的盐，看似属于食品添加剂，似乎没有毒性。但事实上盐是一种应用最为久远的食品添加剂，也是"最传统"的防腐剂。几千年的使用人们忘记了它的毒性。说它是防腐剂一点也没错，因为无论什么容易腐败的食品，无论什么样的食品只要放入大量的盐就能在室温下长期保存。连最无孔不入的微生物也无可奈何，而盐之所以能有这样的防腐作用，主要原因在于它们能牢牢地束缚水分子，让水分子像固体一样不能运动，微生物不能利用食物中的水，食物中的酶在缺水状态下也无法发挥活性。这种作用在食品保藏中固然可以，但在人体中可就会带来极大的麻烦了。首先，摄入过多的盐意味消化道黏膜细胞会因为缺水而受损。人的肠道对盐中的钠离子几乎是百分之百地吸收，大量的钠离子进入血液会导致血液的晶体渗透压升高。组织中的水分子就会向血管内移动——是大量的钠离子吸引了这些水分子，而身体最外层的皮肤自然会受害而缺水。用大白话来说，人们吃太多的盐就是把自己做成腌萝卜，只不过这种腌制是从身体里面开始的。有人会说，多吃盐没关系，多喝点水不就行了吗？事情没有那么简单。摄入大量的盐之后人体确实会感觉到渴，于是会多喝水。然后这些水分很快就会进入血液然后被血液里的钠离子牢牢吸引使血管膨胀、升高血压。这时候人也会看起来有点"肿"。如果吃了很多盐之后，怕造成肿胀而不多喝水呢？那就会造成组织脱水，无论是肿胀还是脱水，只要多吃盐都对健康和美丽容颜不利。吃过多的盐会增加罹患胃癌的风险。这个结论已经得到了循证医学的公认。且吃过多的盐会增加罹患高血压、冠心病和脑卒中的危险，脑卒中发作在我国中老年人中十分常见。轻则致残，重则致死，而控盐是预防脑卒中发生的重要措施之一。吃过多的盐会增加肾脏的负担，所有肾功能下降的人都必须严格控制盐的摄入量。婴幼儿的肾功能没有发育成熟，早早多吃咸味食物也会使肾脏造成极大的压力，甚至造成慢性中毒。很多女性朋友都有感觉，在月经结束前的几天，眼睛和脸会有点肿胀，肚子有点鼓胀，头也有点胀痛，如果有意在经前少吃盐和其他咸味的东西，这种不适感就会明显减轻。很多人有偏头痛的毛病，如果少吃盐，头痛的发作往往能够有所缓解。有国外研究发现，摄入大量盐是诱发头痛的一个重要因素。吃盐会增加尿液中钙元素的排出量，从而增加骨质疏松的危险。这一点已经得到了证实。对于膳食钙摄入不足，患骨质疏松症概率大的中老年人来说，这更是雪上加霜，这些从肾脏排出的钙还会增加肾结石形成的风险。吃咸味重的食物会让咽喉非常难受，组织脱水时更容易发炎。会降低黏膜对病毒和细菌的抵抗力，所以患咽喉炎病的人更要避免过咸的食物。此外，还有少数研究提出高盐饮食可能增加喘息和哮喘发作的风险。

高血压的致病因素中，高盐饮食名列前茅。北方人盐的平均摄入量高于南方人。其原因有历史性的，因为盐是可以防腐、提味的。北方物产没有南方丰富，冬季新鲜的食材匮乏，往往利用腌制的方法保存食物，久而久之养成了吃腌制食物如咸菜、包菜、腌肉的习俗。同时，咸味也有促进食欲的作用，让单调的菜肴易被用餐者接受。现在，物质丰富了，但沿袭下来风俗、地域性饮食文化的氛围以及人们从前养成的习惯没有被深刻纠正。世界卫生组织给我国居民们建议是成年人每天摄入不超过 5g（中国营养学会建议是不超过 6g），而我国东北很多地区平均每人每天盐摄入量高达 30 多克，超过了建议值的五六倍之多！这就到导致了北方患高血压的人数高于南方。

二、高能量饮食

肥胖也是导致高血压的重要因素。总体而言，北方人肥胖者多于南方，这便为高血压的发病埋下了隐患。高血压与肥胖密切相关。肥胖儿童更容易出现血压波动，肥胖青少年出现高血压症状的比例也较高；在 20~30 岁之间的肥胖者，高血压的发生率要比同年龄而体重正常者高 1 倍；40~50 岁的肥胖者，高血压的发生率要比非肥胖者高 50%。有人发现，身体超重的程度与高血压的发生也有关系：体重越重，患高血压的危险性也就越大。肥胖作为高血压的危险因素之一已属定论。我国 10 组人群的前瞻性研究表明，在控制其他危险因素（年龄、性别、饮酒、基线血压值、心率、吸烟和地区）后，体质指数每增加一个单位（kg/m^2），5 年内发生高血压［收缩压 ≥160mmHg 或（和）舒张压 ≥95mmHg 的危险性增加 9%。中国肥胖问题工作组（WGOC）2001 年汇总分析约 24 万人群结果，发现高血压现患病率均随体质指数或腰围（WC）的增高而上升。中美心血管病流行病合作研究提示，基线时体质指数相差 $3kg/m^2$，4 年内发生高血压［收缩压 ≥140mmHg 和（或）舒张压 ≥90mmHg］的相对危险，男性增加 50%，女性增加 57%；在 4 年内体重增加相差 3.7kg，高血压的发病危险男、女性分别增加 35% 和 38%。Framingham 人群调查资料也证明，相对体重、体重指数、体脂含量、皮褶厚度、腰围等肥胖指标与血压均成正相关，肥胖是预测和加重心血管疾病的独立危险因素。肥胖相关高血压的病理生理研究提示，在人体大量的脂肪组织形成血管紧张素前体血管紧张素原增多，与体重指数、血浆血管紧张素、醛固酮和瘦素（Leptin）水平明显相关；脂肪组织尚存有高浓度心房钠尿肽（ANP）清除受体，从而推测脂肪积聚可能导致血浆心房钠尿肽清除过多，使肾脏 ANP 活性降低，促发高血压的发生和发展。内分泌、遗传和新陈代谢机制与肥胖和高血压的发生有关，包括胰岛素抵抗（IR）、交感神经系统（SNS）的过度激活、肾素–血管紧张素–醛固酮系统（RAAS）、水钠潴留、遗传机制以及瘦素水平。

三、饮酒

"中国居民膳食指南"的第七条"少盐少油、控糖限酒"，少量饮低度酒并不一定有害，但过量饮酒甚至酗酒肯定是有百害而无一益。嗜酒者胃炎和消化性溃疡的发病率高，一次大量饮酒即可引起肝功能异常，长期大量饮酒可增加喉、食管、胃、胰腺、肝脏等部位患肿瘤的危险。慢性酒精中毒可导致男性阳痿。因为嗜酒者饮食很少正常，他们可能患有营养缺乏症。大量饮酒最严重的是对神经系统的影响。酒精为亲神经物质，对中枢神经有抑制作用。饮酒后有松弛、温暖感觉，消除紧张、解乏和减轻不适感或疼痛。一次大量饮酒可产生醉酒状态，是常见的急性酒精中毒。长期大量饮酒可导致大脑皮层、小脑、脑桥和胼胝体变性，肝脏、心脏、内分泌腺损害。怀孕妇女大量饮酒对胎儿产生损害，造成流产、胎儿畸形。各种酒类均可致依赖，含酒精浓度高的烈酒较易成瘾。对酒类产生依赖的速度较慢，一般慢性酒精中毒的形成，常有 10 年以上的长期饮酒史。酒类与镇静催眠药可有交叉耐受性，有些酒精依赖者可伴有催眠镇静药依赖。酒精依赖综合征在临床表现上，最常见的早期症状为四肢与躯干的急性震颤，患者不能静坐或稳定地握杯、易激动和惊跳、害怕面向他人，常见恶心、呕吐和出汗。若给饮酒，上述症状迅速消失，否则会持续数天之久。进一步发展，可有短暂错觉、幻觉、视物变形、发音不清或狂叫，随后可出现癫痫发作，48 小时后可产生震颤谵妄。慢性酒精中毒者常呈人格改变，变得自私、乖戾，对工作和家庭不负责任，终日嗜酒如命，常有说谎、偷窃等违纪行为。患者常伴有躯体疾患，包括慢性胃炎、肝硬化、吸收不良综合征、周围神经炎及心肌损害等。长期大量饮酒尤其是饮用高度酒是导致高血压的另一种因素，北方人高度酒消费高于南方人。研究显示，饮酒与血压之间呈一种"J"形关系。轻度饮酒者（每天 1~2 杯）比绝对戒酒者血压低，但与不饮酒者相比，每天饮 3 杯（1 个标准杯相当于 12g 酒精，约合白酒 30g、啤酒 360g、葡萄酒 100g，可引起收缩压升高 3.5mmHg、舒张压升高 2.1mmHg）或更多者有显著的血压升高。酒精类型与危险性有关，少量饮酒有扩张血管活血通脉、增加饮食、消除疲劳之功用，因此在寒冬季节或逢年过节适量饮些酒精含量低的啤酒、果酒、黄酒对人体有益。但是，长期大量饮酒则危害人体健康。有饮酒习惯并在服用降血压药治疗的高血压患者，在接受降压治疗时，饮酒可抵抗药物的降压作用。因此，减少饮酒或戒酒也是高血压患者预防血压升高的措施之一。饮酒者往往同时伴有体重超重或肥胖、血脂异常、血糖升高和血尿酸升高，这些也是心血管病的危险因素，使高血压患者出现心脑血管病变的危险增加。

四、钙与维生素 D 缺乏

有研究显示，我国北方人缺钙与维生素 D 总体高于南方。缺钙会使血压升高而与钙吸收及代谢关系最为密切的是维生素 D，如果维生素 D 缺乏，即便摄入了充足的钙，也会出现吸收不足和利用障碍，使钙的功能大打折扣。维生素 D 在天然食物中含量很有限，晒太阳是人体获取维生素 D 的重要途径。而北方人在冬天晒太阳较少，这也是容易导致高血压的一个因素。维生素 D 缺乏国内外均比较普遍，主要是由于日照不足，皮肤得不到充足的紫外线 B 段照射，引起内源性维生素 D 合成减少。人体 3%的基因受维生素 D 内分泌系统调节。相关性研究表明，维生素 D 缺乏与地域、季节、年龄、种族、生活方式、环境因素等多方面因素有关。本研究显示维生素 D 缺乏与高血压的发生成负相关。维生素 D 的缺乏可能是高血压发病的危险因素之一，但高血压是一个复杂的多因素疾病，目前人体及维生素 D 状态与高血压是否有直接相关性和补充维生素 D 能否有效防治高血压目前尚无定论，需要今后的实验中加以完善，特别是临床大型的前瞻性研究，才能给出一个合适的推荐方案，将可能为高血压的防治提供新的途径。

五、寒冷

如果人长期处下寒冷环境中，便可对环境温度逐渐发生适应，而维持正常生理状态，对环境的此种适应机能称为服习。人体暴露于低温环境中，丘脑下部的体温调节中枢接受皮肤冷觉感受器的传入冲动和被冷却的血液的刺激，通过神经和体液调节，使皮肤血管收缩，血流量减少，从而减少散热。与此同时，内脏和骨骼肌血流量增加，代谢加强肌肉产生剧烈收缩、寒战，使产热增加，以保持正常体温，人体具有适应寒冷的能力，但是一定的限度。如果在低温（-5℃以下）环境中时间过长，越过了人体的适应和耐受能力，则机体调节机制发生障碍，体温逐渐降低。当直肠温度降为35℃时，各种生理功能转为抑制，体内产热减少。当温度降至30℃即出现昏迷，这种假死状态尚可恢复。直肠温度自30℃降至20℃这一过程进展较快，一般认为体温降至26℃以下极易引起死亡。寒冷的外部环境作用人体的神经感受器官，导致血管收缩，血压升高。人体在寒冷气候影响下，除代谢活动增强、产热增加等反应外，人体还有一个"冷适应"过程。冷适应是个复杂的自身生理生化调节过程，首先表现在交感神经肾上腺系统作用增强，机体受冷时，通过皮肤束梢到中枢的神经反射而使体内去甲肾上腺素浓度增加，耗氧量明显增加；其次是心血管反应，在受冷后出现的抵抗阶段，此时心率和心输出量增加，呼吸加快，血压升高。实验表明，手或面部受到冷刺激时，血压和心率明显升高，对于经过耐寒锻炼的人，收缩压上升较低，而不适应者上升则较高。

第二节 气候对北方高血压的影响

由于社会生活和生产劳动的需要，先民们很早就对气候有一定认识，涉及天文历法和物候知识。这一时期，人们不仅关注春夏秋冬、寒热冷暖的气候变化，而且注意到气候变化与人体健康的关系，这在一些史籍中都有记载。如《礼记·乐记》载："天地之道，寒暑不时则疾。"《周礼》载："四时皆有疠疾：春时有痟首疾，夏时有痒疥疾，秋时有疟寒疾，冬时有嗽上气疾。"《礼记·月令》载"季春……行夏令，则民多疾疫""孟秋……行夏令，则……民多疟疾"等。说明人们已认识到气候变化与人体健康之间的关系，以及季节性多发病和流行病对人体的危害，由此表明气候变化导致疾病产生的观念开始形成。

气候与血压的关系非常密切。很多高血压患者都知道夏天轻，冬天重，部分患者的血压夏天可接近正常。人的生存必须适应环境，气候的变化可造成环境重大差别。适应气候全靠自身调节，包括精神、神经、内分泌、外周血管的阻力、毛孔的启闭等。春暖则血管扩张，阻力减少，血压也相对低些。夏天出汗多，血容量减少：血管扩张，外周阻力减少；出汗多排出钠盐多，减轻肾脏负担；夏天蔬菜、水果多，特别是西瓜含钾盐多，对高血压有益。综合诸项因素，有利于血压下降。因此在春夏时高血压的症状减轻。如过于炎热，天气湿闷，睡眠不足，心情烦躁，也不利于高血压，此时要加以适当调理。天气寒冷，为了御寒，机体减少散热，增加产热的组织功能，毛孔收闭以减少散温。肾上腺分泌增加，心跳加快，输出量增加，血管阻力增加，引起动脉血压增高。寒冷的空气刺激机体，其中的臭氧容易引起血管痉挛，使头部血压剧烈变化引起脑出血。脑卒中（中风）患者有2/3发生在寒冷季节。老年人为什么怕冷，这与血管硬化有关，伴有血管硬化的高血压患者对冷的反应性增高，而单纯高血压患者与常人一样。高血压在一二月份为高发期，八九月份则低。中医看病注意农历的二十四节气在二分（春分、秋分）、二至（夏至、冬至）这四个节气时，必须提醒患者加强家庭护理。脑卒中患者有2/3发生在寒冷季节。如何过冬，简单易行的有如下5点：

（1）尽可能改善室温，醒后不要立刻离开床铺，应先在床上活动四肢后，再起身。

（2）洗漱不宜用冷水，更不可用冷水洗脚。

（3）如厕时要穿暖，不要怕麻烦，小便应在室内为好。

（4）外出要增加衣服，特别注意头部保暖。不能在寒冷处停止不动，要不断原地走动。

（5）有心血管病的，欢度春节时，要避免劳累、紧张、少饮酒；出门时，注意寒风。温差骤然变化是脑梗死发作的诱因。

第三节　饮食对北方高血压的影响

常言道："肾为先天之本，脾为后天之本。"人若是不能饮食则营养就不能补充，身体也就不可能强壮，故《素问·评热病论》曰："邪之所凑，其气必虚。"

若是饮食不加注意，过食生冷、油腻、辛热之物，就会损伤脾胃，使后天之消化功能出现问题，从而变生出许多疾病。如《素问·生气通天论》曰："因而饱食，筋脉横解，肠澼为痔。""因而大饮，则气逆。""高粱之变，足生大丁，受如持虚。"

《素问·通评虚实论》曰："黄疸、暴痛、癫狂、厥狂、久逆之所生者，五脏不平，六腑闭塞之所生也。""头痛耳鸣，九窍不利，肠胃之所生也。""凡治消瘅、仆击、偏枯、痿厥、气满发逆，肥贵人，则高粱之疾也。"意思就是说：若是经常饮食过饱，阻碍了气机的升降平衡。就会出现筋脉松弛，因肠澼而产生痔疮这样的病症。若是饮酒过量，就会造成气机上逆。若是经常吃油腻、精美的食物，就会发生疔疮这类疾病（比如像痛风之类），所以患病就像用空空的容器接收东西一样容易。像黄疸、骤然的剧痛、癫疾、厥狂这样的疾病，都是由于经脉之气久逆于上而不能下行所造成的。五脏不和则是六腑闭塞不通所造成的头痛耳鸣，九窍不利，也是肠胃的病变所引起的，像糖尿病、脑出血、脑血栓造成的跌倒、半身不遂、卧床不起、胸闷气喘、过度肥胖等现象，都是过度偏嗜油腻甘美的食物造成的。

《素问·奇病论》对以上现象做了相应的解释："夫五味入口，藏于胃，脾为之行其精气，津液在脾，故令人口甘也，此肥美之所发也，此人必数食甘美而多肥也。肥者令人内热，甘者令人中满，故其气上溢，转为消渴，治之以兰，除陈气也。"其意为：五味入于口，藏于胃，其精气上输于脾，脾为胃输送食物的精华，若胃失和降而津液停留在脾，致使脾气向上泛溢，就会使人口中发甜，这是由于肥甘美味所引起的疾病，病名叫脾瘅。患这种病的人，肯定是经常食用甘美而肥腻的食物，肥腻的食物能使人生内热，甘味的食物能使人中满。所以脾运失常，脾热上溢，就会形成消渴病，这种病可以用芳香化湿的药食排除蓄积于体内的郁热之气。所以治疗糖尿病，单纯地补充胰岛素是不妥的方法，而调整脾胃的功能，才是治疗之根本。

《灵枢·口问》曰："谷入于胃，胃气上注于肺，今有故寒气与新谷气俱还入于胃，新故相乱，真邪相攻，气并相逆，复出于胃，故为哕。"就是说：饮食物进入胃，经过了胃的腐熟、消化，会在脾气的推动之下将饮食物中的精微物质上注于肺。如果胃中素有寒气，饮食物进入胃中之后，就会出现新生的精微之气与素有的寒气之间相互混杂、正邪相攻，二气混杂相攻就会上逆。从胃中上逆而就形成了呃逆之证。所以在日常生活当中，吃着火锅、麻辣烫喝着凉啤酒或不顾四季之变化，随时从冰箱当中取出寒凉之物皆是造成疾病的重要原因。

1979—1980 年，对全国 15 岁以上的人进行高血压抽样普查，结果表明，我国高血压的平均患病率为 4.85%，其中北方高血压患病率高于南方。除西藏高原情况特殊外，北京地区患病率最高达 9.53%，广东最低只有 2.4%。与 1959 年比较，北京地区高血压患病率上升了 100%，而上海等南方省、市只上升了 50%。北方地区高血压的患病率普遍高于南方，除导致高血压的其他因素外，膳食因素不容忽视。有关科研人员分析这些因素主要有以下几点。

一、食盐量过高

食盐的主要成分是钠和氯。如果钠摄入过多，在内分泌的作用下，能增加血管对各种升高血压物质的敏感性，从而使血压升高。据美国有关资料报道，每天吃 15g 食盐，高血压发病率约为 10%；如果每天摄入食盐量增加 2 倍，高血压的发病率也增加 2 倍。实验证明，尿中排出的钠量与血压成正相关。

我国素有"南甜、北咸"的饮食习惯。北方人认为"不咸不香""不咸不下饭"，以致酿成膳食中食盐过量的不良后果。北方人高血压发病率高于南方，北京地区高血压患病率居全国首位，嗜咸的饮食习惯导致摄盐过多恐怕是一个重要因素。

二、脂肪量偏高

一般来讲，正常成年人平均每人每日摄入 50g 左右的脂肪，既能满足机体对必需脂肪酸的需要，也能完成脂溶性活性物质携带者的生理功能。营养调查表明，北京城区居民平均每人每日摄入动物性食物 50～125g，虽然比日本的 314.4g 少得多，然而摄入的动物脂肪量却远比日本人高，这主要是因为市场几乎被肥肉垄断所致。过量的脂肪，尤其是过量的动物脂肪进入体内，会对蛋白质、脂肪和糖在体内的平衡起到破坏作用。我国营养学家曾提出，糖、蛋白质、脂肪的比例为 5∶1∶0.7，由于北京地区脂肪摄入量偏高，使脂肪、蛋白质的比例出现 1∶0.1 的倒置局面。北京地区的托幼和小学生中，脂肪、蛋白质之比竟为 1.5∶1，这显然是不合理的。一般来讲，由脂肪提供的热能应占膳食总热量的 17%～20%，而北京地区居民的脂肪热能占总热能的 26.4%，大大高于日本和我国南方诸省居民的脂肪热能。

三、动物脂肪过多

动物脂肪摄入过多除能造成脂肪沉积，产生肥胖现象外，还会增加饱和脂肪酸在人体中的含量，从而使血液中甘油三酯和胆固醇的含量升高。世界各地流行病学调查结果表明，膳食中饱和脂肪酸的摄入量与高血压、动脉粥样硬化的发病率成明显的正相关。

四、维生素 C 实际摄入量不足

维生素 C 的功能之一是增加血管韧性，防止血管出血。含维生素 C 丰富的食物主要是新鲜蔬菜和水果，从膳食调查来看，蔬菜在我国居民膳食中所占的比重较大，故维生素 C 的供给量一般尚充足。但由于烹调加工不合理，造成维生素 C 的实际摄入量不足。北方地区居民习惯熟食，许多新鲜蔬菜也要经长时间的炖、熬，结果使蔬菜中所含的维生素 C 几乎完全损失掉。另外，由于气候寒冷，居民在冬、春季节主要吃贮存的大白菜，而大白菜经过长期贮存，维生素 C 可能被大量破坏和损失。这几种原因造成了北方地区居民维生素 C 的实际摄入量不足。

五、优质蛋白质的摄入量不足

调查表明，北方地区居民膳食中，鱼类、瘦肉类和豆类等有利于防治高血压、冠心病的优良蛋白质食物普遍缺乏，而鱼类和豆类中的完全蛋白质，可增强机体各组织的抗御能力，大量不饱和脂肪酸及磷脂和谷固醇则是削脂降醇的有利因素。

第四节　体质对北方高血压的影响

按《灵枢·通天》五态人诊断法，原发性高血压的易患人群是"太阳之人"，按《灵枢·阴阳二十五人》五形人诊断法为"木火形人"，即体质阴阳禀赋中阳气过盛，五行禀赋中木气过盛、火气次盛、土气和金水之气偏弱的人，易患高血压。有学者分析福建省高血压人群的体质特点，发现气虚质、阳虚质、阴虚质、痰湿质、湿热质、瘀血质等体质人群中高血压发病较多。而林谦等通过对 371 例原发性高血压患者的中医体质辨证研究，得出结论是高血压患者中各型体质分布差异较大，其中阴虚质和痰湿质比例远远超过其他体质类型，可以认为这两型是原发性高血压的主要体质类型。这种体质类型分布与高血压的中医临床辨证分型不谋而合。中医理论认为阴虚质可以由于禀赋不足，色欲房劳伤精，偏食辛燥食物，精神情绪刺激等因素损伤机体阴、精、津、液而化热化燥形成。阴虚质高血压患者阴阳平衡失其常度，阴亏于下，阳亢于上，气血上逆，而致眩晕头痛产生高血压。此种体质患者临床上高血压辨证分型大多倾向于阴虚阳亢型。如嗜食肥甘、体型肥胖者，中医学认为，肥人多痰湿，扰于心阳的敷布、心气的运行，易见眩晕心悸等症状；从现代医学的角度，肥胖者其心脏负荷较大，长期如此易于引起心室重构心肌肥厚，脂肪沉积也易使血管壁弹性改变硬化，容易引发痰湿质高血压。又如饮酒嗜好者，亦常湿热蕴中，壮火食气伤阴，久之而见心肺诸症；而烟酒对于血管内皮的损伤以及神经的影响对于高血压的发生也得到证实。

高血压体质人群的一些表现也与高血压的症状体征有着一定的一致性。体质是发病的基础，同样是高血压，基础体质的不同影响着发病的证候类型。早期的高血压患者具有头晕头痛、容易激动、情绪多变、面红目赤、上部见证为主，多属于中医肝阳的症状。随着高血压的发展，进展到一定的程度后，会因体质的不同而出现的不同的伴随症状，即中医的不同证型，故临床上在高血压辨证的同时，其体质的认识判定对于把握疾病的发展和辨证论治有着重要的意义。体质在一定程度上也对疾病的发展转归上起到指规的作用，如目前对于高血压认识比较一致的阳亢——阴虚阳亢——阴阳两虚证型演变规律，在不同基础体质下也应兼顾其相异的一面，从用药和调理上照顾到体质，辨证施治与辨调体质相结合。总的来说，肝阳偏亢是高血压早期的病理特征，晚期高血压则以肾气亏虚为特征。不同体质，在相同的致病因素下，可能表现为不同的证型，同一个体，患有不同的疾病，有时可以表现为相同的证型，其原因就是与体质有关。体质因素参与证候的形成。辨证论治是中医治病的精髓，而"体质辨证"也是高血压辨治中的重要组成部分。

《素问·异法方宜论》如是描述："黄帝问曰：医之治病也，一病而治各不同，皆愈何也？岐伯对曰：地势使然也。"其后论述东南西北中五方之域疾病的形成及治疗各异，其得病之情是由地域因素而形成的特殊体质，故而治疗随体质差异而不同。体质可以受先后天各方面因素的影响而发生变化，而疾病对其的影响尤甚。高血压是一个慢性疾病，其病程可从数个月到数年不等。在漫长的疾病过程中，由于各种因素的影响，如病变本身的影响，药物的影响，生活环境的影响等，都可导致体质的变化。高血压不是外来毒邪所引发的疾病，乃是自身机体脏腑阴阳气血失调而表现出来的病证，这种失调可以由同一病理因素引起，其表现均为血压异常升高及与此相关的症状，但治疗上却并不一定是以同一治法或同一药物，原因即是"受感之人各殊"。正如清代·徐灵胎在《医学源流论·病同人异论》中说："天下有同此一病，而治此则效，治彼则不效，且不唯无效而反有大害者，何也？则以病同而人异也。夫七情六淫之感不殊，而受感之人各殊，或气体有强弱，质性有阴阳，生长有南北，性情有刚柔，筋骨有坚脆，肢体有劳逸，年力有老少，高血压中医治疗精粹奉养有膏粱藜藿之殊，心境有忧劳和乐之别，更加天时有寒暖之不同，受病有深浅之各异。一概施治，则病情虽重，而于人之气体迥乎相反，则利害亦相反矣。故医者必细审其人之种种不同，而后轻重缓急、大小先后之法因之而定。"

高血压的发病机制不十分明确，且存在多种危险因素，如肥胖、高血脂、糖尿病等，同时是否合并靶器官损害已成为判断高血压预后的重要指标，而靶器官损害常作为一种隐匿性的高危因素不为人们所认知。鉴于以上因素，高血压治疗仍是以药物为主，西药可显著降低血压，而中医中药则在平稳降压、减少并发症及保护靶器官方面发挥重要作用。高血压的表现，离不开阴阳、脏腑、气血的证候，综合临床观察，高血压是一个以"风""阳"体质为特征的病证。此种体质特点在脏均属于"肝"所主。因为"诸风掉眩，皆属于肝"，而"阳"的表现，主要体现在"阳亢"的病理特征，而肝"体阴而用阳"，所以"阳亢"多指"肝阳上亢"肝气的升降失调是早期高血压主要病理改变。从高血压的病理转归分析，Ⅰ、Ⅱ期病变在辨证上大多与肝阳、肝火、肝风有关，病机以阳亢、火逆、风旋为主，证型有肝阳上亢、肝火上炎、阴虚阳亢、肝风上扰、痰湿壅盛等；病变多以肝脾肾合病为主，病机多为虚阳、虚风、气血失调、脏腑亏虚为主，证型主要有阴虚阳亢、阴阳两虚，气虚血瘀，阳虚水泛等。从中医体质角度来分析，合理辨析体质因素，针对不同病理时期的体质变化，早期、合理用药，纠正不良患病体质，阻止或延缓病理体质演化过程，往往能起到事半功倍的效果。

因此，体质的改善，对于防治高血压有着极其重要的意义，能更好地提高高血压患者的生活质量。高血压的治疗中改善体质是必要的治疗途径，除了使用必要的药物控制血压外，可以选择其他疗法，诸如气功保健、针灸推拿、饮食疗法、音乐疗法等，又尤以改善不良的生活饮食习惯和调解不良的心理状态更为重要，也有着极大的可操作性。研究体质在高血压防治方面的作用时，应将其在预防高血压发病上的地位凸显出来，充分体现中医"治未病"的思想，防患于未然。

第三章　现代医学对北方高血压的认识

在 1958—1959 年、1979—1980 年、1991 年、2002 年、2012—2015 年进行的全国范围内的高血压抽样调查发现，≥15 岁或 ≥18 岁居民高血压的患病率分别为 5.1%、7.7%、13.6%、17.6% 和 27.9%，总体呈上升趋势。高血压流行的一般规律多年的流行病学研究显示，我国高血压流行具有以下规律：①患病率与人群肥胖程度成正相关。②有地理分布差异：华北、东北属于高发区，西北及东南沿海各地属于低发区。③与饮食习惯有关：高盐、高脂肪饮食者高血压患病率高，中等量以上饮酒者高血压患病率高。④高血压患病率与年龄成正比。⑤同一人群有季节差异：冬季患病率高于夏季。⑥血压升高受到情绪的影响。⑦高血压有一定的遗传基础。

近年来，由于社会经济的快速发展和人们生活方式的变化，高血压发病率高、并发症多而重，且呈增长的趋势。据 2002 年全国居民营养与健康状况调查资料显示，我国成人高血压患病率为 18.8%，估计全国患者数达 1.6 亿，心脑血管病占总死亡的 44.4%，居死因首位，而总死亡的第一位危险因素就是高血压，可见我国高血压存在患病率高、死亡率高、致残率高（三高）的特点。调查资料还显示高血压知晓率为 30.2%，治疗率为 24.7%，控制率为 6.1%，即知晓率低、服药率低、控制率低（"三低"）的现象。

第一节　北方高血压的主要诱因

一、肥胖

（一）肥胖与高血压的关系

肥胖是高血压的重要危险因素之一。流行病学资料显示，人群平均动脉压与体重、体脂含量及腰围、脂肪细胞重量有显著正相关关系。

肥胖人体脂肪贮存的部位主要是皮下组织、腹腔大网膜及内脏周围，尤其是心脏和肾脏周围。据研究，体重增加 1kg，心脏推动血液多跑 5km 的路。胆固醇是动物性脂肪主要成分，胖人往往脂质代谢紊乱，过多的胆固醇沉积于动脉管壁上，引起动脉硬化，血管弹性减弱。经临床观察，这些患者的外周血管阻力多是正常的，但是血容量是增加的。长期观察发现肥胖人发生高血压的比例较正常人明显增高，大多数肥胖患者的血压不呈现进行性增加，多为轻度高血压。当肥胖的高血压患者体重减轻后，血压也随着下降，而且这种下降不依赖于钠离子平衡的变化。据报道，减轻体重还可预防冠心病。因为肥胖的高血压患者发生心绞痛和猝死的概率是血压正常的肥胖者的 2 倍。由于肥胖人血脂代谢失常及葡萄糖耐量减低，长期下去可引起心、肾等重要脏器的动脉硬化，管腔狭窄，甚至发生闭塞或形成血栓。经过大量研究，证明超重和肥胖是血压升高的重要因素，无论是儿童还是成年人，体重与血压的高低均有一定的相关性。在一个时期体重上升速度快的人，血压的上升速度也会很快。在我国，北方相对于南方来说，胖者较多，高血压发病率也很高。并不是所有肥胖者都有高血压，有的肥胖者血压并不高，但肥胖者高血压发病率却比正常人高出 2~3 倍。

肥胖症患者由于皮下和脏腑组织的脂肪大量沉积，扩充了血管床，血循环量也随之加大。要么增加心肌的收缩力和心脏搏动输出血量，要么就加快心跳的速度，才能维持人体脏腑、组织的正常活动，这就势必导致左心室肥厚，血压升高。最终导致心、脑、肾等重要脏器功能严重损害，成为冠心病、脑卒中的主要病因。

肥胖者中高血压的发生率显著高于非肥胖者，这是经临床观察所证实的事实。据日本的流行病学调查显示，肥胖、体重增加、皮下脂肪厚度或体脂的增加使血压上升，特别是没有其他影响血压因素的年轻人，高血压与肥胖的相关性是明确的。我国的南北对比研究（北京与广州）或 10 组人群对比研究发现，在人群间或同人群内无论是单因素或多因素分析，均证明了体质指数（BMI）偏高是血压升高的独立危险因素。而我国对儿童和青少年的研究也表明，血压和体重的关系在儿童和青年期就已存在。北京地区对少儿肥胖和血压改变的 8 年随访观察表明，13 岁肥胖少儿高血压的关系发生率为 14.3%，为同龄非肥胖少儿的 3 倍。肥胖与高血压均有家族性，对高血压易感者，肥胖促进血压升高。人群统计资料表明，体内脂肪增加 10%，导致收缩压与舒张压平均升高 6mmHg 和 4mmHg。随着年龄与体重的增加，高血压危险性进行性增加。相反，体重下降常伴血压下降。另外，肥胖与高血压的关系还与脂肪的分布有很大的关系。成年人的肥胖主要表现为中心性肥胖、脂肪细胞增大，但其数目并无变化，中心性肥胖高血压患病率最高。

美国 Framingham 研究中心调查研究表明，超过理想体重 20% 或更多的人，发生高血压的机会是常人的 10 倍。目前已认识到在原发性高血压患者中导致血压增高的一个因素就是体重增加。人口调查研究表明，高血压患者和正常血压的人体重与血压之间有着很好的相关性。另外，那些随着年龄的增长而血压增加的人中，体重的增加起重要作用。

肥胖作为高血压发病的危险因子，无论是理化检查所见还是患者自觉症状都是明确而发生率高的。肥胖成为加速高血压重症化因子，往往未能引起人们足够重视。尽管肥胖可以引起高血压，但临床观察中的确有不少肥胖者的血压正常，这可能与机体本身的代偿能力有关。当然代偿能力是有限的，一旦失去代偿能力则会出现血压升高。减轻体重是防止高血压发生的有效措施，甚至对已经发生高血压的肥胖者，经低热量饮食疗法治疗使体重下降后，高血压也可自行缓解（由于在肥胖者的体内脂肪组织大量地增加，从而导致血液循环量增加，此时小动脉的外周阻力便会增加，这就使得心脏此时必须加强工作，增加心搏出量，以保证外周组织的血液供应。由此便会导致小动脉硬化，促使高血压发生，加上肥胖病患者体内存在着一定程度的水钠潴留，进一步增加了循环的血量，加重了高血压的发生）。

一个人的血压如果长期都处于较高的状态，就会损伤到心血管、脑血管、肾脏血管等器官，最终就会导致心肌梗死、脑中风、肾功能衰竭等症状的发生，严重者还会威胁到生命。

人的代偿能力并不是无限的，如果这种代偿能力一旦失去，就会出现血压升高的现象。减轻体重是防止高血压发生的有效方法，甚至对于已经发生高血压的肥胖者来说，经过低热量饮食疗法的治疗后体重便可以下降，高血压也可以自行得到缓解。

父母的遗传因素对肥胖者高血压的发生也有一定影响。医学研究发现，高血压患者经常会伴有高胰岛素血症，其中包括一些体重正常的高血压患者。高胰岛素血症对血管壁的直接或间接作用，对高血压的发生有非常大的影响。医学研究表明，体重超重的成年人高血压患病率大约是体重正常成年人的 4.5 倍。

国内研究认为，BMI 对高血压发病影响最大，高血压发病的相对危险性随 BMI 的增加而明显增加，同样受年龄影响。在他们所观察的 35~59 岁人群内，年龄越小，高血压发病的相对危险性随 BMI 上升越快；年龄越大，则越慢。BMI 每增加一个单位（kg/m^2），确诊高血压发病的相对危险性分别增加 10.8% 和 8.6%。总之，体重的增加是许多原发性高血压患者血压增高的主要原因。尽管体重增加导致血压升高的确切机制尚未完全阐明，肥胖作为人类原发性高血压的原因也越来越受到关注。我国有关专家调查 1005 例正常体重者，血压增高仅 56 例，占 5.5%；而另外 503 例肥胖患者中，高血压占 112 例（32.3%），高血压的发生率明显高于一般人群。肥胖患者的高血压是收缩压和舒张压同步升高，而且随着体重的增加，高血压的发生率几乎是成倍增长的。如超重 10% 以内，高血压发生率为 10.3%；超重 10%~30%，高血压发生率为 19.1%；超重 30%~50%，高血压发生率为 25%；超重在 50% 以上，高血压的发生率竟高达 56.5%。从年龄上分析，肥胖者中高血压的发生要比正常体重者早 10~20 岁。由此证明，肥胖也是少年儿童高血压的一个重要致病因素。并发高血压的肥胖患者，在采取种种减肥方法之后，大部分体重减轻，血压随之下降。这既反证了肥胖症与高血压之间的密切关系，也提示减肥消胖是防治高血压的重要措施之一。健康人正常的血压范围是收缩压为 90~140 mmHg，舒张压为 60~90 mmHg。高于这个范围就是高血压或临界高血压，低于这个范围就是低血压。目前，我国主要采用中国高血压联盟于 1999 年 10 月颁发的《中国高血压防治指南》的标准，将高血压的诊断标准定为：在未服抗高血压药物情况下，18 岁以上成年人收缩压 ≥140 mmHg 和（或）舒张压 ≥90 mmHg。世界卫生组织规定的临界高血压标准为 141~160/91~94 mmHg。高血压的标准为：≥160/95 mmHg［2022 年《中国高血压防治指南》调整为收缩压 ≥130mmHg 和（或）舒张压 ≥80mmHg］。我国曾分别于 1959 年、1979 年和 1991 年对 15~74 岁人群进行过 3 次全国性高血压流行病学调查，其患病率分别为 5.11%、7.73% 和 13.6%。30 年来高血压患病率在不断升高，目前我国高血压患病人数已超过 1 亿，我国每年约有 350 多万人加入高血压的队伍，而患者对高血压的知晓率、服药率和控制率却很低。因此，为了加强这方面的防范意识，我国将每年 10 月 8 日定为全国"高血压日"。

（二）体重对血压影响的现代研究

在美国，成年人体重超过身高在不同人群的大多数研究中，体重和血压被发现是相关的通常代表多余的脂肪。克托莱指数与肥胖客观指标的相关系数。血压的升高或降低与体重的增加或降低之间存在因果关系大约 0.75。身体脂肪的测量也可以通过皮褶厚度的测量，尽管其机制尚不确定。血压和体重之间的相关性可以在生命早期被识别出来，这个相关系数在年轻人中更高。更复杂的身体脂肪成分研究是可能的，使用水下称重来获得身体脂肪和脂肪质量的百分比。很可能体重与各种因素相互作用，在一生中的不同时期控制血压。不同年龄对取样脂肪来确定脂肪细胞的大小和数量，预后或血压控制的影响也可能不同，注意在生命的某个特定时期，如年轻的成年期，尽量减少体重增加。可能对预防随后的高血压或随年龄增长的血压过度升高有长期的超重或肥胖人群的风险收益有作用。

尽管高血压被认为是心血管疾病的独立危险因素，但肥胖通常被认为通过其对心血管危险因素如血压、胆固醇升高和糖尿病的影响而与心血管疾病风险相关体重是营养充足程度以及通过体育活动消耗能量的间接衡量标准。如果摄入的热量大于消耗的热量，体重就会增加到肥胖。

二、酒精对高血压影响

（一）酒精与高血压

酒精是引起高血压的一个独立危险因素；就是说长期饮酒足以导致高血压发病。1990年报道的一组美国白人和日本人的酒精摄入和血压关系的研究结果表明，在控制年龄、体重指数、吸烟、心率、血尿酸及尿钠/钾比值等因素后，酒精摄入量与血压之间存在正相关，且饮酒与高血压患病率成正相关。回归分析表明，每天增加饮入酒精10g，工人或渔民中高血压发病率的相对危险性增加12%~14%。有一份研究报告称，每日饮酒者收缩压和舒张压水平分别比每周饮1次酒升高6.6mmHg和7.9mmHg。有的学者认为，饮酒与血压的关系呈"U"形相关，存在"阈值"效应，指出每日酒精摄入量超过78g的重度饮酒者，其高血压患病率是不饮酒者的2倍；但是每日40g以下的酒精摄入，其血压水平与非饮酒者无明显差异。但是这种阈值说法并未获得大多数公认。因此，饮酒导致高血压，这一点是不容忽视的。饮酒可以使心率增快，血管收缩，血压升高，还可以促使钙盐、胆固醇等沉积于血管壁，加速动脉硬化。

饮酒在我国是一个普遍社会现象，中国医学科学院阜外医院武阳丰等对"九五攻关课题"期间心血管病主要危险因素的调查资料进行分析，共入选男性7422人，年龄35~60岁，结果显示男性饮酒率50.2%（30%~66%），饮酒量酒精范围0.04~654.17g/d，中位数25.07g/d。目前我国男性与女性饮酒人数仍在不断上升，同时我国高血压的患病率也在逐年上升。原卫生部（卫健委）颁布的"中国居民营养与健康状况调查"显示，我国18岁以上居民高血压患病率为18.8%，估计全国患病人数已达1.6亿多，与1991年相比，患病率上升了31%。资料表明，年龄在40~70岁，收缩压每增加20mmHg或舒张压每增加10mmHg，心血管突发事件的危险性将增加一倍。因此饮酒与高血压的关系已引起人们越来越多的关注。目前认为，长期大量饮酒可导致血压增高，继发的心肌损害、心律失常、脑卒中等临床事件风险也将显著增加。正确认识酒精与高血压的关系，尽早发现和治疗单纯酒精性高血压，是心血管医师的当务之急。

早在1915年，Lian C等报道了法国军人中，每天饮葡萄酒超过2L者血压升高，此后进行了大量前瞻性研究观察了酒精与高血压的相关性。现有的流行病学研究和干预试验结果均显示，每周摄入210g以上的乙醇（>3drinks/d）才会导致高血压，而<10g/d则使血压下降。

MRFIT研究结果提示，在无论是否接受降压治疗的高血压患者中，酒精摄入量与收缩压和舒张压均成正相关。与不饮酒者相比，饮酒量为3~5drinks/d的人群高血压发生率增加3~4倍，同样另一项研究发现长期饮酒量为3~5drinks/d的人群严重高血压（血压≥160/95mmHg）发生率增加50%，而≥6drinks/d则高达100%。酒精与血压的相关性独立于其他影响因素如年龄、肥胖和尿钠排泄。乙醇对高血压的影响如同肥胖对血压的影响，并且大于每天钠盐摄入量对血压的影响。Nakamura K等对日本人群酒精诱导高血压的状况进行了调查，共入选3454例男性受试者（其中64.8%为饮酒者，49.8%为高血压）和4808例女性受试者（其中7.6%为饮酒者，43.1%为高血压）。结果表明，无论是男性或女性，饮酒者高血压的风险较不饮酒者高，饮酒量与高血压的相对危险度呈显著剂量依赖相关性。男性人群中，饮酒者高血压发生率显著高于不饮酒者（54.2%对41.7%）。尽管女性人群中，饮酒者高血压发生率略低于不饮酒者（41.3%对43.3%），但在调整了混淆因素后，饮酒女性高血压发生率仍高于不饮酒者（OR = 1.54）。在所有高血压患者中，34.5%的男性患者高血压为饮酒所致，女性为2.6%。

近年来，我国的饮酒人数及高血压患病率均呈上升趋势。1991年我国高血压抽查显示饮白酒量与高血压患病率呈剂量—反应关系。不饮酒组临界以上高血压患病率为12.87%，轻度饮酒组（50~1500g/月）为13.7%，中度饮酒组（1500~3000g/月）为17.83%，重度饮酒组（3000g/月以上）为25.98%。对北京、广州居民研究中均发现酒精与血压水平及高血压发病之间的正相关关系，饮酒者中高血压发病的相对危险性比不饮酒者高40%。广州生物库队列研究入选了19 335例老年人，观察酒精摄入量、酒精敏感性与高血压的相关性。研究结果显示，女性饮酒者很少，与从不饮酒者相比，轻至中度饮酒（<140g/周）且对酒精不敏感的女性的收缩压和舒张压较低，发生高血压的风险降低38%，而大量饮酒者（≥140g/周）的收缩压和舒张压分别升高5.1mmHg和2.7mmHg，高血压风险增加34%。而这些差异在对酒精敏感的男性饮酒者中更显著，其收缩压和舒张压分别升高12mmHg和6.2mmHg，高血压风险增加95%。因此研究认为对于东亚人，男性饮酒量应<2drinks/d，女性应<1drink/d。

（二）北方人群饮酒现状

2010年以来世界各国实施合理的控酒政策，使得全球人均酒类消费量下降超过10%。中国是拥有庞大酒类消费人群的国家，人均酒精消费量却一路攀升，戒酒率持续下降。2016年死于饮酒行为引发相关疾病的人数超过70.9万。同时，中国每年死于酒精中毒的人数超过11万，由酒后驾车引发的交通事故有数十万起，造成了巨大的人员和财产损失。由于历史文化传承和社交需求的影响，中国一直拥有数量庞大且不断增长的饮酒人群。中国男女成年人中饮酒者的比例分别高达84.1%和29.3%，饮酒者的数量超过5亿；中国人均酒类消费量位居世界第3，饮酒人群中超过40%的饮酒者每天饮酒超过1次，65%的饮酒者存在过量饮酒行为。

三、食盐过多

高盐饮食是高血压的重要危险因素。人体摄入盐量过多（每天超过10g以上），对于高血压、心脏病、肾脏病及诱发脑出血等发有直接关系。每天摄入15g盐的人群，高血压的发病率约为10%。我国大部分居民有高盐饮食习惯，据调查，我国城乡居民平均每天每人盐摄入量为12g，其中农村12.4g，城市10.9g，北方地区高于南方地区。因纽特人每人一天只吃4g盐，那里的人就基本没有高血压，由此可见，高盐饮食是高血压的重要危险因素。

盐能升压，中国人素有南甜北咸的习惯，据调查我国北方平均每人每天摄入食盐14g以上（相当于摄入钠5.5g），而南方平均每人每天摄入食盐7~9g（相当摄入钠3~4g），血压平均水平北方明显高于南方。中国医科院心血管研究所等对北京和广州两地11 184人的血压进行普查比较，并对其中10%的人尿钠与钠/钾比值进行了测定，结果表明广州的尿钠与钠/钾比值显著低于北京，正和南方人高血压患病率低于北方人相一致。从而证明了血压水平与尿钠排出量成正相关。

近年来世界不少国家进行了限盐试验，对降低血压起到了明显作用。日本从 1971—1981 年间，大规模推荐降盐饮食，从日摄盐量 14.5g 降至 12.5g，使脑卒中死亡率显著下降；在另一项婴儿对照实验中，婴儿经过半年不同喂养，发现低盐组比高盐组的血压平均低 2.1mmHg。这一结果表明，从幼儿起就应限制低盐饮食，做到早期预防高血压。

《中国居民膳食指南》（2007 版）推荐：每日每人摄入食盐小于 6g。一个普通啤酒瓶盖装盐，平装满一盖，即相当于 5~6g 食盐。

四、情绪问题

强烈的情绪变化会使身体处于应激状态，许多高血压患者血压控制不好，与"心病"有关，如长期处于精神压力下，有负性情绪，经常出现情绪紧张、激动、焦虑过度、抑郁等，都会导致人体血压升高。情绪与高血压有非常明显的关系。人们遇到紧张的事，往往心跳加快，几乎每个人都有这样的生活体会。这是为什么呢？因为人在情绪紧张时，神经系统处于一种紧张的应激状态，就能促使人体内肾上腺皮质和髓质分泌较多的肾上腺素类物质，这些活性物质的增多，从而调节心脏和血管的功能，常使心跳加快，血管收缩和舒张的状态也有变化，全身的血液循环的速度和血液分配必将有所改变。这样，心率加快，血液循环加速，就可以适应体力劳动和脑力劳动的需要，这是人体正常的生理调节过程。反之，如果情绪紧张状态持续的时间较长，正常的生理调节过程就会失常，成为一种病理生理过程，可能促进动脉粥样硬化的形成，高血压的发病率就可能增高，有人进行过数十万人的人群调查，发现数万名高血压患者存有情绪紧张的因素。情绪紧张使高血压患者的血压难以控制，更为重要的是还会促进高血压患者的病情突然恶化。脑出血则常是高血压患者情绪紧张的产物，这些基本概念，都是很容易被人们理解的。但是，在人们测量血压时，往往不重视这样的事，即患者去医院看病时，坐下来就要求测量血压，其实，应该休息 5~10min 后，在平静状态下，测量血压的结果才能真正反映患者的基本血压水平，当情绪未稳定时，测量的血压往往偏高，这也是值得注意的地方。

情绪对血压的影响特别明显。长期的忧虑、恐惧、愤怒常导致血压的持续升高，1971年 Hokanson 等对愤怒导致高血压的研究表明，在激怒的被试者中，那些必须压抑敌对反应而不允许发泄愤怒的人比允许发泄愤怒的人血压要高。有人通过催眠暗示的办法研究情绪对血压影响，发现经催眠暗示，被催眠者表现愉快时，血压可下降 20mmHg，脉搏每分钟减少 8 次；相反，在暗示愤怒时，血压可升高 10mmHg，脉搏由 65 次/min 增加到 120次/min。此外，人们发现，原发性高血压患者多有易焦虑、易冲动、求全责备、主观好强的 A 型性格特点，而临床对高血压的观察也表明，药物配合心理治疗的效果明显高于单药物治疗组。

五、寒冷与高血压

高血压、冠心病的发作和天气寒冷有明显的关系。寒冷对于人体是一个非特异性刺激，它能导致人体神经功能紊乱，引起血管运动功能改变，增加毛细血管以及小动脉的阻力，使血压升高；同时又能使血液黏稠度增加，从而为血栓形成创造了条件。可见，寒冷对于高血压伴有冠心病的患者，是一个很大的诱发因素。因此，高血压患者在冬季保暖是非常重要的。气候与血压的关系非常密切。很多高血压患者都知道夏天轻，冬天重，部分患者的血压夏天可接近正常。这是为什么人的生存必须适应环境，气候的变化可造成环境重大差别。适应气候全靠自身调节，包括精神、神经、内分泌、外周血管的阻力、毛孔的启闭等。春暖则血管扩张，阻力减少，血压也相对低些。夏天出汗多，血容量减少，血管扩张，外周阻力减少；出汗多排出钠盐多，减轻肾脏负担；夏天蔬菜、水果多，特别是西瓜含钾盐多，对高血压有益。综合诸项因素，有利于血压下降。因此在春夏时高血压的症状减轻。如过于炎热，天气湿闷，睡眠不足，心情烦躁，也不利于高血压，此时要加以适当调理。天气寒冷，为了御寒，机体减少散热，增加产热的组织功能，毛孔收闭以减少散温。肾上腺分泌增加，心跳加快，输出量增加，血管阻力增加，引起动脉血压增高。寒冷的空气刺激机体，其中的臭氧容易引起血管痉挛，使头部血压剧烈变化引起脑出血。

六、年龄对高血压的影响

（一）年龄与高血压

老年高血压是指 60 岁以上的老年人，非同日血压持续在收缩压 ≥140mmHg 和（或）舒张压 ≥90mmHg 3 次以上者。高血压的发病率随着年龄增长而升高。根据资料统计发病率 20~29 岁为 3.91%，30~39 岁为 4.95%，40~49 岁为 8.60%，50~59 岁为 11.38%，60~69 岁为 17.23%~26%。老年高血压是导致老年人脑卒中、冠心病、充血性心力衰竭、肾衰竭和主动脉瘤发病率和死亡率升高的主要危险因素之一。严重影响老年人的健康、长寿等生活质量，是老年人最常见的疾病之一。所以作为高血压的一种特殊类型，老年人高血压正日益成为重要的研究课题。20 世纪 90 年代高血压治疗的重要进展之一，就是老年高血压患者经过有效降压治疗能显著减少心脑血管病发生率和病死率，证明在心血管病高发的这类人群中实施降压治疗不仅是可行的、安全的，而且获得的益处较大。随着年龄的增长，其患病率逐年增加，高血压的原因目前还不十分清楚，一般认为是内外因共同作用的结果。内因包括大动脉粥样硬化、总外周阻力升高、肾脏排钠能力减退、α 受体功能亢进、血小板释放功能增强及压力感受器功能减退与失衡等。外因主要指不良的生活方式，缺乏运动，肥胖、嗜酒和高盐饮食等。

（二）东北老龄化现状

我国自 2000 年整体迈入老龄化社会以来，各省份相继进入老龄化社会。第七次全国人口普查数据显示，我国 60 岁及以上人口占比为 18.7%，而辽宁省、黑龙江省和吉林省的这一比例分别为 25.7%、23.2% 和 23.1%，位居全国第一、三和四位，东北三省已然进入中度老龄化社会。2019 年东三省人口自然增长率均为负数。

七、性别对高血压的影响

男女高血压发病率有一定差异，两性的血压变化，开始男性的发病率高于女性，而女性 45 岁以后血压升高稍快，尤其收缩压，在绝经期期间有上升的趋势。同时女子高血压的特点为：同是一样程度的高血压，其预后女性比男性好原因尚不明了。

八、工作对血压的影响

（一）久站立工作者血压的变化

在自然条件下，四足类动物很难患上高血压，而人和猿猴却例外。人体血管的应力反应是有一定限度的，如果一昼夜直立时间超过 16 小时，动脉血管的应力反应就会加大心脏负荷。人的一生中，这种应力反应的机制是逐渐形成的与年龄成正比关系。当这种应力反应机制调节功能因长期紧张而发生失控时，就有可能发生高血压。因此，既要主张每天有一定的运动量，也要提倡保证一定时间的静坐和平卧休息。人们躺下休息，不仅仅是为恢复体力和脑力，也是为了让血管张力得到休息。高血压患者直立时间每天不要超过 16 小时，休息时可采用卧位，哪怕是 5~10min 也是有益的。坐位时可把双腿抬高，增加回心血量，每次 15~20min，这对长期从事站立或行走工作的高血压患者很有好处。

（二）衣服过紧对血压的影响

高血压患者，多发于中老年人，因此要在这个年龄组的人中强调"三松"，一是裤带宜松，最好不用收缩拉紧的皮带，宜采用吊带式；二是穿鞋宜松，以宽松舒适为度，多穿布鞋；三是衣领宜松，尽量不结领带，遇必须系结领带时，应尽可能宽松。对于高血压患者来说，很多不起眼的人为因素都可能促使血压升高。研究表明，高血压与动脉粥样硬化常伴随发生，而且动脉粥样硬化几乎涉及全身，其病理变化反应也是全身性的。以大腿股动脉为例，其动脉粥样硬化时血管腔狭窄，若此时过分勒紧裤带，则会进而增加腰以下部位血液流动的阻力。为了维持人体下半身正常的血液循环，心脏这个"动力泵"不得不提高功率，血压就随之增高。这种血压突然升高的情况，有时会产生严重的反应。对于鞋带、衣领以及手腕扣夹的表带等，都是同样的道理，均须注意宜松不宜紧，以自然、舒适为度。

第二节 常见影响血压的其他因素

一、胰岛素抵抗导致高血压

医学家发现，原发性高血压人群血糖水平比血压正常人群高，血浆胰岛素水平也较后者高。胰岛素本是降血糖的激素，若血浆胰岛素水平高，血糖水平也高，说明胰岛素降血糖的能力出现了问题，即这些人的机体对胰岛素的作用发生了抵抗。

我们已经知道，遗传或后天环境中的不利因素，如肥胖等使胰岛素的生物学作用被削弱，即机体对胰岛素产生抵抗，而为了维持一个较正常的血糖水平，机体自我调节机制使其胰岛 B 细胞分泌较正常多几倍的胰岛素，造成了高胰岛素血症。高胰岛素血症确实能使这些人的血糖在几年甚至更长时间内维持在相对适宜的水平。但有得必有失，他们的机体也为此付出了高昂的代价，最终高胰岛素血症又导致了血压升高、血三酰甘油水平升高、高密度脂蛋白降低、血浆纤维蛋白原升高、高尿酸血症等。胰岛在长期高负荷的重压下，分泌胰岛素的功能逐渐减弱以至衰竭，最终使血糖急剧升高，从而出现了糖尿病。机体出现以上种种不同表现，其实它们之间有着"血肉相连"的关系，医学家将其统称为"胰岛素抵抗综合征"。高血压、高血糖、脂代谢紊乱、高纤维蛋白原血症等又无一不是致动脉粥样硬化的危险因素，于是冠心病、脑卒中就接踵而至。

二、遗传因素

　　原发性高血压的确切病因还不清楚，但有明显的家族发病倾向。血压的家族聚集性反映了高血压是遗传因素和环境因素共同作用的结果。动物试验、流行病学研究、家系研究等提供了大量的证据，提示遗传因素是高血压的重要易患因素。在流行病学横断面及前瞻性研究中，很多研究显示当有高血压家族史存在时，发生高血压的危险增高。一些研究证实了这种关联的显著性在调整了年龄、体质指数和不良的行为习惯如饮酒、吸烟、缺少体力活动和盐摄入等危险因素后仍然存在。为探讨遗传因素对中国人群血压的影响，对我国10组人群的心血管病危险因素的前瞻性研究中选择了有家族史资料的7组人群为分析样本，包括2组工人（北京首钢、河北迁安）、4组农民（北京石景山区、山西盂县、陕西汉中、广西武鸣）及1组渔民（浙江舟山）。基线调查时无脑卒中及急性心肌梗死史者共18 272人，年龄35~59岁，其中高血压家族史阳性者为3272人（17.9%），家族史不详者为1058人（5.8%）。按高血压家族史分组，基线调查时各组人群的一般特征，双亲均有高血压史组无论男女，其收缩压及舒张压平均值最高，其次为家族史不详组，而父母一方有高血压史组其血压平均值高于家族史阴性组。除去家族史不详组，经过年龄调整的各组血压均值比较，除了女性父母一方有高血压史组与父母双方都有高血压史组的收缩压无统计学显著性差别外，其他各组间均有显著性差异。提示在成人阳性家族史者比无家族史者血压水平明显升高，而父母双亲均有高血压者血压水平又比父母一方有高血压史者高。无论男女两组中父母均有高血压史者高血压患病率均最高，其年龄调整患病率男性是31.2%，为无家族史组的2倍；女性组为39.9%，比无家族史组高出1.7倍。提示遗传因素对子女血压水平的影响，同时父母与子女之间的共同的环境因素也可能影响子女的血压。

第三节　北方高血压的发病机制

一、酗酒导致高血压

　　现在的北方人口深受北方农牧民族的影响，在历次朝代变迁中，与北方农牧民族文化饮食交流融合，逐渐形成了北方爱喝酒的传统。Lian于1915年就在法国年轻的退伍军人中发现了长期饮酒与高血压之间的关系，但却一直被忽视。12—20世纪中期，人们再度对嗜酒者出现高血压的系列现象产生了兴趣。其中一个研究显示，大量饮酒者在戒酒之后高血压的患病率仍高于少量饮酒者。随后苏格兰和瑞典的高血压临床研究表明，高血压患者中肝功能异常的患病率明显增高，这一现象的发生归结于大量饮酒。在瑞典的研究中发现，在对于抗高血压药物治疗有耐药性的患者中包含了高比例的大量饮酒者，对于他们来说，治疗的依从性被认为是一个主要的问题。1976年，Matthews等的研究表明，英国和威尔士，饮酒与脑卒中及肝硬化的死亡率成正相关，而与冠心病的死亡率成负相关，并且推测饮酒可能是这些现象的关键。然而，直到Klatshy等发布的Kaiser Permanente健康保险数据显示，在超过80 000名的投保者中经常饮酒和高血压患病率有关后，该问题才真正被医学科学界所关注。现已有随机对照的交叉临床试验表明，无论血压正常或高血压的饮酒者，如降低其啤酒的含酒精量80%，可见与之平行的血压及心率下降，且在1~2周内即可见效果，并可至少维持6周。

（一）横断面相关研究

Kaiser permanente的研究通过对白种人、非洲裔美国人和亚裔这3个种族群体进行研究，证实饮酒与血压在男性和女性都存在着"J"形关系。在美国这种效应也见于吸烟者与不吸烟者和肥胖的与不肥胖人群以及经常饮用各种各样酒精饮品的人群。每天饮酒平均在3标准饮或更多的人，高血压患病率是不饮酒者的2倍。而不饮酒的人和戒酒者的血压水平相似。世界上大约100个横断面人群研究都证实酒精摄入和血压升高之间相关。

因为涉及社会声誉，许多人群研究并没有把酒精摄入作为主要的观察项目。涉及过度饮酒者或问题饮酒者以及女性为主时，有众多饮酒者漏报。Arkwright等将酒精对年轻男性劳动者血压的影响与其他生活方式因子对血压的影响的相对重要性进行了评估。通过7天回顾性日志评估表明，在491名20~44岁男性受试者当中，饮酒与血压及轻度高血压的患病率存在着线性关系，这种效应不受其他任何研究的生活方式因子的影响而独立存在。例如，吸烟、体力活动以及饮茶和咖啡。这些作用可以增加体质指数并且在吸烟者和非吸烟者中是没有区别的。戒酒者和终身不饮酒者的血压是相似的，提示酒精对高血压的影响是可逆的。50%平均每天饮酒3标准饮或更多酒的男性（1标准饮估计相当于10g乙醇）主要是啤酒，收缩期高血压（血压≥130mmHg）的患病率是不饮酒者的3~4倍。经多元分析，饮酒与体质指数对人群血压水平的变异影响是等同的。

从世界各国研究中得到证实：饮酒与高血压的关系绝不仅限于大量饮酒人群。尽管这些报道多数来源于文化背景相同的社会，饮酒在文化背景不同且平均血压低的人群中也是血压升高的一个重要因素。例如，在中国城市和农村的人口抽样调查中，证实彝族农村中33%的高血压与饮酒有关，而在汉族城市人群中这一数值为95%。但在早期的人群研究中人们提出了很多问题，包括酒精与血压的剂量应答线性关系；在应答中可能存在的性别差异；酒精、吸烟和年龄对血压影响的相互作用；横断面研究是否能够真正解释因果联系；饮酒方式的不同和不同种类的酒精饮料对血压的作用。

人们通过对动态血压的测量使得对酒精和血压之间的关系有了进一步了解。Harvest做了有史以来用动态血压检测每天各种因素对血压波动影响的最大规模的研究，该项研究有1100名意大利人参与，入选条件为：年龄在18~45岁并且临床舒张压在90~99mmHg或单纯收缩期高血压（ISH）。酒精摄入与日间血压呈线性关系，并且大量饮酒者的血压显示有更大的变异性。酒精摄入以及高血压的家族史、肥胖、吸烟、咖啡的摄入、体力活动、应用口服避孕药、环境温度等对于动态血压影响的程度要大于职业压力。

（二）酒为何物

众所周知，酒的主要成分是乙醇，即酒精。酒精是由谷类、马铃薯或水果发酵制成，含有醇、有机酸、酯类、醛类等。饮含酯量过高的酒，会使人不适、头晕；含醇稍高，酒味即不正，饮后上头、眩晕。有的酒因含有工业用甲醇系有毒物质，对人体的神经系统和视网膜具有毒害作用，可致人失明，严重时甚至可致人死亡。

酒有白酒、黄酒、果酒和啤酒等很多种类。白酒的浓烈是指所含的酒精浓度而言，如茅台酒、泸州特曲、汾酒、杜康酒等，含乙醇量在45%~65%，为含醇量高的酒；黄酒是世界上最古老的酒类之一，酵母曲种质量决定酒质。源于中国，且唯中国有之，与啤酒、葡萄酒并称世界三大古酒。南方以糯米、北方以黍米、粟及糯米（北方称江米）为原料，一般酒精含量为 14%~20%，属于低度酿造酒。黄酒含有丰富的营养，含有 21 种氨基酸，其中包括有数种未知氨基酸，而人体自身不能合成必须依靠食物摄取 8 种必需氨基酸黄酒都具备，被誉为"液体蛋糕"；果酒含 12%~24% 的酒精；白兰地是葡萄酒经过蒸馏和陈酿工艺而制成的蒸馏酒，酒精含量为 40%~43%。啤酒是由麦芽、啤酒花酿造的，营养丰富，有"液体面包"之称。一瓶啤酒经人体消化后，能产生热能，相当于 5~6 个鸡蛋或 500g 瘦肉所产生的热能。

饮酒后，酒精很快就被胃、小肠及大肠吸收。吸收量与饮酒的种类、数量、浓度、饮酒持续的时间以及胃内容物多少等有关。酒精排出的途径主要是肾，其次是肺、汗腺、泪腺、唾液腺、胆汁，但排出的总量最高不超过饮酒量的 10%，酒精的 90%~98% 主要是在体内被氧化掉。

（三）酒精饮品种类对血压的影响

Kaiser Permanente 的研究表明，在北美饮用啤酒、葡萄酒或烈性酒对血压的影响是相似的，并且对饮酒盛行的国家进行的研究表明，米酒、葡萄酒、啤酒对血压的影响也是相似的。然而，饮用葡萄酒对血压的影响相对小一些。例如，美国脂质临床流行病学研究表明，来自只饮用一种酒精饮料的参与者的数据进行回归分析显示，葡萄酒、烈性酒与血压之间的关系为明显的正性回归系数，但饮用葡萄酒者回归系数无统计学意义。PRIME 研究也发现与啤酒相比，葡萄酒对血压的影响较小。对于这些研究应该高度谨慎看待，因为那些主要饮用葡萄酒、啤酒或烈性酒的人群其饮食及其他行为的差异也可能会带来混杂影响。尽管上述两种研究已经对明显的混杂因素如年龄、基础代谢率进行了校正，但是没有对饮食和各种各样的生活习惯差异进行校正，这些可能都会对结果产生影响。而且，最近在 Perth 进行的一项 4×4 周的交叉试验中，比较了葡萄酒、脱醇红葡萄酒、啤酒和水对 26 名男性 24 小时动态血压的影响，两种含酒精饮品对于血压升高有相似的影响。红葡萄酒和啤酒主要对觉醒状态下的收缩压产生影响，红葡萄酒与水相比可使其升高 1.9mmHg，啤酒可使其升高 2.9mmHg。

（四）针对前瞻性人群的研究

Framingham 和其他来自北美的研究都表明对于最初血压正常的男性和女性，饮酒量和患高血压的危险性之间有很大的联系。1999 年的一项针对前瞻性人群研究表明，在那些每天饮用酒精量超过 25mL 的人，其患高血压的相对危险增加 40%；而在那些每天饮用酒精量超过 100mL 的人，这种危险可增加 4 倍以上。随后，来自日本和美国的大规模前瞻性研究表明，每天摄入酒精量在 30~50mL 或更多的人，其患高血压的危险要增加两倍。在 ARIC 研究中，估计每天摄入 30mL 或更多酒精的人，1/5 的高血压都应归因于饮酒。在瑞典的中青年男性中，饮酒是未来 6 年发生高血压的一个重要决定因素。有报道显示刚开始饮酒的人血压会升高，而减少酒精摄入和停止饮酒会使血压下降。

（五）酒精与血压关系的性别效应

酒精与血压的本质联系在女性群体中并不是那么肯定，而男性重度饮酒会导致高血压的患病率升高，并且一些澳大利亚和南美的研究表明了这是一种线性关系。美国脂类临床流行病学研究表明，当服用大剂量的雌激素时酒精可增加口服避孕药的升压作用。然而，其他一些报道指出少量饮酒对女性具有降压效应，与男性相比酒精与血压的关系表现为更强的非线性（曲线）关系。而且，对于到 1993 年为止的 11 个人群研究的荟萃分析表明，与不饮酒的女性相比少量饮酒的女性血压和患高血压的危险下降。然而在对酒精效应的人群研究中尚不包括女性，尤其在重度饮酒组。在美国包含有 19 000 人的横断面研究表明，自述以前诊断为高血压且饮酒的妇女饮酒量低于未报告以前诊断高血压的妇女，而在患高血压的男性当中这种情况恰恰相反。在英国 Marks 和 Spencer 公司对其 14 000 名女性雇员的研究中，一周饮酒标准量的人高血压的患病率低。这些发现可由诸如年龄、体重指数、体力活动、早发冠心病家族中等混杂因素来解释。包括 9000 多名妇女的 NHANES Ⅲ 研究发现，酒精摄入与血压、脉压的联系女性并不如男性那样明显，然而一项稍小规模的巴西研究得出了相反的结果。在不同的文化中对重度饮酒的定义不同可以解释这种差异性，但这个问题还需要进一步探讨。

酒精-血压关系的前瞻性人群研究也出现性别差异的不确定性。一份加拿大研究比较了非狂饮与每餐饮 8 个或更多标准饮对血压的影响，在随访 8 年后只有那些狂饮者才表现出高血压危险的增加。然而在 ARIC 研究中，每周饮酒超过 210mL 时男女患高血压的危险是相近的。最大的前瞻性研究——护士健康研究报道了酒精对 25~42 岁的女性护士所起的双向作用。相对于不饮酒者，那些每周饮 2~35 标准饮的人患高血压的危险降低 14%，而那些每周饮 14 标准饮的会增加 20%。

（六）随机对照试验研究

在饮酒者中进行的随机对照试验表明，经常性的酒精摄入对于男性来说是血压升高的一个确切因素。首个试验是由 Puddey 等在澳大利亚西部进行的，应用交叉设计，在血压正常的饮酒者中通过饮用低酒精含量的啤酒（酒精含量 0.9%）来减少其酒精摄入量同时作为正常酒精含量（5%乙醇）的啤酒的对照观察 6 周。这可以使志愿者减少至少 80% 的酒精摄入，同时继续摄入通常量的液体、电解质、其他的营养和微量元素。该研究证实了酒精的升压效应，这种效应在某种程度上是可以逆转的，受试者减少酒精摄入后第 1~2 周血压即明显下降，并且在 4~6 周时血压下降还在继续。这种变化的时间过程说明酒精的任何升压效应都不会在戒酒的即刻消除。在随后的交叉干预试验中不论是未经治疗还是经过治疗的高血压患者，对规律等量的饮酒均呈现升压效应，且幅度类似。根据临床的血压测量数据，实验表明这种升压效应的剂量相关性表现为每天 1 标准饮的饮酒量可以使血压正常或轻度高血压的人收缩压升高 6~10mmHg。

（七）酒精相关性高血压的机制研究（动物）

酒精相关性高血压的机制尚不明了，动物（主要是大鼠）模型已被用于进一步的研究。由于不同研究的血压结果不一致，所以动物试验的结论仍有争议。早期的一个研究证明，长期酒精喂养无论是对血压正常的 WKY 大鼠还是对 SHR 大鼠的血压均无显著作用。另一方面 Chan 等研究表明对 Wistar 大鼠连续喂养酒精 12 周呈现出一种持续的增压效应。他们同时发现钙泵活性轻度增加伴膜胆固醇含量减少与血压升高。这些变化可解释为酒精对细胞膜急性液化效应的补偿，脂质组成的改变最终导致 Ca^{2+}-Mg^{2+}-ATP 酶活性增加。另外的研究小组发现红细胞膜脂质组成成分的改变及不饱和脂肪酸与饱和脂肪酸比例的改变，与酒精引起的血压升高有直接关系。这些发现提示细胞膜功能的改变，或花生四烯酸前体利用率的减少是酒精诱导高血压的可能机制。

即使长期喂食少量的酒精也可引起 WKY 大鼠血管平滑肌钙摄取增加、血压升高。在酒精饲养的大鼠中鼠肾小动脉血管平滑肌异常增生，而同时服用钙通道阻滞剂维拉帕米可以逆转平滑肌增生。该模型中的血压升高、胞内钙离子增多，肾血管变化能够通过，同时服用 N 乙酰半胱氨酸所逆转提示乙醇向乙醛的代谢在酒精诱导的高血压中起着重要作用。在另一个报道中，让 WKY 大鼠随意饮用含有 1% 酒精的水 14 周后呈现出升压反应。同时服用维生素 B（能增加甲硫氨酸代谢为半胱氨酸）以减少组织的乙醛结合，可阻止细胞内钙离子水平上升阻止血压上升和肾动脉的改变。Hsieh 等报道补镁也能阻止长期摄入酒精的 Wistar 大鼠血压升高。他们推断镁能对抗酒精引起的细胞内钙的增加并抑制钠泵的活性。在同一模型中，长期酒精喂养伴慢性热应激的大鼠血压升高更明显，提示这种血压增高的协同作用是由长期的交感神经系统活性增加所介导。

与 Wistar 大鼠和 Vasdev 等以少量酒精喂养 WKY 大鼠的发现相反，大剂量的酒精通常对 SHR 脑卒中倾向 SHR、WKY 大鼠产生降压效应。Sanderson 等发现在喂食 SHR 20% 酒精溶液 16 周后血压有所下降，而 Howe 等报道血压上升会随着 SHR 脑卒中倾向 SHR 的年龄增加而迟滞。虽然应激提高心率并增加血管收缩性，但这两个品系的大鼠喂食酒精后出现血压下降，血压下降可归咎于酒精对心肌的抑制作用，在高血压大鼠中这种抑制作用更为明显。酒精引起的血压下降也可能源于体重增加减少，当无限制酒精喂养时可以特征性地观察到这点。在这一点上，当实验动物与维持相同热量和液体摄入的对照动物成对饲养时，未能证实先前提及的 Wistar 大鼠长期酒精喂养后血压升高的现象。除了血压测量时间与上次酒精摄入的间隔时间影响外，鼠模型之间的一些差异可能归因于酒精的量和给予的手段。Howe 等报道在 SHR 突然停喂酒精后会有持续数天的血压升高；Sprague Dawley 大鼠在停喂酒精后 24 小时出现高血压反应。急性血压升高也是人类酒精戒断综合征的一个特点。

性别可能是动物研究中的一个混杂因素。尽管具有相同的血液酒精浓度，快速经胃肠道给予酒精使雌性出现低血压反应但未引起雄性 Sprague Dawley 大鼠血压下降，两者均存在心肌抑制的证据。这些差异很明显是雌激素的作用，但其机制尚未完全阐明。

（八）酒精相关性高血压的机制研究（人类）

考虑到摄入酒精后数分钟内就会发生急性血管扩张和血压下降并持续数小时，似乎与酒精相关性高血压这一现象是互相矛盾的。大量饮酒者突然戒酒常常会伴随血压升高及循环中的儿茶酚胺、肾素、抗利尿激素含量增加。这一观察结果导致一种观点：即人群研究中观察到的效应可能由于受试者在这一观察环境下迅速戒酒的暂时效应。在英国心脏研究中对大量饮酒者的观察对此结论有一定程度的支持。相对于周末，这些人的血压在星期一偏高（假定饮酒者在周一正处于周末大量饮酒后的戒断升压效应期）。不同的饮酒方式和周末血压的关系已在法国和北爱尔兰男性中进行了观测。在北爱尔兰人中的许多人会在周末狂饮，血压在周一最高，然而这样的周末效应并没有在法国人中看到。这与他们一周内均匀饮酒有关。另外，有报道平均一周或更长时间内的饮酒总量对于血压水平的影响比摄入方式更重要。

为解决这一争论，有试验小组在 55 名男性中进行了一个随机对照交叉试验，他们中的 14 个人周末饮酒量超过总量的 60%，而其他人每天均饮酒。周末饮酒者周一的 24 小时基线血压较周四高，但每日饮酒者无此现象。在转为低酒精含量的啤酒后这一效应会消失。两组受试者在由普通酒换为低度啤酒后都显示了 24 小时动态血压的下降，1 周后这一效应在周末饮酒者即可呈现，而直到第 4 周才在每日饮酒者身上显现。这项研究表明，在周末饮酒者既存在急性戒断高血压，也存在持久的高血压，而每周均匀饮酒者显现为更持久的增压效应。

研究表明，通过对自主神经系统的作用，持久的酒精摄入可能会导致人类高血压。在对照研究中未发现规律饮酒者和年龄匹配的对照组表现出不同。循环儿茶酚胺、肾素活性、血管紧张素 Ⅱ、氢化可的松浓度都不存在差异，但直接记录肌肉交感神经显示与不饮酒时相比，饮酒时交感神经活动增加。在对照试验中酒精消耗的减少与心率的下降有关，饮酒者也表现出血压变异性增强。对人类的研究显示急性酒精摄入会导致压力感受器功能受损，这可能促进高血压发生。

有关重度饮酒者中发生假库欣综合征的报道提出一个问题：促肾上腺皮质激素和氢化可的松增加是否参与了酒精引起的高血压。然而，比较规律饮酒者和戒酒者的研究显示，在年龄、肥胖匹配的受试者中氢化可的松的合成并未增加，重度饮酒者发生假库欣综合征可能属于个案。

酒精引起急性血管舒张，但长期饮用可导致直接的血管收缩效应。然而，大多数酒精对人类血管功能影响的研究仅涉及即刻酒精摄入的影响。研究证明，连续 4 天饮酒可使前臂血管对去甲肾上腺素的反应减弱，这一作用可能是通过 α 肾上腺素受体介导的。最近更多的注意力集中在酒精对血管内皮舒张功能可能的效应上。一项慢性酒精滥用的病例对照研究显示，戒酒 3 个月后，与禁酒者相比，酗酒者肱动脉血流介导的血管舒张功能（Flow-mediated dilation，FMD）减弱。相反，一项包括 108 名日本男性冠心病患者的研究（其中 54 人每周至少喝一次酒）显示，饮酒者尽管会有更严重的冠心病危险因素，但股动脉内皮功能更好。此外，在一项随机对照交叉试验中，16 名健康的 Peth 地区的男性饮酒者将每天的酒精摄入量由 72.4mL 增至 79mL（啤酒酒精），结果显示动脉的 FMD 和内皮功能的生物标记都没有发生改变。这些非侵袭性的研究并没有排除酒精对选择性血管床的缩血管作用或对内皮功能的影响，但在一些动物研究中提示了这些作用。

通过桡动脉张力测量法评估的增强指数变化可发现饮酒对大动脉硬化的影响，急、慢性酒精消耗对动脉硬化有不同的作用。与 156 名少量饮酒或不饮酒者相比，这一增强指数在 67 名每周饮酒超过 21 个单位的饮酒者中更高。相反，在一项由 8 名饮红葡萄酒者（酒精含量 0.8mL/kg）参与的小型研究中，增强指数及血压和脉搏波速率一起迅速下降。脱醇葡萄酒没有此作用。

总之，尽管血压升高与规律饮酒之间的机制尚不清楚，但研究认为中枢神经系统的影响导致压力感受器功能受损，交感神经兴奋性增强，对环境应激产生更高的血压和心率反应是其可能的机制。这些效应和酒精扩张末梢血管作用之间的平衡可解释一些个体血压反应的变异，而重度饮酒者心肌抑制作用可能对最后达到的血压水平产生影响。

（九）γ-谷氨酰转肽酶与酒精相关性高血压

很久以来人们就将 γ-谷氨酰转肽酶作为酒精摄入的一个生物学标志。在横向和纵向人群研究中其血清浓度始终与血压水平相关，在经治疗血压控制不理想的高血压饮酒者中也是如此。然而几项研究表明即使在调整酒精摄入后 γ-谷氨酰转肽酶和血压的关系仍然存在，这就引出一个假设：即 γ-谷氨酰转肽酶的增高反映了个体对规律饮酒所致升压效应的易感性。一项在日本金属制品工厂的男性工人中进行的横向研究和在韩国钢铁工人中进行的大型前瞻性研究都支持这一观点。在这两个研究中，饮酒和禁酒的受试者根据 γ-谷氨酰转肽酶基础水平的高低分组，只有 γ-谷氨酰转肽酶高的饮酒者会出现血压水平的上升，并且随着酒精摄入量的增加患高血压的风险也随之增加。而且，在日本饮酒者中血压正常者和高血压患者在适度酒精摄入 4 周后，最初 γ-谷氨酰转肽酶水平很高者的血压水平下降更显著。

为什么 γ-谷氨酰转肽酶是酒精相关性高血压高三酰甘油血症、其他代谢综合征组成成分、2 型糖尿病、冠心病和脑卒中的一个独立危险因子，原因不明，这远不止是酒精引起潜在肝损伤或酒精酶诱导的反映（普遍公认的解释）。γ-谷氨酰转肽酶是膜结合的细胞膜外肽酶，它使谷胱甘肽的谷酰基分离，这是摄取细胞外谷胱甘肽的第一步。NO 也可通过 γ-谷氨酰转肽酶依赖途径增加大动脉内皮细胞内谷胱甘肽水平，而 NO 和谷胱甘肽循环具有协同调节作用。维持细胞内谷胱甘肽的水平对氧化还原反应的平衡是必不可少的，而且长期的饮酒者 γ-谷氨酰转肽酶增高可作为受试者酒精导致氧化应激增强和（或）NO 消耗的标记。这样的氧化应激可能是以后发生高血压和动脉粥样硬化的重要致病机制。γ-谷氨酰转肽酶至少还在 T 淋巴细胞显示出控制由天然存在的亚硝基硫醇、S-亚硝基谷胱甘肽生成 NO 的速率，该机制明显影响对 NO 的生理反应。这就提出了酒精相关性高血压的另外一个发病机制。

（十）酒精与高血压靶器官疾病

最近的一项研究分析表明，与增高血压的趋势相反，规律的饮酒与冠心病风险下降相关。通过观察"J"形曲线发现，最低点为每天摄入酒精 20mL 平均降低相对危险约 20%。这一保护效应在每天摄入酒精达到 72mL 时消失，而每天摄入酒精超过 89mL 时患冠心病的相对风险平均增加 5%。少量规律饮酒会降低外周动脉血管硬化和肾血管病发病率，酒精的抗动脉硬化作用是被公认的。这些保护作用可能与以下因素有关：酒精诱导的高密度脂蛋白胆固醇（HDL-C）增高、较高的载脂蛋白 A-Ⅰ、A-Ⅱ，纤维蛋白原水平减少和血小板黏附性下降。如果酒精摄入过多，其保护作用的丧失和心血管疾病风险的增加可能与酒精相关性高血压、三酰甘油和血浆高半胱氨酸水平增高，以及心律失常、心性猝死风险增加等有关。过去曾完成了一个关于酒精和脑卒中关系的系统回顾，包括了 41 项对脑卒中类型和酒精摄入量进行了细致分类的研究。缺血性脑卒中与冠心病事件中报道的一致，研究人员观察到了"J"形关系。少量饮酒与危险下降的关联较轻，被认为与前述结果不连续，但当增加酒精的摄入，特别是近期的摄入和狂饮，缺血和出血性脑卒中的风险均会增加。尽管有报道说明，脑卒中的风险并未因血压的调整而有所降低，但酒精引起的高血压很可能是脑卒中风险增加的原因。一项日本研究显示，暴饮与高血压的协同作用分别使脑出血和脑梗死的风险增加了 2 倍和 3 倍。相反，在一项包括 1 万多名在高血压诊所就诊的英国人的卫生部高血压护理计算项目中，每周饮酒 1~10U（8~80mL 酒精）的人相对脑卒中危险下降 40%，并且脑卒中的死亡率最低。这一人群中未包括大量饮酒者，当每周饮酒大于 21U 时饮酒的有益作用就被抵消了，此时伴有非循环原因的死亡率增加。

超声心动图测定的左心室质量增加和左心室肥厚与饮酒有关。这些证据在控制血压后仍持续存在，这意味着酒精对心肌的直接致肥厚作用与酒精相关性高血压相比是一个更重要的决定因素。这种心肌肥大改变是长期重度酗酒的中毒性心肌病的一个特征。相反，近期大规模以人群为基础的研究强调了中等量饮酒有预防心力衰竭的保护作用。在 Framingham 心脏研究中，与每周饮酒少于 1 标准饮的人相比，那些每周饮酒 8~14 标准饮的男性和每周饮酒 3~7 标准饮的女性心力衰竭的危险比是 0.5。一个由中老年人参与的前瞻性队列研究表明，在重度饮酒者中，心力衰竭的相对危险将会减半。而在左心室功能不全研究（SOLVD）中，在那些已确定缺血性左心室功能不全的患者轻到中度饮酒与全因死亡危险下降独立相关，特别与心肌梗死减少有关。

现代研究酒精对肾的影响作用还没有系统被研究过。有报道指出，大量饮酒能增加微量白蛋白尿的风险。在这些报道中至少有一个研究认为蛋白尿的增加是由酒精相关性高血压所介导的。马里兰的病例对照研究发现：酒精摄入增加导致的终末期肾病危险增加，不依赖任何酒精对高血压的作用。檀香山心脏项目的尸检结果表明，酒精摄入与肾动脉透明样变性的程度成负相关关系，这意味着酒精减少肾内动脉粥样硬化性血管疾病风险的作用可能对抗酒精相关性高血压的肾硬化效应。

综上所述，国家和国际高血压预防和管理指南已公认：酒精摄入和高血压之间联系的重要性。然而，从心血管疾病的观点来看，酒精也是一把双刃剑。尽管酒精能诱发血压升高，有规律的少至中等量的酒精摄入似乎能预防冠心病或缺血性脑卒中，而较大量酒精摄入则会增加出血性和缺血性脑卒中、心律失常、心源性猝死等风险。这种平衡的"益处"在低动脉粥样硬化风险的人群中并不明显。重度饮酒也是降压药物治疗抵抗和酒精相关性心肌病的重要因素。从心血管疾病危险的观点来说，男性每天饮酒 1~2 标准饮和女性每天饮 1 标准饮对那些能控制饮酒习惯的人来说是最理想的。狂饮将会带来数种特殊的心血管疾病的危险，突出的问题包括酒精相关性高血压，性别差异、对内皮功能影响的可能机制，以及中等量饮酒与糖尿病、充血性心力衰竭之间的联系。因为在重度饮酒者中，30% 的高血压是因饮酒所致，大量狂饮尤其会增加发生脑卒中的风险，适度饮酒应成为医学和公共卫生的优先选择。

二、盐摄入过量与高血压

（一）人类盐摄入量的变迁与文明进步

生命最开始是在钠非常丰富的环境——海洋中开始的，最后则是在钠较低的环境——陆地上生活。在生物进化过程中，从爬行到直立行走需要维持一定的血压，同时开始在湿热环境中生活，大量汗液分泌也需要钠盐的维持。钠的内环境稳定是生物界赖以生存的必备条件。

人类在地球上已生存几百万年，只是近 5000 年来，对盐的摄入量才逐渐增加。从进化与历史演变来看，食盐的摄取量经历了以下的过程：原始社会（食盐量很少或没有）→ 现代社会（高食盐摄取量）。即人类的繁衍和文明发展伴随着食盐摄入量的增加。这一情况在现代社会食盐摄入量的地域差异中得以反映。例如，那些经济落后、欠发达的民族人群摄入食盐量较低，而发达的工业化国家和地区人群摄入食盐量相对较多。为什么人类对食盐的摄取会经历这样一个变化过程？

在一万年前农业的出现促进了食盐的开发与利用。由于农业的发展带来人口的增加，进而导致食物的消耗大幅增加，与此同时，农业产品的收获不像从前狩猎和采集野果那样稳定、随意和不受时间限制。在这种情况下，食品的保存变得更为重要。在缺乏良好冷冻条件下，人们发现用食盐腌制是保存食物的好办法，尤其是对蔬菜和肉类的保鲜，于是人类开始使用更多的食盐。食用盐腌制的食物，能改变舌上的味蕾，产生盐欲，因而后来在不需要腌制的食物中也添加食盐，这样大大改变了人们对盐的需要量，增加了食盐的消耗。比如以米饭为主食的日本，在电冰箱普及以前，蔬菜和鱼类等都要用盐腌制保存。以农业为中心的生产劳动强度较大，经济又不富裕，而谷类、薯类等仅能提供一定量的能量，这样咸菜等含盐量较多的食品可以说是一种廉价味美的理想食品，是米饭的"食欲增强剂"，久而久之食盐摄入量逐渐增加。

非洲后裔的美国黑人与非洲本土黑人相比，高血压患病率较高，人群血压分布曲线右移。Wilson 和 Grium 研究认为，其原因与这部分黑人的祖先曾经历过被贩卖的历史有关。在 16—19 世纪大批非洲黑人被殖民者从水路卖到美洲。黑奴们被成批地关在拥挤的船舱，天气炎热，饮水进食受限，长时间的水上颠簸，大批黑奴在途中因腹泻、呕吐，致水钠平衡紊乱而死亡。只有那些能有效保护体内钠平衡的人才有希望生存下来，到达美洲，繁衍后代。因而产生了对盐代谢的遗传变异，亦即经遗传而获得血压对盐的敏感性增加。

值得一提的是，人群食盐摄入量的变迁除了与传统习俗、生活方式、饮食习惯及经济发展有关外，还受文化教育水平的影响。近年来，一些发达国家如美国、瑞典、澳大利亚、比利时、芬兰及葡萄牙等通过全民健康教育，人均食盐量正在逐步减少。最明显的是瑞典，1925 年其居民每人日均食盐量为 16g，到 1976 年降至 9g，目前又有所下降。

（二）盐摄入量的种族与地域差异

钠是维持人体生理功能的重要元素。成人每日 NaCl 摄入 1~2g 足以满足一般人体的生理需要。现代社会的人日均钠盐摄入远超过此剂量，但不同地区和不同人群表现出很大差异，低者 3~4g，高者达 20g 以上。INTER SALT 研究的 52 个中心的 4 个尿排钠较低人群分别是巴西 Yanaomano 人和 Xingu 的印第安族人、肯尼亚和几内亚的两个土著人居住区，其 24 小时尿钠排泄均低于 61mmol（约 3.6g 盐）。其中 Yanaomano 人仅 0.2mmol，表现为最低。另外，阿拉斯加的因纽特人、太平洋马绍尔群岛居民，其每日人均摄入盐不足 3~3.5g。而一些盐摄入较多的人群，每日食盐量可高达 14~26g，如日本、韩国、中国北方、哥伦比亚及葡萄牙的某些地区等。日本东北部（如北海道）人均摄盐量高达 22~27g。德国、奥地利及东欧国家人群日均摄盐在 12~14g，英国、瑞典及芬兰等国为 10~12g。

我国是一个地大物博、人口众多的文明大国，不仅疆域辽阔，而且城市众多，随着经济社会的发展，每个城市因为区位的不同、政策的不同、定位的不同，发展程度也不尽相同，人群日均食盐摄入量相差亦较大。总的趋势是北方高于南方，农村高于城市。1982 年全国营养学调查结果显示，我国的华北地区（山西）平均每人日均摄盐 16.1g，华中地区（河南）平均 17.3g，而华南（广东）平均为 11.3g；农村居民每日人均食盐 16.5g，城市居民为 11.3g。周北凡等于 1982—1984 年秋季组织协作组在 9 个协作地区 35~59 岁人群（北京首钢及河北迁安首钢矿山工人，北京石景山、山西孟县、陕西汉中、江苏金坛和哈尔滨农民，浙江舟山渔民）中各抽样约 4000 人进行心血管病基线调查，同时从中抽 1/10 小样本进行连续 3 天 24 小时回忆法的膳食调查。这 9 个人群膳食在我国工人、农民、渔民以及东北、华北、中部、华南具有一定代表性。其中农民膳食钠及钠/钾比值以山西最高，广西最低；渔民钠摄入量及钠/钾比值显著高于各农民及工人组。根据 INTER SALT 研究报告，中国天津人群 24 小时尿钠排泄量 245.6mmol（约 14.4g 盐），北京为 196mmol

（约 11.5g 盐），广西南宁 169.2mmol（9.9g 盐），台湾地区为 141.4mmol（8.3g 盐）。上海赵光胜通过连续 5 天食物称量法，对居住新疆哈密地区不同民族人群饮食抽样调查表明，维吾尔族人日均摄入食盐 15.5g，汉族人为 15.0g，哈萨克族人最高达 19.0g。总的看来，我国人群食盐摄入量在世界各国（地区）人群居较高水平。

（三）盐摄入与血压的关系

自 21 世纪初开始，国内外学者就盐摄入量与血压的关系进行了广泛的人群流行病学研究。这些研究在研究对象的选择与研究的血压范围、研究变量的确定与统计分析方法等方面皆有所不同，结果也不一致。从人群间流行病学研究来看，不同国家的不同人群之间，一个国家内不同文化、不同地区人群之间的比较多表明：盐摄入量与血压、高盐摄入与高血压发生密切相关。这种研究有助于揭示钠盐的可能致病作用。

1960 年，Dahl 对世界 5 个不同地区人群盐摄入量与血压关系的资料进行分析发现，盐与动脉血压间存在线性相关。尽管这项研究存在样本数量较少、设计欠合理等缺陷，但其结论仍引起了人们的广泛关注。为重复这一结果，Gleibermann 随后将研究范围扩大至 27 个不同地区和不同文化背景的人群中，同样证实了两者的相关性。美国学者综合了世界各地 30 个人群资料进行分析得出结论：日均摄钠量与平均收缩压、舒张压水平的关系，也发现钠摄入量很高与很低的人群间，其血压水平有显著差异。迄今报道的大多数人群间研究，证明了在极高钠摄入与极低钠摄入人群，平均每日钠摄入与高血压发病率相关，即低钠低血压，高钠高血压。一些食盐较多的民族，日本北部的北海道人、拉丁美洲巴哈群岛黑人，每日摄钠量在 450mmol 以上，其高血压患病率高达 30%～35% 以上，人群血压均值也较高。而非洲博茨瓦纳的 Kung Bushman 土著人日均尿钠排泄量仅 30mmol，其人群平均血压很低，少有高血压发生，且血压不随年龄增长而升高。在我国，传统上北方地区人食盐量普遍高于南方，所谓"南甜北咸"。多次流行病学调查表明北方地区高血压患病率明显高于南方。我国 1980—1981 年 12 组人群 2438 名成人连续 3 天测定 9 小时夜尿钠、钾对比研究证明，北方地区人均尿钠排出量高于南方两倍，人群平均收缩压与平均尿钠成直线正相关（男、女相关系数分别为 0.6 和 0.8）。

（四）钠代谢与血压调控

1. 血压与细胞膜的离子转运

现代研究发现高血压（尤其是盐敏感性高血压）的发病机制可能与细胞膜结构及功能改变所导致的离子转运缺陷与信息传导有关。膜的改变会导致细胞内 Na^+ 暂时或持续升高、胞内 pH 及离子平衡改变，进而引起：①外周阻力增加。②压力感受器重调。③交感活性增加。④中间遗传表现型改变或交互作用加剧。⑤增加血管壁/腔比例。这些因素的单一或联合作用导致持续性血压升高，故有人认为原发性高血压在一定程度上由细胞膜的缺陷所致。

2. 肾潴钠作用与高血压的关系

高血压患者肾脏排钠异常：

（1）压力与尿钠排泄关系异常：Guyton 在 20 世纪 70 年代早期发现，肾脏对 Na^+ 排泄的多少与肾脏灌注压关系较为紧密。当肾灌注增高时则尿中 Na^+ 排泄增加，反之亦然。Guyton 发现，在离体灌注肾中实验性高血压动物尿中排出等量钠盐所需的灌注压较正常动物为高，提示压力与尿钠排泄关系的重建。Omnick 观察到，在原发性高血压患者中，由注射硝普钠而导致灌注压降低对尿钠排出有显著影响：对照组平均动脉压每下降1mmHg，尿钠排泄曲线可下降3.2%；而高血压患者则仅下降1.4%，也间接提示二者关系的重建。Tobian观察灌注离体游离肾，结果盐敏感大鼠在低钠饮食、血压正常时，排出等量Na^+盐所需的灌注压远较盐不敏感鼠为高；在任一相同灌注压下，盐敏感鼠的尿排Na^+量仅为盐不敏感鼠的一半，由此进一步证明肾内有排Na^+缺陷存在。

（2）增强性尿Na^+排出：Farnsworth与Baker在1943年首先报道。急性静脉盐水输入时，实验性高血压动物可产生急速尿Na^+排出增加。在人类原发性高血压患者中也有部分病例在病程中的一段相当长时期内可观察到此种现象。Parani观察双亲有高血压病史的儿童，1小时静脉输注2000mL盐水可立即引起大量尿Na^+排出，大约2小时内已将注入盐水排尽；相反，无高血压家族史的同龄儿童，则需4小时方可将同量盐水排尽，证明增强性尿Na^+排出在高血压出现之前即已存在，同时还与遗传有关。也有学者曾观察到高血压患者中的盐敏感者约70%为增强性尿Na^+排出；在给予2000mL生理盐水于4小时内静注后，排钠总量为（63.8±5.2）mmol/L，较"低减型"排钠组明显增高［（48.7±7.1）mmol/L］。增强型尿钠排出在原发性醛固酮增多症患者中也可观察到，正常人注射醛固酮2天后，再快速注射盐水也会出现增强的利尿Na^+反应。

现代医学文献中对于这种增强性尿Na^+排出的机制及其意义尚有争论，大多数学者认为它在一定程度上反映了基础血容量过度充盈的存在。另外，在低肾素活性型高血压患者中表现特别明显，也间接提示容量过度充盈的存在，因为一般认为血浆肾素活性（PRA）与细胞外液容量（Extracellular flow volume，ECFV）间存在负相关，也即PRA减低者、细胞外液容量较多，这种关系可表示为：PRA = $-a$（ECFV）$+b$（a为斜率，b为截距）。临床上低PRA者对利尿剂治疗反应较好也可作为例证。

有关原发性高血压患者血容量情况的报告，各家不一，多数报告为正常或轻度低于正常。有人认为测定全身可交换钠量（"钠池"中可以与同位素$^{24}Na^+$或$^{22}Na^+$进行交换，并在注射后24小时内与之取得平衡的钠称为"总体可交换钠"，而可交换钠只占"总体可交换钠"的65%）可准确反映整体容量情况，其结果与血压相关性更好。London等在观察血容量与舒张压之间关系时发现，在所测定的106例高血压患者中发现，仅有20%患者舒张压与总血容量（TBV）的关系在其测定48例正常人分布的范围内；在该项研究中，正常人随着舒张压的上升，总血容量表现为下降；而在原发性高血压患者中，相同的血容量所需要的舒张压远较正常人高。London随访其中37例4年发现随着舒张压进一步上升，血容量亦进一步减少。上述研究提示，高血压患者早期确实存在血容量相对过多，其原因可能与肾脏排Na^+功能障碍导致水、Na^+潴留有关。许多心血管动力学研究也证实，加压物质作用或肾对水、Na^+排出减少等先造成心脏搏出量（CO）增加，随后外周血管阻力（TPR）增加。此后，心搏出量逐渐恢复到正常，此时较多的水、Na^+集中在中央大静脉系统。不少学者观察到在临界性高血压患者中，其外周静脉舒张能力明显下降，注射右旋糖酐后，中心静脉压较正常人明显增高。这些事实也都提示了外周血管阻力增加会导致静脉系统舒张顺应能力减小。

3. 原发性高血压肾脏异常潴留的机制

目前对原发性高血压肾脏异常潴Na^+的机制研究尚未完全清晰明了，但比较一致的看法是，凡是影响细胞膜离子转运的因素均与肾脏潴Na^+机制有关；盐敏感性高血压作为高血压中最大的一个亚型，其肾脏 Na^+ 代谢的异常对其发病起着重要的作用，但从总体上讲，Na^+ 代谢异常仍是高血压发生的关键因素之一。

参与肾脏异常潴 Na^+ 的因素主要分为两大类：遗传性缺陷和获得性因素。这两类缺陷可单独或并存于某一类（或某一个）高血压患者中，从而表现出高血压时生理、生化改变的异质性。相信随着现代医学对高血压研究的深入，一部分原来认为的遗传性缺陷可能会被证实系获得性缺陷，而一部分获得性缺陷也可能最后被证实为遗传性缺陷；但无论是遗传性缺陷还是获得性缺陷，都必须在高盐（或相对高盐）摄入的条件下才能最终引起血压的升高。

高盐摄入产生高血压至少涉及两个关键环节：首先是 Na^+ 在体内的潴留，这取决于：饮食含 Na^+ 盐的多少以及肾排 Na^+ 及重吸收 Na^+ 的能力。另一环节是体内潴留的 Na^+ 引起高血压。尽管在人群中存在着对盐的遗传易感性或抵抗性，但每个人终究还是有一个对盐的"耐受阈"，在高盐饮食（如 1200mmol/d）条件下，几乎每个人都会出现升压反应。在盐皮质激素性高血压中（获得性缺陷），钠摄入量的多少对高血压的产生有决定性影响，如同时给予低钠饮食可防止该型实验性高血压的产生。

4. 盐与交感神经活性的关系

盐与交感神经活性在机体复杂的血压调控体系中均是重要影响因素。正常血压的维持与钠代谢平衡及适度的交感神经张力皆密切相关。同时，二者又存在着密切的联系，当钠代谢异常和（或）交感神经活性异常增高时，血压可产生显著变化。二者在高血压的发生及维持机制中相互影响、相互作用。盐对交感神经活性的影响涉及外周交感神经、与心脏血管交感神经活动有关的中枢神经系统、肾上腺素能受体、心血管反射以及血管反应性等诸多方面。

（1）盐对外周交感神经的影响。

1）盐对交感神经末梢去甲肾上腺素、肾上腺髓质肾上腺素、去甲肾上腺素生物合成的影响：资料表明，高血压发病与儿茶酚胺合成关键酶有着某种联系。赵光胜等研究显示，高血压家族史阳性者多巴胺-β-羟化酶的活性明显增高，且家族中高血压或脑卒中患者愈多，多巴胺-β-羟化酶的活性愈高。原发性高血压和脑卒中还存在儿茶酚胺合成原料——苯丙氨酸的特异性遗传代谢障碍，提示原发性高血压患者可能存在遗传性交感神经功能亢进。

动物实验研究发现盐负荷可使 DR 大鼠的酪氨酸羟化酶和多巴胺-β-羟化酶活性受到抑制，进而使儿茶酚胺合成减少。这种机体对盐负荷的代偿反应利于降低交感神经张力，进而恢复正常的细胞外液水平，从而保持了血压的相对稳定；但在 DS 大鼠却无儿茶酚胺合成关键酶的活性降低，甚至合成还会有所增加，最终造成肾上腺髓质中肾上腺素及去甲肾上腺素含量的增加而使循环儿茶酚胺水平升高。

2）盐对交感神经末梢递质的释放与重摄取的影响：现已证明，肾上腺素能神经末梢突触前膜对去甲肾上腺素的释放与重摄取均依赖于细胞膜离子转运。一方面，神经递质的释放是一出胞（Exocytosis）过程，神经末梢含有去甲肾上腺素的囊泡与突触前膜接触、融合后，将去甲肾上腺素释放入突触间隙。这一过程需与 Ca^{2+} 的跨膜转运协同进行，即当神经末梢轴浆内 Ca^{2+} 浓度增加时，可促进去甲肾上腺素的释放。而 Ca^{2+} 的细胞内外转移受钠泵（Sodiumpump）的间接调控：当钠泵活性受抑时，突触前膜内 Na^+ 浓度增加，可导致

跨膜 Na^+–Ca^{2+} 交换加强，Ca^{2+} 内流增多，其结果造成突触前膜内 Ca^{2+} 浓度增加，从而使去甲肾上腺素释放增多。另一方面，钠泵将神经末梢突触前膜内的 Na^+ 主动转运进入突触间隙形成的 Na^+ 跨膜浓度梯度是去甲肾上腺素重摄取的先决条件。此时去甲肾上腺素必须与 Na^+ 协同跨膜转运进入神经末梢突触前膜，才能实现神经递质的重摄取。可见，细胞膜离子转运功能的正常发挥，尤其是钠泵的活性通过肾上腺素能突触传递对外周交感神经活性产生显著影响。

（2）盐与血压调控的中枢神经机制。

血管的交感神经活动源于延髓血管运动中枢加压区的交感紧张性发放。基础研究证明，当增加脑脊液压力引起脑血流量减少时会引起交感性冲动发放增加，动脉血压随之显著升高，产生所谓"中枢性缺血反应"，这种反应在脑部血供减少时维持正常血液供给具有重要意义。但这种"缺血反应"也可能是造成原发性高血压初期交感神经活性增强的重要机制之一。

通过对实验性盐敏感性高血压动物模型的研究发现，损毁 DS 大鼠下丘脑外侧区、下丘脑第三脑室前腹侧区或室旁核后，可阻止或减轻盐负荷 DS 大鼠血压的升高。而且 DS 大鼠下丘脑第三脑室前腹侧区对内脏交感神经传入冲动的反应性，无论在高盐或低盐摄入时均较 DR 大鼠高。Ikeda 等还观察到，给大鼠脑室内注入高渗盐水后，DR 大鼠血压波动不但不大还略有下降，而 DS 大鼠却出现了明显的升压反应。

1988 年，Chen 等发现高盐摄入可降低盐敏感性自发性高血压大鼠下丘脑去甲肾上腺素的周转。在给予盐敏感性自发性高血压大鼠、盐不敏感性自发性高血压大鼠及血压正常的 Wistar-Kyoto（WKY）大鼠同时饲以 2 周的高盐饮食之后分别注射多巴胺-β-羟化酶抑制剂，以去甲肾上腺素消失率为指标评价大脑、脑干、下丘脑等各处去甲肾上腺素的周转速率。结果显示，盐敏感性自发性高血压大鼠下丘脑前区去甲肾上腺素周转明显降低，而盐不敏感性自发性高血压大鼠和 WKY 大鼠并无变化。他们认为，高盐摄入可使下丘脑前区去甲肾上腺素释放减少，且对下丘脑加压区的抑制作用减弱，从而使交感紧张性冲动发放增加，动脉血压升高。

（3）盐与心血管反射。

众所周知，神经系统对心脏、血管活动的调节是通过各种心血管反射实现的，其生理意义在于使机体适应环境因素的变化进而维持心血管系统的正常功能。

盐作为高血压最重要的环境因素之一，近年来的研究表明，盐敏感性个体动脉压力感受性反射对交感神经张力的调节受摄盐量的影响。Gordon 等于 20 世纪 80 年代初报道，DS 大鼠在血压升高前，压力感受性反射对心率和血管阻力的调节能力已表现出降低。随后又有人报道，DS 大鼠在新福林（Phenylephrine）作用下引起血压升高时，肾脏和内脏传出交感神经活性抑制不足，提示 DS 大鼠对血压升高的减压反射存在某种缺陷。David 等进一步研究显示，盐负荷、盐不敏感性自发性高血压大鼠和 WKY 大鼠交感神经冲动发放频率比低盐期降低，而盐敏感性自发性高血压大鼠腰段交感神经电活动不但无所减弱还会增强。Frrari 和 Mark 也观察到，给予 DR 大鼠饲以高盐时，其主动脉弓压力感受器发放冲动的频率与平均动脉压成显著正相关，斜率明显较低盐时陡直，即高盐摄入时 DR 大鼠动脉压力感受器的反应性增加，通过减压反射缓冲血压的升高，但 DS 大鼠却缺乏此代偿机制。

盐敏感和盐不敏感大鼠心肺压力感受性反射亦存在着差异。动物实验显示，高盐可使

DR 大鼠的心肺压力感受性反射对牵张刺激更为敏感，而盐敏感大鼠无此反应。由于心肺压力感受性反射参与肾脏的水盐代谢和肾素的释放，故该反射异常与盐敏感性高血压的肾脏排钠功能障碍有一定关系。

以上研究表明，盐与压力感受性反射存在内在联系。盐的摄入量直接或间接影响压力感受器的敏感性及压力感受性反射神经冲动的发放，致使盐敏感者对血压升高的减压反射较迟钝，不能有效抑制交感张力，缺乏缓冲能力，从而使动脉血压不能维持在适当水平。究其原因，有人认为可能与盐负荷时某些体液因素（如血管紧张素 II）的改变有关。而更多的人认为其根本缺陷仍要考虑细胞膜离子转运的障碍，特别是钠泵和 Ca^{2+} 转运异常。

（4）盐与肾上腺素能受体。

根据 20 世纪 80 年代后期 Feldman 的报道，β 肾上腺素能受体活性受摄盐量的影响，高血压患者存在 β 受体的活性降低。Skrabal 等也观察到，高盐摄入时血压正常者 α 肾上腺素能受体的活性升高，而 β 受体活性下调，从而使 α 与 β 受体的比值（α_2/β_2）增高，可促进阻力血管的收缩而抑制其舒张，并引起肾脏近曲小管 Na^+ 的重吸收增加。进一步对 20 例血压正常盐敏感者与盐不敏感者进行成纤维细胞培养，以测定肾上腺素能受体的密度。结果显示，在成纤维细胞培养中，盐敏感者 β_2 受体的数目随摄盐量的改变而发生相应变化，并与血压的变化具有相关性。

（5）盐与血管反应性。

血管反应性是指血管本身对各种定量刺激，如血管活性药物、神经精神负荷、理化因子等刺激的反应性质和程度。临床检测方法主要有：测定血压对外源性缩血管物质（如去甲肾上腺素、血管紧张素 I 等）的反应性、测定精神激发试验或冷加压试验中血压的变化、观察屏息试验和 Valsalva 试验中血管阻力和血压的变化等，还可通过检测肾上腺素局部注射前后摄入肌肉的 ^{24}Na 消失率、裂隙灯下观察球结膜或甲床静脉对输入去甲肾上腺素或肾上腺素前后的血流速度、血细胞聚集程度、毛细血管反应阈等的改变以及测定离体血管条纹的反应性等多种方法评价血管反应性。血管高反应性与盐摄入量、进而与盐敏感性高血压之间有何联系呢？近年来的研究发现，摄盐量可通过以下几个途径影响交感神经的活性改变血管反应性。

1）盐与外源性去甲肾上腺素血管反应性的关系。

2）盐与外源性血管紧张素 II 血管反应性的关系。

3）盐与应激反应的关系。

4. 盐与血管

有研究表明，原发性高血压存在的钠泵活性降低可能原因为盐敏感者存在一种钠泵抑制因子 EDLS，又称内源性哇巴因。在部分原发性高血压、某些继发性高血压、实验性高血压动物模型中已发现 EDLS 含量增高。钠泵活性受到抑制导致突触前膜 Na^+ 转运障碍，使细胞内 Na^+ 浓度增高，跨膜浓度梯度降低从而引起去甲肾上腺素重摄取减少；同时还可导致释放增加，使去甲肾上腺素入血增多而产生交感神经活性增高的生物学效应。可见高盐摄入通过细胞膜离子转运障碍导致交感神经活性增加，进一步使血管收缩、血管壁肥厚。

高盐不仅能通过外周交感神经兴奋性增加而影响血压及血管壁的结构，还可作用于血压调节中枢。实验研究发现，给予大鼠高盐饮食后，盐敏感自发性高血压大鼠和自发性高血压大鼠的下丘脑前区去甲肾上腺素周转明显降低，而盐不敏感自发性高血压大鼠与正常对照大鼠给予高盐饮食后，该区去甲肾上腺素周转则不发生变化。因此有人提出，在盐不敏感自发性高血压大鼠与正常对照大鼠，来自延髓血管运动中枢的投射（这一投射使用的递质为去甲肾上腺素）可以兴奋下丘脑前区，后者进而抑制下丘脑加压区（下丘脑外侧区与下丘脑后区）及中脑导水管周围区的活动，从而使交感神经传出冲动减少。而在盐敏感自发性高血压大鼠高盐饮食使下丘脑前部去甲肾上腺素释放减少，下丘脑部对下丘脑加压区的抑制作用减弱，使交感神经活动增强。交感活动的增加不仅使血管应激性增加，还能使血管壁增厚从而导致总外周阻力增加，而且还间接导致水、钠潴留，增加体液容量，最终引起血压升高。

三、社会心理因素等与高血压

社会心理因素、负性情绪、性格和过度劳累等因素是众多生活方式的重要危险因素。当人们遇到一些激惹因素和突发事件时，机体会作出一定的反应，并产生一系列心理和生理的改变，如心跳加快、呼吸急促、血压升高、肌肉紧张等，即所谓警戒反应。如果激惹强度不强或者持续时间不长，机体可通过自我调节机制产生松弛反应，使各种过亢的心理-生理反应程度有所减轻而逐渐恢复常态。但如果激惹强度过大或持续时间过长，或次数过频时，松弛反应削弱则难以缓解抗衡警戒反应引起的心理和生理反应，最终将导致病理性改变，进而引发疾病。通常人们将心理-社会因素在疾病发生和发展中起重要作用的一类疾病称为心身疾病，高血压就是典型的心身疾病之一。

人们不同的性格和心态决定了人的处事风格。人人都有喜怒哀乐，都会遇到一些不顺心的事情。然而对待大体相同的不良刺激，有的人泰然自若，有的人激动焦虑。高血压患者则大多性情急躁、精神紧张、易激动，常焦虑不安、情绪不稳、易郁闷，这些不良的负性情绪会扰乱人体的神经系统和内分泌系统的功能，引起大脑皮质的调节过程失调、交感活性增强、心脏收缩力增强，外周阻力增加等而最终导致血压升高和波动，甚至诱发心脑血管等并发症。"解铃还须系铃人""心病要靠心药医"，高血压患者平时应当重视情志的调节，尽量保持心情舒畅，心态平衡。

社会因素包括社会结构、政治地位、经济条件、职业分工和各种社会生活事件等。心理因素包括各种不良的心理应激，如经常性情绪紧张和各种负荷的精神状态（焦虑、恐惧、愤怒、抑郁等），以及某些性格特征等。社会因素、心理因素、性格等常联系在一起对血压和高血压的发生产生作用。

（一）社会因素与高血压

血压的高低和高血压的患病率与不同的社会结构、不等的政治经济地位和不同职业等社会因素亦有紧密联系。发达国家中经济收入、文化水平和社会地位低的人群，其高血压患病率往往高于经济、文化和社会地位较高的阶层。根据 20 世纪 70 年代美国底特律以居住区划分进行一项调查报告显示，经济贫困、家庭不稳定、居住拥挤和犯罪频率高的居住区（所谓"高应激区"），高血压患病率高于"低应激区"。来源于遗传背景相同的人如生活于不同档次的文化背景下，高血压患病率亦有所不同，多元文化接触者高血压患病率高。在一些生活比较隔绝的原始民族（包括我国生活在山区的彝族），当移居到比较发达地区后其高血压患病率及人群血压水平也随之升高。

（二）心理因素与高血压

心理因素与高血压的患病联系不容忽视。情绪和精神刺激均能导致血压升高。反应的大小和持续时间取决于刺激的性质和个体反应性。高血压患者反应强度和持续时间比血压正常者大和长。研究发现，考试引起的精神紧张可使少年儿童的收缩压、舒张压显著升高。我们对血压正常的一组青年志愿者进行 20min 的连续心运算的应激试验，结果其平均收缩血压和舒张压分别升高 14mmHg 和 8mmHg。已有研究证明，经常性的情绪紧张和各种负担应激，使大脑皮层及血管运动中枢兴奋性增高、儿茶酚胺释放过多，导致血压增高，并通过激活肾素－血管紧张素–醛固酮系统促进钠潴留。

原发性高血压患者具有一定的人格特征，其中焦虑性情绪反应和心理的压抑、冲动、敌意等是高血压发病的重要心理原因。研究发现，具有敌意或愤怒压抑的人遇到挑衅时，容易引起过强的心血管反应，血压升高，敌意和愤怒被压抑的人对应激物的神经内分泌或血流动力学反应的水平比敌意低的人要高，这种交感神经介入的反应可能会增加血管内壁损伤和连续的动脉粥样硬化物质的累积。

（三）精神紧张与高血压

有学者认为，这可能与伴随着现代生活而出现的情绪紧张有关。专家们指出，情绪激动，不论是愤怒、焦虑、恐惧，还是大喜大悲，都可能使血压一时性升高，原因是情绪属于高级神经活动。人在情绪激动时，在大脑皮质的影响下，可使延髓的心脏加速中枢和缩血管中枢兴奋，使交感神经与肾上腺系统的活动明显增强，一方面，使心脏收缩加强、加快，心输出量增多；另一方面，身体大部分区域的小血管收缩，外周阻力增大。由于心输出量增多和外周阻力加大，于是血压升高。稍安静后一方面来自大脑皮质的神经冲动减少，交感神经与肾上腺系统的活动减弱，使血压有所下降；另一方面，当血压升高，还可通过主动脉弓和颈动脉窦压力感受器反射，使血压恢复。

精神紧张包括情绪激动、脾气急躁、恐怖不安、思虑过度、焦虑不安等，都有可能导致血压上升，这都是因为交感神经兴奋所引起的，对正常人而言，这是一种人的生理反应，并不可怕，如果这种紧张长期持续而不得缓解，便有可能使血压持续不降而产生高血压的可能。此外，对患有高血压的患者来说，如果精神过度紧张，便可使血压进一步突然升高，这就有可能产生高血压的严重并发症，出现脑血管意外等，所以说避免精神紧张，注意控制情绪，对防治高血压的发生和发展是很重要的。

（四）性格与高血压

研究发现，个性过强则容易激动，遇事急躁且难以自抑；过分自负则刻板固执，多疑多虑且个性怪癖，或压抑而抱有敌意而具有攻击倾向的人，均可引起体内代谢失调，生理功能紊乱甚至罹患高血压。

美国心脏病专家弗里德曼把人的性格分为 A、B 两型：A 型性格的人争强好胜，办事节奏快，对任何事都有一种不满足感。这种人雄心勃勃，干练利索，有嫉妒心理，性情急躁，缺少休息，有时间紧迫感和任务压力感，常常使自已处于紧张和压力之中。A 型性格的人，三酰甘油和胆固醇的血浆水平都有增高的趋向，大脑皮质易紊乱，自主神经功能失调，交感神经兴奋性增高，血管痉挛，同时儿茶酚胺分泌过多，心率加快，心排血量增多，使血压升高。血脂增加，易于发生动脉粥样硬化，增加血管外周阻力，使血压升高；B 型性格的人慢条斯理，性格随和，没有争强好胜的压力。观察发现，暴露于竞争情况下

A 型性格比 B 型性格的血压和血浆肾素活性有较明显的升高，特别同时有烦恼者。精神应激试验也证明 A 型性格的血压和儿茶酚胺等对应激呈现高反应性。也有观察发现，经常处于压抑或生气的人血液中的去甲肾上腺素水平比正常人高出 30% 以上。这些均成为高血压重要的易患因素。

在日常生活中，我们常会看到一些人情绪激动时，面色发红、发白、发青，甚至在盛怒之下猝然昏倒而发生中风，这主要是剧烈情绪变化引起血压突然升高所致。不良情绪是高血压发病的诱因之一，而性格特征则是这个诱因的重要因素。人在情绪改变时，大脑皮质和丘脑下部兴奋性增高，体内常产生一些特殊物质，如肾上腺素、儿茶酚胺、血管紧张素等，这些物质会使血管痉挛，血压增高。

四、寒冷环境与高血压

《鬼谷子·持枢·全篇》云："持枢，谓春生、夏长、秋收、冬藏，天之正也，不可干而逆之。"春生，夏长，秋收，冬藏是自然现象，人体也与自然界也是统一的，如果违背这一规律，机体健康就会受到影响。北方气候变化显著，因此高血压发病也带有季节性特点。

冬季高血压的发病特点

寒邪最易伤人的足少阴肾经，因为足少阴肾经是水脏，其性为寒，这样大气的寒气和肾经的寒气两相感应，两寒相加，雪上加霜，肾阳就容易受伤害，这就叫作寒气通于肾，故有"寒喜中肾"的说法。如果体质虚弱或防护不慎时，遇到风邪夹寒，或寒邪夹风而成风寒之邪则易引起肾风等病证。肾风的发病是由于肾气虚而感受风寒之邪。风性开泄，易导致肾开合失常、封藏失职，则精微外泄；寒为阴邪，其性凝滞，损伤肾中阳气，导致肾气化失常，则水液停留。肾风迁延不愈，渐至脏腑精气亏虚，阴阳虚衰，水邪外溢肌肤，内充胸腹，终至脾肾衰败，心神失守，湿浊内聚，三焦壅塞，下关上格，遂成肾劳。由此则出现因肾脏疾病引起的高血压病变。寒邪夹湿，或者湿邪代寒成为寒湿之邪，侵袭于肾，以致肾阳虚衰的病变。现以北方冬季高血压的特点介绍如下：

寒为冬季之主气。感受外界寒邪伤于肌表，郁遏卫阳，称为"伤寒"；寒邪直中于里，伤及脏腑，内脏功能减退阳气不足所致则为"中寒"。寒邪的性质导致以下致病的特点。

1. 寒为阴邪，易伤阳气

凡致病具有寒冷、凝结、收引特性的外邪，称为寒邪。寒是阴盛寒冷的表现，其性属阴，即"阴盛则寒"。人体的阳气与阴寒之邪是对立的，人体阳气旺盛则寒邪不易侵入；或寒邪被阳气所化而不生病。如果机体阳气不足，或阴寒之邪气盛，阳气不足以驱逐阴寒时则反被阴寒所侮，故有"阴胜则阳病"。所以寒邪最易损伤人体阳气。阳气受损，机体失去正常的温煦气化作用，则出现阳气衰退的寒证。如寒客肌表，卫阳被遏时就会表现为恶寒；寒邪直中脾胃，脾阳受损则出现脘腹冷痛，呕吐，腹泻等症状。若心肾阳虚，寒邪直中少阴，则可见恶寒蜷卧、手足厥冷、下利清谷、小便清长、精神萎靡、脉微细等证。故《黄帝内经·素问·至真要大论》有"诸病水液，澄澈清冷，皆属于寒"之说。

2. 寒邪夹湿

脾主土主湿，肾主水主寒，水湿同类，湿积日久则脾阳消气，肾阳亦惫。"肾受冷湿，着而不去"，即为寒湿伤肾。寒为阴邪，诸病水液，澄澈清冷，皆属于寒。阳气虚衰，气不化水，机体则现小便清长，尿后余沥等证。湿为阴邪，其性重浊，故一旦寒湿之邪入于肾阳虚衰之体，则见阳气更虚，水湿停滞，而肿胀难消。

寒湿伤肾亦有以下特点：一是寒湿之邪易伤阳气而阻遏气机，使机体气化功能受阻，故见身重腰冷，小便自利；二是寒邪稽留不散则湿性黏滞，寒湿伤肾则多缠绵难愈，临床多以温阳利水，以消顽证。

3. 寒性凝滞

"凝滞"即凝结、阻滞不通。人身气血津液之所以能循环运行不息，畅通无阻，皆靠机体之阳气温煦推动。寒为阴邪，其性凝滞。气温下降就会导致血管收缩，但是血管里面的血液并没有减少，此时血管壁所受的压力就会增大，所以冬天或者寒冷环境下，血压普遍比夏天或者温暖天气要高些。又如，由于北方冬天比较寒冷，人们会增加热量和脂肪的摄入来御寒，相应的户外活动减少；当机体遇到寒冷刺激时，体内肾上腺分泌增强，肾上腺素增多使血管收缩，引起血压明显上升，造成脑出血等疾病的发生。在认识北方高血压的特点之后，就能针对性地选方用药，以适应北方高血压的特点，随证加减，并根据北方气候特殊性进行适当调理，达到治疗的目的。

五、地域差异对高血压的影响

随着医学科学的发展和人民生活水平的提高，原来危害人类健康的"头号杀手"传染病已经逐渐得到控制，心脑血管疾病已经成为现代危害人类健康的头号杀手。1998年医学资料表明，我国心脑血管病占城市居民死亡原因的第二位，在农村居首位。高血压是心脑血管疾病的罪魁祸首。血压过高会使脂肪在动脉壁沉积，降低血管弹性，引起血管硬化，导致心脏、脑、肾脏等重要器官的血管损害，使这些器官的血液供应不足，最终导致脑卒中、冠心病或心肌梗死、肾功能衰竭或尿毒症等。同时，血压过高也可引起心脏的负担过重，出现心脏肥大，引起心力衰竭和各种心律失常。此外，高血压还常合并各种代谢紊乱。如糖代谢异常出现糖尿病、脂肪代谢异常出现高脂血症、蛋白质代谢异常出现高尿酸血症或痛风。而这些代谢异常又可与高血压互为因果，相互加重病情。心、脑、肾这三大重要生命脏器是高血压最容易损害的器官，西方人的高血压主要损害心脏，我国高血压患者则以脑血管损害为多见，其中60%以上的高血压患者都以中风告终。近年来，中国人高血压合并冠心病的情况越来越多。目前，高血压引起的心脏病已经和高血压引起的中风"平分秋色"，血压过高引起的上述损害是逐渐进行的慢性过程，许多患者往往没有症状，而在不知不觉中出现了重要器官的损害，因此有人称高血压为"无声的杀手"。

高血压是危害人类的主要疾病。自从20世纪70年代以来，许多大样本流行病学公布使人们认识到血压愈高，脑卒中、冠心病、糖尿病、心力衰竭以及肾功能不全危险愈大。而积极干预高血压人群、降低血压水平，则可显著减少人群的心、脑、肾并发症，改善其预后。对这一问题认识的提高，使得近半个世纪以来，许多从事流行病学、统计学、临床医疗、基础研究、营养以及社会心理学等方面的学者和专业人员都投入到高血压防治工作中。同时，循证医学证据的积累也直接导致了欧美及我国高血压防治指南的出台和不断更新，这为临床一线人员日常治疗高血压的实践活动提供了更为有力和规范的依据。大量流行病学研究资料均表明，血压值增高与心血管疾病危险性相关。这种相关是连续的和逐渐变化的，没有任何明显的阈值水平。在男性和女性、年轻人和老年人、有或无已知的冠心病、脑卒中患者中均可表现出这种相关性；在不同民族、种族中也可观察到。已有证据表明，与其他危险因素一样，血压是有轨迹的，这种轨迹指个体血压值在其一生中具有稳定性，即逐渐上升或正常的趋势。但一个人的血压在昼夜期间却是不稳定的，而心血管疾病发病风险并不受这种血压不稳定的影响，决定心血管危险的是昼夜的平均血压值。高血压患病率在不同的城市、人群和种族之间有很大不同，估计我国高血压患者现已接近 2 亿，而且人数逐渐年轻化。美国大约有 5000 万高血压患者，全世界约有 10 亿高血压患者。

第四节 高血压的临床表现

一、血压的改变

高血压（Hypertension）是指以体循环动脉血压 ［收缩压和（或）舒张压］增高为主要特征（收缩压≥130 mmHg，舒张压≥80 mmHg），可伴有心、脑、肾等器官的功能或器质性损害的临床综合征。高血压是最常见的慢性病，也是心脑血管病最主要的危险因素。正常人的血压随内外环境变化在一定范围内波动。在人群整体，血压水平随年龄逐渐升高，以收缩压更为明显（表 3-4-1、表 3-4-2）。

表 3-4-1 血压参照表（mmHg）

类别	收缩压	舒张压
正常血压	<120	<80
正常高值	120~139	80~89
高血压	≥140	>90

表 3-4-2 高血压的分级（mmHg）

类别	收缩压	舒张压
1 级高血压（轻度）	140~159	90~99
2 级高血压（中度）	160~179	100~109
3 级高血压（重度）	≥180	>110
单纯收缩期高血压	≥140	<90

二、高血压症状

不同患者的高血压症状各不相同，早期可能无症状或症状不明显，仅会在劳累、精神紧张、情绪波动后发生血压升高，并在休息后恢复正常。随着病程延长，血压明显地持续升高，逐渐会出现各种症状。某些患者初期时没有任何症状，有的像神经官能症，如不测量血压易造成误诊。特别要注意的是，患者的症状并不经常与血压的高低成正比，有些患者血压不太高，症状却很多；而另一些患者血压虽然很高，但症状并不明显。高血压的临床表现有以下几种。

（1）头痛：高血压的头痛有几个特点：疼痛的部位常是在后脑或两侧太阳穴的部位，而且是跳动性的、剧烈的，颈后可有搏动的感觉，也可以有头部沉重或压迫感。大多数患者常在起床时发生头痛，在洗脸或早餐后头痛减轻，当剧烈运动或精神疲乏后头痛可以加重。这种头痛主要受高血压影响，由脑血管舒缩功能失常引起。其机制为脑动脉的平滑肌比较薄，收缩能力较弱，给予相同的刺激，其收缩能力只等于内脏的1%。全身小动脉收缩时，脑动脉供血量增多，引起脑动脉充血而致头痛。

（2）头晕、头昏：头晕是高血压最常见的症状，头部有持续性的沉闷不适感，严重时，妨碍思考，影响工作，对周围事物失去兴趣。头晕是患者主要的痛苦，高血压的头晕不同于内耳眩晕的真性眩晕，后者呈发作性，发作时有天旋地转感，并伴呕吐。高血压患者头部还可有压重感、头昏、头沉、头胀，以及头颈部板紧或称为逆上感的向上冲击样的感觉异常。患者出现头晕、头沉的原因尚不完全清楚，考虑由于脑血管痉挛而致供血不足引起。在有动脉粥样硬化的高血压患者中，头晕较严重，此时血压不一定很高，且头晕多见于降血压后。

（3）睡眠障碍：睡眠障碍是高血压的常见症状，早期往往被诊为神经衰弱。有的患者早期出现睡眠障碍，但不一定在一次就诊时就发现血压不正常，需多反复测量才能确定。睡眠障碍包括3种情况：①入睡困难，早醒，多梦等。②睡眠时对周围的微小刺激特别敏感，如光亮、声响、睡眠环境改变等。③有时似睡非睡，不能达到人脑休息的目的。

（4）脑力和体力减退：脑力减退是高血压的必发症状，但出现的早晚与严重程度并无规律，早期多不明显，随病情的进展而逐渐出现与加重。表现为记忆力减退，其特征为近记忆力减退，而远记忆力不受影响。脑力减退的另一个表现为注意力不能集中，理解能力减退，计算能力下降。高血压发展到一定阶段，还可逐渐出现体力减退，表现乏力、体力活动不能持久等。

（5）麻木、肌肉酸痛等：另有一些患者常会有手指麻木和僵硬感，也有的在手臂上还出现如蚂蚁爬行的感觉或两小腿对寒冷特别敏感，多在走路时出现腿痛。这些患者的颈背肌肉酸痛、紧张，有些被误诊为神经炎、风湿痛。这些现象的存在，部分是因为血管收缩或动脉硬化，以致肢体或肌肉供血不足所引起的。

（6）各种并发症：①脑，主要是脑血管病，包括脑梗死、脑出血和蛛网膜下隙出血。其表现可因脑血管病的种类、部位、范围的不同而有很大差异，轻者仅一过性头晕、失语、口眼㖞斜及偏侧肢体活动不灵，可于几分钟或数日后恢复，严重者剧烈头痛、偏瘫、二便失禁，甚至昏迷以致死亡。②心脏，有两种主要并发症，即冠心病和心力衰竭。冠心病可表现为胸闷、胸痛、心悸、心绞痛、心肌梗死或猝死。心衰可表现为呼吸困难、乏力、肢体水肿、夜间憋醒、厌食呕吐等。③肾脏，肾脏受损的程度与血压高低和病程长短密切相关。早期无肾脏损害的表现，病情进步发展，可出现蛋白尿；肾功能损害严重时，可出现少尿，尿毒症。其为高血压死亡的主要原因之一。④视网膜病变，可出现视力减退以致失眠，但是失明者少见。

第五节　高血压并发症及靶器官损害

高血压是世界上流行最广泛，危害最严重而最隐蔽的一种心血管疾病，对人的各组织器官的危害是在不知不觉中造成的，因此被称为"隐形杀手"。高血压对人体的危害不仅仅直接表现在血压升高上，而且由于血压长时间地保持在较高水平，从而导致大脑、心脏、肾脏、眼睛等各组织器官的负担加重，因而逐渐出现血管和脏器的病理改变及功能减退，最终并发脏器的功能衰竭。许多人对血压升高没有给予足够的认识，忽视了健康意识的培养，选择了不健康的生活方式，从而给自己和家庭造成了巨大的损失。

一、高血压的心脏损害

（一）高血压与心肌肥厚

1. 心肌肥厚的类型

心脏是一个椭圆形的中空的肌性器官，当心肌收缩时，由于心腔内各部分不同方向的受力是不一样的，因此心肌肥厚的类型也不可能都是向心性肥厚，可能会出现几种不同构型的变化，主要分为以下几种：

（1）向心性肥厚，左心室质量指数增大的同时，左心室壁厚度亦增加。

（2）向心性重构，左心室质量指数正常但左心室壁厚度是增加的。

（3）离心性肥厚，左心室质量指数是增加的，左心室壁厚度相对在正常范围内。

（4）非对称性间隔肥厚型，肥厚只限于室间隔部分，较少见。

（5）正常结构型，左心室质量指数及左心室壁厚度均未明显增加。

早期当压力负荷受肾素系统（RAS）作用出现心肌重塑现象，即向心性重塑，心肌细胞肥大，但数量并不增加，排列改变，胶原纤维增多，逐步胶原累计超过20%出现纤维化，以取代失去功能的细胞，从而发生向心性肥厚。最后发生容量负荷增加引起离心性肥厚。其中室间隔是心脏大小循环所共有的部分，是心脏超载的最先受损的靶器官，室间隔对左右心室收缩功能均有十分重要的作用，高血压LVH首先反映在室间隔增厚上。LVH的程度不仅与血压升高程度有关，还与高血压病程长短有关，也取决于非血流动力学因素。

2. 心肌肥厚的心功能改变

随着患者高血压时间的延长，心脏逐渐出现慢性机械性负荷过重的功能性代偿性反应，心肌形态学发生改变，出现了心肌肥厚。肥厚僵硬的心肌可能造成心脏功能的降低，主要表现为：

（1）收缩功能减退：由于正常的心肌细胞分为胚胎型和成人型两种，前者细胞可有增殖和肥大，而后者只有肥大而不能增殖。成人心肌肥厚时，心肌细胞体积增大，细胞内收缩蛋白类型发生变化。心肌间质细胞增殖，纤维组织增生，产生大量胶原纤维及纤维素，使心肌失去正常结构，发生肌细胞排列紊乱。当心脏收缩时，紊乱排列的细胞由于收缩力方向不一致而导致收缩力下降，心脏收缩功能减退，从而随着时间推移，肥厚的心腔逐渐发生扩张，心脏扩大，左室泵血功能减弱。

（2）心脏舒张功能下降：当心肌肥厚时，心肌细胞肥大，间质胶原纤维增生，心肌柔韧性下降，僵硬度增加，舒张功能减退，顺应性降低。由于心室重量增加以及室壁厚度的增大，导致心室充盈速度下降。因此，在心脏舒张期，顺应性较差的肥厚心肌可导致心室腔充盈减少，舒张早期心肌松弛不良和舒张晚期僵硬度增加，导致心脏舒张功能不全。

（3）冠状动脉血流储备下降：正常人的冠状动脉血流有很强的储备能力，就是指在平静状态下维持心脏活动所需的血流量少，此时冠状动脉处于一般状态，流经的血量仅占冠状动脉扩张时血流量的30%~40%；而活动时血流需要量加大，冠状动脉就会相应地扩张增加血流量以满足机体需要。它表示冠状动脉循环的一种潜在能力，正常人这种潜在能力是很大的，所以心脏可以承受剧烈的运动强度。

由于血压升高，心肌肥厚，肥大心肌和增生的间质胶原纤维对小动脉的挤压作用，使血流在冠状动脉内行进时的阻力增高，耗氧量加大，于是在同样状态下需要的静息血流量增加；心肌间质纤维化和血管外周纤维化导致心脏的顺应性降低，管壁周围纤维的弹性减低、硬度加大，这样会限制冠状动脉舒张，使冠状动脉舒张时阻力加大，扩张时的血流量减少；单位心肌组织中毛细血管的密度相对减少，甚至在部分区域中出现心肌毛细血管的分叉异常和扭曲变形等改变，尤其在心内膜下，这样影响了心肌需氧量和冠脉循环供氧量之间的平衡，从整体上加重了冠脉血流储备力的下降。

（4）室性心律失常增加：由于心肌肥厚的心肌细胞与正常细胞不同，体积增大，心肌纤维拉长，增加了心肌细胞的兴奋性和传导性，使心肌细胞阈电位值发生改变，阈电位值减小，易出现心律失常。其次，由于心肌肥厚，心脏舒张功能减退，心肌僵硬度增加，局部牵张力不协调而出现电活动不稳定，厚心肌氧耗量增加，心肌易发生缺血现象，导致心律失常的发生。左室肥厚的部分心肌，易出现纤维化和肌溶、坏死等，使局部心肌细胞电活动不稳定，产生折返环，心肌内有可能出现异位起搏点兴奋性增强，或触发机制或局部折返环形成，这些都可能是造成室性心律失常的原因。

3. 左室肥厚的发生情况

左室肥厚（LVH）是指左心室的重量增加。由于出生后不久人的心肌细胞就失去分裂的能力，所以成人心肌细胞只能以肥厚来适应负荷的增加。长期以来认为高血压LVH是高血压患者心脏慢性机械性负荷过重的一种功能性代偿性反应，也就是心脏重量的增加是源于适应过强的心脏后负荷的结果，心肌收缩力增强以维持足够的心排量。在某种程度上，认为肥厚的心肌对适应心室腔的压力是有益的，肥厚僵硬的心肌有防止心室腔进一步扩大的作用。但长期的负荷应激可引起心肌细胞肥大，肌纤维增粗，退行性变，毛细血管相对密度下降等改变，最终会导致不良性肥厚。肥厚的心脏重量增加，一般达400g以上，甚至可增重1倍。

高血压患者均有可能合并LVH，但并非所有的高血压患者都要发生LVH。研究资料表明，高血压患者左心室肥厚的发生率很高，而且随着年龄的增长而增加，高血压患者中有25%~30%合并LVH。研究证实，有左心室肥厚的高血压患者其心血管发病率、死亡率比心室质量正常的高血压患者要高出2~4倍。Framingham心脏研究用超声心动检查证实的LVH死亡率高达21%~33%，猝死率升高3~5倍，其原因是发生心律失常或心肌缺血。研究表明，收缩压升高较舒张压升高更易发生LVH。长期的随访结果还提示，无论是男性还是女性高血压患者，并发左心室肥厚者发生猝死和心肌梗死的比例，都比无左心室肥厚者有明显增加，不伴有左心室肥厚的高血压患者生存率也显著高于伴左心室肥厚的患者。因此目前医学界认为，左心室肥厚是高血压患者发生心血管病并发症的独立危险因素。在高血压患者的靶器官损害和其他危险因素中，左心室是最早出现严重损害之一，常作为脏器损害的早期标志。

LVH的发生与血液动力学负荷过重及神经内分泌等多种因素有关，其中循环与局部的神经内分泌因素的作用可能更为重要，这些神经内分泌因子有多种，如Ang II、儿茶酚胺、内皮素、胰岛素样生长因子、转化生长因子、白介素1及血管内皮生长因子等。此外年龄、性别及营养因素如肥胖和钠摄入及交感激活状态等似乎都对LVH有作用。因此，临床上发现尽管血压上升相同后负荷水平相同，有的患者发生 LVH，有的则无。

LVH 已不再是一种生理的、良性的、适应性的代偿过程，而是多种心血管疾病的独立危险因子，引起人们的广泛关注。大量研究表明，LVH 是高血压心血管并发症的独立危险因素和预后信号，与心律失常、心肌缺血、心力衰竭和猝死有明显关系，在心脏病的发病率和病死率上起着相当大的作用。因此，对高血压的有效治疗不仅在于控制血压，更重要的是真正达到早发现、早治疗，以便实现心肌肥厚的逆转，减少并发症，降低总体心血管疾病的危险性，最大限度地降低心血管病的发病率及死亡率，提高生存质量。

（二）高血压与冠心病

1. 发生机制

在高压负荷下，心肌肥厚，重量增加，所需要的血液供应也相对增加，但冠状动脉的数量并没有因为心肌肥厚而增多，反而由于高血压的作用，造成心肌内小冠状动脉中层增厚，血管内皮受损，发生粥样硬化性病理改变，管腔狭窄甚至闭塞，功能减低，弹性下降，血流阻力增加，冠状动脉储备下降，供血不足，表现为心绞痛、心肌梗死、心源性猝死、心律失常等情况。

2. 发病情况

高血压是冠心病的独立危险因素。冠心病的发病率和死亡率均随血压水平的升高而增加，整个人群的血压水平与冠心病发生危险程度呈现连续的线性关系。研究资料表明，如果舒张压持续增高 5mmHg，冠心病的危险性就会增加 20%～25%。舒张压>110mmHg 的人患冠心病的危险性是舒张压<80mmHg 者的 5～6 倍。由于舒张压升高，长期高血压引起的左室肥厚常使冠状动脉贮备下降，同时冠状动脉发生血管重塑（壁/腔比上升），最后出现血管中层增厚，血管外膜纤维化，血管内皮受损，粥样斑块形成等。当 LVH 时心肌肥厚速度可能大于冠脉毛细血管增生的速度并且由于血压上升及心肌肥厚使心肌耗氧量增加，而此时冠状动脉供血不足，所以易发生心内膜下心肌缺血，心绞痛甚至发生大面积梗死。因此，血压水平可预测人群冠心病的发病情况。

冠心病的发生，对患者生命构成极大威胁。轻者经常发生胸痛、胸闷、心悸等，使活动受限、生活质量下降；重者可突发的心血管急症危及生命，对个人家庭造成极大危害。因此，要对高血压提高警惕，防治冠心病的发生。降低血压可以有效地降低冠心病的发生率和死亡率，而且将升高部分的血压降得越低受益可能越大。

（三）高血压与心力衰竭

1. 发生机制

由于高血压造成心室肥厚，因左心室舒张期主动松弛能力下降和心肌僵硬度增加，致使左心室舒张期的充盈速率减慢而心搏量减少，左心室舒张末期充盈压力增高，临床称为舒张性心力衰竭。或者由于心室肥厚，使外周阻力增加，心脏收缩功能下降，导致左心室收缩期力量不足而排空能力减弱，射血分数降低，血液在心腔中滞留，临床称为收缩性心力衰竭。两种类型的心力衰竭既可以单独出现，也可同时存在。同时，由于高血压降低冠状动脉循环血量，加剧了心脏的损害。由于结构功能异常，引起心脏电活动紊乱，心室节律改变，容易发生期前收缩、传导阻滞、心动过速，甚至心房扑动、颤动等心律失常，这样也可促使或加重心力衰竭的发生发展。据报道，高血压心脏受累患者室性节律紊乱的发生率是无心脏受累患者的 5～10 倍。高血压患者如果短时间内血压急骤升高，常可诱发急性左心衰竭和肺水肿；而长期缓慢持续的高血压则主要导致心脏收缩舒张功能逐步异常，最终发展到慢性充血性心力衰竭。

2. 发生情况

高血压是发生心力衰竭的重要原因之一。美国对 5124 例充血性心力衰竭患者的调查发现，约 91% 的患者都有高血压病史。据 Kannel 等报道，高血压患者发生心力衰竭的概率为血压正常者的 6 倍，充血性心力衰竭患者 5 年内死亡率高达 50%。对 357 例高血压合并充血性心力衰竭患者的调查显示，男性平均生存时间为 1.37 年，女性为 2.50 年，男性 5 年生存率为 24%，女性为 31%。因此，高血压造成的心力衰竭越来越引起人们的关注。

近年来研究表明，左室舒张功能障碍是高血压性心力衰竭的重要特征，早期表现为左室舒张功能障碍，晚期出现左室舒张功能不全。高血压伴发心力衰竭，特别是充血性心力衰竭，患者的生活质量和生存期就要大大降低。除出现血压波动外，还会出现左心衰竭、肺瘀血的表现，重者会危及生命。然而，只要积极有效地控制高血压，不但可以有效地降低高血压性心力衰竭的发生，而且可以延缓心力衰竭的进程。有研究表明，有效控制高血压可使心力衰竭的发生率降低 55% 左右，同时死亡率也相应下降。这充分说明控制高血压对防治心力衰竭的重要性。

二、高血压的脑损害

高血压是脑卒中的首要危险因素。1990 年 Mac Mahon 等的一项多中心前瞻性研究发现，舒张压介于 70~110mmHg 者，其舒张压每升高 7.5mmHg，脑卒中的发病率会增加一倍。Framingham 的研究表明，单纯收缩期高血压可使动脉硬化性脑梗死的发病率显著提高。大量流行病学调查表明，脑卒中患者中，发病前有高血压者占 60%~70%，其中患高血压而又未经治疗者较接受治疗者的脑卒中发生率更高。

（一）高血压的脑血管损害

1. 发生机制

（1）高血压脑动脉粥样硬化：主要发生于动脉分叉部位和脑底动脉环。病变早期内膜呈斑片状，透明度消失和内膜增生变粗糙；其后发展导致内膜及其下层不规则增厚，内皮细胞脱落，内皮下层脂质沉积，内弹力膜断裂、内膜破溃、纤维蛋白和血小板聚集，纤维组织增生、钙化形成赘生物，造成管壁增厚、管腔变窄；严重时可导致形成的附壁血栓、血凝块、脂质、胆固醇等赘生物，脱落形成栓子。

（2）高血压小动脉硬化：高血压小动脉持久收缩，小动脉内皮下纤维玻璃样变性或纤维束样变性，造成内膜增厚，纤维样玻璃样变性，即高血压小动脉硬化。小动脉硬化，导致内膜破坏，内弹力板损伤断裂形成小动脉瘤或微动脉瘤，是脑出血的常见原因。

（3）高血压小动脉脂质沉积：当高血压合并糖尿病、代谢病，抑或高脂血症，易造成小动脉内膜节段性脂质沉积，呈脂质性玻璃样变性，又称脂质性玻璃样硬化。

脑卒中是以局限性或弥漫性脑功能丧失为特点的疾病，主要是由于高血压导致的颅内中小动脉管壁变硬和纤维化所致。一方面由于脑动脉粥样硬化时管壁增厚、斑块形成、管腔变狭窄，使该处血液流速变缓和涡流形成。由于内膜溃破、血小板和纤维蛋白元与红细胞聚集造成血管闭塞，最终形成血栓性血管阻塞，造成大脑有关部位严重缺血及功能丧失，或附壁血栓脱落后形成的栓子造成远端血管栓塞形成血栓栓塞，临床上称为"缺血性损害"；另一方面动脉粥样硬化时在较大或中等大动脉形成动脉瘤，由于血管壁硬化，弹性减低脆性增加，当血压升高时易破裂引起颅内出血，局部瘀血而致颅内压力增高，导致脑组织受压及功能丧失，临床上称为"出血性损害"。

2. 发生情况

众所周知，高血压与脑卒中关系密切。高血压脑动脉硬化引起的脑卒中通常包括脑梗死、脑出血、蛛网膜下腔出血、高血压脑病和血管性痴呆等。

在西方国家中，高血压人群的主要并发症是冠心病。而在我国，高血压的主要并发症则是脑卒中。我国和日本一起并列为世界上脑卒中发生率最高的国家，脑卒中的发生率大约是心肌梗死发生率的 5 倍，而其中高血压患者发生脑卒中的概率比正常血压者要高出 6 倍。有大量研究资料证实，脑卒中的发病与年龄相关，一般 45 岁以上人群高发，到 75 岁以上发病率可增加 5 ~ 8 倍。脑卒中最可怕之处就是致残率相当高，存活者中 50% ~ 70% 留有终身残疾，给社会和家庭带来沉重负担。

1991 年我国 30 个省市抽样调查结果显示，各个地区高血压患病率与存活的脑卒中患病率之间几乎呈平行关系。在我国，脑卒中是人群主要的病残和死亡原因，每年发病率 120 ~ 180/10 万，死亡率 60 ~ 120/10 万。与西方发达国家不同，我国脑卒中发病率是心肌梗死的 4 ~ 6 倍。根据我国卫生部公布的 1997 年城市和农村前 10 位的死因报告，脑卒中排第二位。而且还有证据表明，脑卒中的发生和预后与高血压的程度及其持续时间的长短成正相关。

无论哪种情况，无论脑血管是出血还是阻塞，只要出现都会给患者造成程度不同的肢体运动、感觉、语言、平衡、智能等的障碍。轻则影响肢体活动，重则危及生命。因此，通过积极防治高血压，大幅度地降低脑卒中的发病率与死亡率，对延长我国人群的寿命，提高生命质量具有极为重要的意义。

（二）高血压与脑梗死

脑梗死是指由于各种原因所引起的脑动脉的梗阻或闭塞，造成相应供血区域的脑组织血液供应障碍，缺血、缺氧进而导致的局部脑组织坏死、软化。脑梗死是脑血管病最常见的类型，约占各种急性脑血管病的 75%。

1. 发生机制

由于脑小动脉硬化和脑动脉粥样硬化，在脑血管壁局部病变的基础上诱发病变血管壁局部形成血栓，堵塞管腔，当管腔狭窄达到 80% 以上，又没有形成足够的侧支循环时，脑局部血液供应障碍，产生脑梗死。各种原因形成的动脉附壁血栓或赘生物脱落，形成游离栓子，随血液分布到机体的任何部位。当流经直径小于栓子的远端动脉血管时，就会阻塞血管，造成远端组织的缺血坏死，如果这种堵塞发生在脑血管，则形成脑梗死。

2. 发生情况

脑梗死是多病因疾病，其中高血压和动脉硬化是中老年脑梗死最常见的原因。脑梗死是脑部一些血管因血栓形成或栓子脱落产生的急性或亚急性血管闭塞，血流中断，造成大脑相应部分严重缺血而产生运动、感觉障碍等一系列表现的脑血管疾病。研究资料表明，约 70% 的脑梗死患者伴有高血压。高血压虽然并不是脑梗死发生的必备和直接因素，但是患者一旦合并高血压，其发生脑梗死的概率较血压正常者明显增高。高血压通常与各种类型的动脉硬化相互伴随并相互促进，特别是与脑小动脉硬化有明显的关系。此外，长期的高血压常常可以损伤脑动脉的血管内膜，增加血栓形成的机会。

（三）高血压与脑出血

脑出血俗称脑溢血，是指脑实质内血管（主要是动脉）破裂导致血液外溢至脑组织内造成神经功能障碍的一类疾病。脑出血根据病因可分为外伤性和非外伤性两类。通常所说的脑出血是指非外伤性出血，也称自发性出血，占所有脑卒中患者的20%～30%。

1. 发生机制

脑出血的病因很多，但最常见和最主要的病因是由于高血压伴脑动脉硬化，约占脑出血患者的90%；其他的原因有先天性脑血管畸形、动脉瘤、脑底异常血管网（Moyamoya病）、类淀粉样血管病、抗凝或溶栓治疗后、脑肿瘤卒中、脑动脉炎及梗死性出血等，但都比较少见。

长期血压升高，因压力负荷、缺血及缺氧，使脑小动脉管壁玻璃样变，动脉硬化及纤维素样坏死，病变的血管壁膨出，形成微动脉瘤。在此基础上，血压进一步骤升，就会发生脑出血。另外，由于高血压可造成脑小动脉痉挛，管壁缺氧坏死，血液外溢，当病变持续加重时，出血可能融合成片形成较大的出血。虽然高血压与脑出血的关系非常密切，但高血压引起脑出血的机制，目前仍不清楚。

2. 发生情况

高血压性脑出血是高血压最严重的并发症之一，发病急，进展迅速，病情严重，死亡率和病残率均很高。研究资料表明，高血压患者中约三分之一可能发生脑出血，脑出血患者中约90%患高血压。

（四）高血压与血管性痴呆

痴呆，目前国际上尚无确切的统一的定义。但从神经病学角度来看，痴呆通常是指一组由于脑的慢性进行性、退行性疾病引起的记忆及其他智能损害为表现的综合征，常同时伴有行为的异常及人格的改变。老年期痴呆的主要类型包括血管性痴呆（Vascular Dementia，VD）、老年性痴呆（Alzheimer Dementia，AD）和混和性痴呆。随着社会老龄化，痴呆患者将逐渐增多，造成家庭和社会的沉重负担，越来越引起人们的重视。

1. 发生机制

血管性痴呆是指由于多次的或一次的急、慢性缺血性脑血管病和（或）出血性脑血管病引起的获得性智能损害这样一组临床综合征。

高血压是脑血管病最主要的危险因素，脑是血压升高时容易受损伤的靶器官之一。血管性痴呆是由于脑血管疾病引起，包括缺血性脑血管病和出血性脑血管病。缺血性脑血管病是造成血管性痴呆的主要原因，可以一次或多次急性缺血性脑梗死引起，也可以是慢性脑缺血，但不一定伴有明显的脑梗死症状。出血性脑血管病引起痴呆，可以是因为脑内血肿、蛛网膜下腔出血或硬膜下血肿等引起痴呆。

2. 发病情况

痴呆的发病率占总人口的4%～5%，80岁以上可达20%～30%。血管性痴呆、老年性痴呆及混合性痴呆占老年期痴呆的70%～90%。欧美国家老年痴呆患者中，老年性痴呆占50%，血管性痴呆占15%～20%，混和性痴呆占15%～20%。美国NIH神经流行病学一项多中心研究结果表明，年龄在60岁以上的缺血性脑血管病存活的患者中，约26.3%合并血管性痴呆。在日本，老年期痴呆患者中血管性痴呆占50%；病理尸检证实54%～65%的痴呆是血管性痴呆。我国 11 个城乡的普查表明，60 岁以上的老年人中，血管性痴呆的患病率为 324/10 万人口，老年性痴呆为 238/10 万人口；城市中血管性痴呆的患病率为 478/10 万人口，农村为 140/10 万人口。

血管性痴呆在世界各地的发病率不完全一致。在欧美各国，血管性痴呆仅次于老年性痴呆，占老年期痴呆病因的第二位。在亚洲及许多发展中国家，血管性痴呆多于老年性痴呆，占痴呆病因的首位。在我国，血管性痴呆患病率略高于老年性痴呆，城市血管性痴呆的患病率明显高于农村。

三、高血压的肾脏损害

原发性高血压为多病因疾病综合群，与遗传及环境因素均有关。由于肾脏独特的血液动力学作用，对体钠的精密平衡机制以及许多参与循环血液动力学、调节体钠平衡的因子的陆续被发现，肾脏与高血压的关系已越来越受到人们所重视，研究也越来越深入。

（一）发病机制

高血压的持续作用必将导致肾血管器质病变，使小动脉壁增厚，管腔变窄面导致肾脏缺血，肾缺血不但诱发肾实质损害（肾小球硬化、肾小管萎缩及肾间质纤维化）和功能紊乱，而且还能反过来作用于高血压本身，促进高血压进展。高血压时肾血管的器质病变主要发生在肾小球前微动脉及小动脉，亦即入球小动脉、小叶间动脉及弓状动脉。

（1）高血压对肾微循环的影响：高血压肾脏病变的出现，是与高血压本身的严重程度和病程长短有关的，但肾脏病变的程度与血压升高的程度并不成正比。在长期持续的高血压作用下，肾脏微循环发生功能或结构的改变以适应血压升高的变化。随着年龄的增高，肾脏微循环的适应性调节越差，肾小动脉硬化发生率越高。老年人如果血压控制不满意，持续 5 年后就会出现不同程度的肾硬化改变。

（2）高血压时肾血流自身调节的改变：持续高血压可以改变肾血管对肾灌注压变化的自身调节反应，使其自身调节的阈值提高。也就是说，在高血压的作用下，肾血管试图降低对压力反应的敏感性以抵消高血压对肾小球的直接作用。这种肾自身调节阈值的升高，使得肾血管仅对更高的肾灌注压产生自身调节效应。这一改变使得肾小球和肾小管对血压变化的适应能力下降。

（3）高血压引发血管神经体液调节紊乱：大量研究证据表明，原发性高血压的发生发展与肾脏神经过度兴奋有关。血压升高会刺激肾脏的传出神经，使得交感神经活动增强，于是肾血管收缩，滤过率下降，这又促使肾小球旁器释放肾素，激活肾素-血管紧张素系统，直接和间接促进水钠的再吸收。加之代偿过程所动员出来的许多神经、体液因此使血压中枢阈值重新调整到更高，致使部分体液因子、活性物质的敏感性就会下降，反过来再度加重血阻力和内环境失调，造成血管、神经、体液调节紊乱的恶性循环。

（4）高血压对肾脏的直接损害：肾脏的解剖生理特点使其成为高血压作用特别敏感的靶器官。一般来说，高血压患者主动脉内压力最高，肾动脉与腹主动脉直接相通且分支角度大，强大的高压血流对肾内小动脉的冲击和影响是很大的；肾脏的各种感受器多受该压力影响进行调节，同时肾血管的反应性收缩远不能阻断这种压力向肾小球的传递。近年的研究证实，肾小球的高灌注状态是引起高血压性肾损害的启动因素，肾血管的收缩会加重肾缺血，尤其是对缺血更敏感的肾小管，往往先于肾小球发生一系列病变。

　　高血压引起肾损害的最大威胁来自肾小动脉硬化，一先以肾小动脉逐渐硬化及肾脏缺血为主，继而出现肾小管和肾小球功能损害，最终导致肾硬化症、肾功能不全，这种肾脏损害的发生率随着年龄增长、血管退变加重而增加。由于肾动脉属全身性中小动脉的一部分，全身性血压的升高与降低均可影响肾血流，而肾动脉的异常又可加重全身性高血压，因此两者可造成恶性循环。有报告表明，重度高血压患者肾衰高达33%。

　　（二）发病情况

　　高血压由于普遍的负荷增高，对心、脑、肾等重要脏器构成威胁。据西方国家统计，高血压的小动脉硬化在年轻时即可开始，在67岁左右发展成终末期肾病者占全部终末期肾病的26%；因高血压性肾硬化而进行肾移植的患者已占到整个肾移植患者的25%。研究表明，舒张压>90mmHg的500例患者进行了长期追踪观察直至死亡，发现其中58%出现了不同程度的肾损害。相关研究资料显示，我国由高血压引起肾小动脉硬化致肾功能衰竭者占慢性肾功能衰竭的10.4%~28.1%，肾硬化是导致肾功能衰竭的主要原因之一，而高血压是肾硬化的确定原因和促发条件。此外，恶性高血压患者最主要的病变是肾和肾小动脉硬化，而且这种肾小动脉硬化呈急进性、进行性快速发展，是致死的主要原因。如果加以阻断，则1年的死亡率可下降20%左右。

　　反映肾功能状况的指标很多。其中，血尿酸、血肌酐以及尿蛋白在一定程度上可以反映肾功能的状况。尿酸是体内核酸中嘌呤碱的最终产物，肌酐是机体氮的代谢产物，二者均主要从肾脏排出。当肾功能受损时，尿酸和肌酐在血中的浓度增高，同时尿液中蛋白质的浓度也可能升高，形成蛋白尿。因此，这些指标的异常在一定程度上均可反映肾脏功能的状况，对判断高血压患者的预后具有重要意义。

四、高血压的眼底损害

　　自从19世纪中叶发明眼镜以来，人类就可以观察到生物体的眼底血管的改变。通过眼底视网膜血管可以了解人体血液循环系统在小动脉的表现，并可以判断心、脑、肾等器官相应的变化情况。所以，检查眼底对多种疾病的诊断、治疗及推测预后是不可缺少的重要监测手段。

　　高血压可导致视网膜中央动脉发生硬化。眼底镜检查可见这些血管迂曲，颜色苍白，反光增强，呈银丝样改变，动、静脉交叉处静脉呈受压现象，严重者视乳头发生水肿，视网膜渗出和出血，患者视物模糊。

　　（一）发生机制

　　高血压最先损害的靶组织就是全身的中小动脉，其中包括眼底动脉在内。由于小动脉反复痉挛，血管内压持续升高，内皮细胞虽可通过其细胞骨架的适应性来加强适应，但仍不能承受血管内压力升高的作用而被分开，内皮细胞间间隙扩大，血浆蛋白（含免疫球蛋白及纤维蛋白原）渗入内皮下间隙。局部区域中膜平滑肌发生坏死，溶酶体酶释出，并可引起局部性蛋白溶解，以致该处管壁通透性升高。血浆蛋白的渗入连同由未坏死平滑肌产生的修复性胶原纤维及蛋白多糖使细动脉壁细胞愈来愈减少而陷于玻璃样变，形成细动脉硬化。随着疾病的发展，细动脉管壁愈来愈增厚、变硬，管腔狭窄，甚至可使管腔闭塞。

　　眼底动脉更细、弹性小及代偿能力有限，再加上眼部的多种重要功能均依赖脑部血液的充足灌注，需要眼底动脉经常地收缩、舒张，进行频繁的调节，所以血压的轻度波动对它的影响较其他脏器大得多。使它更容易疲劳而发生功能障碍，更容易受到高血压的威胁。

有的人最终可因视乳头水肿、眼底出血等问题导致视力下降、视野缺损、甚至暂时或永久性失明；同时眼底的水肿、出血可以随着血压降低而消退（硬性渗出几个月后消退），若血压又复上升，眼底病变还可再次出现。

（二）发生情况

眼底改变主要与血压升高的程度，尤其是舒张压持续性升高的程度、急缓和时限有关，观察内容包括视网膜、脉络膜、视乳头等的改变。高血压时经常需要通过眼底镜检查获取有关高血压的信息。

有一项对 1000 例原发性高血压患者的视网膜病变进行调查，结果显示眼底改变与心、肾损害及死亡率成正比。眼底正常者，心、肾亦基本正常，眼底仅有视网膜动脉功能性收缩者中无死亡病例，即使有左心室肥厚和心脏扩大者的死亡人数也很少；发生单纯视网膜动脉硬化的患者则死亡率也只有 0.5% 左右。但是，随着心、肾损害发生率的增加，视网膜动脉病变程度也逐渐加重。在已经出现高血压性视网膜病变的患者中死亡率可以上升到 27%，而伴有高血压性视乳头视网膜病变患者的死亡率会更高，可以达到 50%。因此，通过对眼底病变动态变化的检查，可以作为高血压程度、发展与转归的标志。

由于眼底动脉是最先显示高血压危害的血管之一，眼底动脉与全身小动脉病变程度基本平行。因此，眼底改变在高血压的预防、诊断和治疗上具有重要作用。

高血压性视网膜血管改变是高血压全身表现的一个方面，近年来对它的研究日益受到重视。原发性高血压性视网膜病变以慢性进行性多见，弥漫性小动脉缩窄是其视网膜病变的特点。高血压患者中有眼底改变者占 64%～73.3%。据 Klein 等调查，高血压是引起视网膜小动脉狭窄、动静脉交叉压迫、棉絮状斑等病变的危险因素。通过对非糖尿病人群中正常血压者及高血压患者中视网膜损害发生率的调查，结果显示视网膜病变和视网膜动脉硬化在正常血压者中分别为 6% 和 11%，而在高血压患者中分别为 11% 和 19%。

高血压产生的视网膜血管改变与身体其他组织血管改变相似，主要是血管增殖性硬化和玻璃样变性。高血压的眼底表现根据血压增高的速度和时间长短而不同，其严重程度常能反映机体血管的损害程度，对高血压的诊断，临床指导用药和判断预后具有重要的临床意义。

目前，国内外对高血压患者的靶器官损害进行了大量研究。我国在此领域也开展了一些相关研究，但大多局限于临床实验室的研究。或者对单独某一个靶器官的损害研究，而尚未见以大规模人群为基础的、对多个靶器官损害所进行的流行病学研究。

第六节　高血压的诊断

一、确定高血压

正确测量血压

1. 直接方法

通过导管方法直接监测血管内的压力。即将导管的一端插入动脉、静脉或心腔内，另一端连接压力换能器，可以将压强能转化为电能，并可以精确地测出心动周期中各瞬间的血压数值。临床常用的有主动脉、锁骨下动脉、桡动脉、肺动脉等动脉压力测定及肘静脉和上下腔静脉的压力测定。心腔的压力常在心导管检查时测定。直接方法测定血压，常常用于血流动力学的连续监测，如手术和心脏介入性诊断和治疗时。

2. 间接方法

袖带法测定血压的方法，包括听诊法间接测定肱动脉收缩压和舒张压，以及袖带法测定 24 小时动态血压。

（1）间接听诊法：需应用气袖、血压计和听诊器进行动脉压测定。由于血压测量受各种因素和测量条件的影响，在进行大面积人群血压测量时，在比较不同地区、不同人群的血压水平和评估预后因素和防治效果时，均要注意避免测量时的偏差，因此必须采用标准化的测量方法。

（2）袖带法测定高血压：

血压计：最常用的汞柱式血压计。许多研究应用随机零点血压计，这种血压计可以减少观察者的主观变异影响，血压计应定期校准，放气阀必须保持良好的工作性能。

气囊袖带：血压计袖带内囊的长短和宽窄会影响血压测定值的结果。血压计的袖带必须宽到覆盖上臂长度的 2/3，长到足以覆盖 2/3 的上臂周径。如上臂过粗或袖带过窄，测出血压比实际为高；上臂直径过细而气囊过宽，测出血压常比实际为低，误差可在 20mmHg 以上。WHO 心血管病和高血压专家委员会推荐的一般成人袖带是 12~15cm 宽，30~35cm 长。商品袖带的规格一般普通人为 12cm×23cm，肥胖或高大者用为 15cm×30cm，儿童袖带 9cm×18cm，婴儿袖带 6cm×12cm，新生儿袖带 2.5cm×5cm，儿童应使用可以完全包绕上肢并至少宽于上肢直径 20% 的袖带。

Korotkoff 法的五音内容：袖带法测压时，用气球向气囊内充气，使其压力超过肱动脉压力，肱动脉被紧压，血流不能通过，桡动脉搏动也消失。然后放松气囊，袖带压力逐渐下降，降到略低于左室收缩压时，肱动脉内血流开始间断性通过并产生与心脏搏动同步的敲击声。袖带内压力继续下降，声音的质量和强度也逐渐变化，当压力降到心脏舒张压以下时，整个心动周期内血流完全畅通，声音也随之消失。Korotkoff 将测压期间声音的变化分为：

第Ⅰ时相　袖带压力下降中听到的第一次轻而清晰的敲击声。

第Ⅱ时相　随着气囊放气，声音变大，成为较响的钝浊音。

第Ⅲ时相　声音变得更响，出现较清脆的抨击音。

第Ⅳ时相　声音突然变小，短促而低沉，往往带有柔和的吹风样性质。

第Ⅴ时相　随袖带压力下降，声音最终消失。

气囊放气过程中，首次听到声音时的血压即为收缩压。舒张期血压应是指二次收缩期最高血压之间的动脉腔内剩余压力。在儿童以第Ⅳ时相（声音转为低沉）作为舒张压最为适宜，而在成人则以第Ⅴ时相（声音消失）为准。

测定血压的条件：①检查前半小时避免用力进食、吸烟或受寒，被检查者要排空膀胱。②检查前 5min 不要做体位变动，可取坐位、卧位或立位测量。③手臂不应被衣物束缚，应尽量舒适、放松。④检查室内环境应保持明亮、安静，温度适宜，防止噪声过大及过热、过冷。

测量血压步骤：测压时，袖带应平服紧贴缠于上臂上，气囊中间部位正好压住肱动脉，气囊下缘应在肘弯上 2.5cm，将听诊器胸件置于袖带下肘窝处肱动脉上，快速充气，待触到桡动脉脉搏消失后再加压 30mmHg，快速稳定地放气，放气时使压力以每秒 2～3mmHg 的速度下降。收缩压应取清晰听到第一次心搏时的压力读数，舒张压应取声音突然变小、短促而低沉时的压力读数。

经过百年的实践，传统的血压测量方法存在下述 4 个方面的缺陷：①测量不精确，其中部分是不可避免的。②无法显示血压固有的变异性。③医师测压时血压有增高的倾向（白大衣高血压），而且错误地将一部分正常者诊为高血压。④不能精确地评价高血压与并发症之间的相关性。

（3）24 小时动态血压：为了克服传统测压的不足，动态血压测定（ABPM）应用到了临床和研究。动态血压测定，有直接 24 小时血压记录和非创伤性 24 小时动态血压记录 2 种。目前临床上常用非创伤性 24 小时血压记录。ABPM 临床适用范围尚有争论，主要是考虑到费用的昂贵和可能产生的过多应用。美国高血压教育方案协调委员会（NHBPEP）推荐的应用范围见下：①正常血压高值者（DBP85～89mmHg）伴靶器官损害。②评价难治性高血压。③发作性高血压。④白大衣性高血压。⑤降压药物引起的低血压状态。⑥夜间心绞痛和肺水肿时血压改变。⑦自主神经功能障碍。⑧颈动脉窦昏厥和起搏器综合征。

ABMP 应用临床后，在高血压的诊断、治疗及预后判断上提供了新的更加精确的手段。在诊断方面，有利于早期发现高血压患者，并且有助于区别高血压而无靶器官损伤者是否真正患有高血压。在治疗方面，能评价降压药物与血压曲线之间的关系，指导临床合理用药。已有学者提出，对"杓型"高血压患者，应选用短效药物，清晨服药，以控制早期升高的血压，又不致夜间血压过低；对"非杓型"高血压者，则应用长效药物或夜间增加用药，使夜间血压降至最恰当水平，恢复血压的昼夜节律变化。在判断预后方面，也有研究证实，24 小时平均血压值高、标准差大的高血压患者显示出靶器官损害严重的可能性大，且并发症多、重，但对 ABMP 监测判断预后尚未有一致肯定的结论。

综上，ABMP 对高血压的诊断提供了较准确、科学的依据，能详细观察、了解血压变异性及其与各种因素的关系，同时指导临床用药，评价降压药物的治疗效果，在一定程度上预见高血压患者靶器官损害情况。因此 ABMP 成为高血压临床诊治的重要手段，但目前仍存在着诊断标准和疗效判定标准不统一等问题。

二、鉴别继发性高血压并寻找继发性高血压的原因

继发性高血压也叫症状性高血压，是随着疾病某些过程中并发血压升高，高血压仅仅是这些疾病的临床表现之一。继发性高血压包括肾实质性高血压、肾血管性高血压、原发性醛固酮增多症、嗜铬细胞瘤、皮质增多症、主动脉缩窄。临床上凡遇到以上情况时，要进行全面详尽的筛选检查。

临床表现（临床上凡遇到以上情况时，要进行全面详尽的筛选检查）：

（1）中、重度血压升高的年轻患者。

（2）症状、体征或实验室检查有怀疑线索，例如肢体脉搏搏动不对称性减弱或缺失，腹部听到粗糙的血管杂音，近期明显怕热、多汗、消瘦，血尿或明显蛋白尿等。

（3）降压药联合治疗效果很差，或者治疗过程中血压曾经控制良好但近期内又明显

升高。

（4）急进性高血压和恶性高血压患者。

三、高血压分级及危险分层（表3-6-1）

表3-6-1　高血压危险分层

其他危险因素和病史	血压（mmHg）		
	1级高血压 SBP 140~159 或 DBP90~99	2级高血压 SBP 160~179 或 DBP100~109	3级高血压 SBP ≥180 或 DBP≥110
无	低危	中危	高危
1~2个其他危险因素	中危	中危	极高危
≥3个其他危险因素或靶器官损害	高危	高危	极高危
临床并发症或合并糖尿病	极高危	极高危	极高危

第七节　高血压的鉴别诊断

一、继发性高血压筛查人群

在临床工作中应对以下高血压患者进行继发性高血压的筛查：

（1）发病年龄<30岁且无高血压家族史。

（2）血压增高的幅度大，通常达高血压3级（>180/110mmHg）。

（3）血压难以控制，需要使用3种或以上降压药。

（4）常用的五大类降压药物效果不佳。

（5）血压波动大或阵发性高血压。

（6）坚持服药情况下控制良好的血压突然明显升高。

（7）双上肢血压不对称。

（8）体检闻及血管杂音。

（9）未服用或服用小剂量利尿剂即出现明显低血钾，排除进食差、腹泻等诱因。

（10）服用血管紧张素转换酶抑制剂（ACEI）或血管紧张素受体拮抗剂（ARB）后出现肾功能的急剧恶化，血肌酐明显升高。

（11）高血压伴有尿常规异常，如大量蛋白尿、多量红白细胞等。

（12）急性心力衰竭或一过性肺水肿，尤其以晨起和夜间多见。

（13）单侧肾萎缩。

二、常见继发性高血压筛查程序

(一) 肾实质性高血压

1. 概述

由各种肾实质疾病引起的高血压统称肾实质性高血压，其发病率在继发性高血压中占第一位，为常见疾病。肾实质性高血压为由各种急、慢性和（或）继发性肾脏疾病所致的高血压。临床常见疾病包括：慢性肾小球肾炎（IgA 肾病常见）、急性肾炎、急进性肾炎、狼疮性肾炎、糖尿病肾病及慢性肾小管间质肾病等。与同等水平的原发性高血压相比，肾实质性高血压的眼底病变更严重，心血管并发症更多，更易进展成恶性高血压，所以，肾实质性高血压的预后比原发性高血压差。需要特别强调的是肾实质性高血压又将反过来危害肾脏，加速肾实质疾病（尤其是慢性肾小球疾病）的进展，形成恶性循环。因此，肾实质性高血压必须积极治疗。

2. 诊断

（1）临床表现：可见原发肾脏疾病的各种表现，如眼睑及双下肢水肿、肉眼血尿、尿量改变，以及乏力、食欲下降、体重减轻等症状。但是由于某些患者的原发肾脏疾病症状较为隐袭，其引发的肾实质性高血压往往成为首次就诊疾病，高血压有关临床表现较为突出，如突发头晕、头痛、视力模糊，血压升高程度甚可达恶性高血压标准。随着病情进一步进展，会出现夜尿量增多（夜尿量超过全日尿量 1/2）等肾小管浓缩功能障碍表现，并逐渐出现血肌酐升高，最终会进入慢性肾衰竭尿毒症，肾功能进展速度与原发肾脏疾病的类型及血压升高程度、控制程度等相关。肾实质性高血压患者发病年龄多为青中年，高血压病史较短。

（2）实验室检查：实验室检查可见与原发肾脏病有关的化验异常，蛋白尿量较多、尿沉渣镜检有形成分增加（变形红细胞、管型等）、血白蛋白降低、血肌酐升高及肾小球滤过率下降、禁水尿渗透压降低等。

（3）辅助检查：眼底检查可见出血、渗出较为严重，视网膜动脉硬化病变有可能较轻。X 线、超声心动图及 CT 等检查，可见心脏及脑等损伤表现。

（4）病理诊断：可见原发肾脏疾病的各种病理表现。肾实质性高血压肾脏病理与良性高血压肾硬化症的病理表现基本相同，主要侵犯肾小球前小动脉，引起入球小动脉玻璃样变，小叶间动脉及弓状动脉肌内膜增厚，导致动脉管腔狭窄，供血减少，肾脏缺血，进而继发肾小球基底膜皱缩、缺血性硬化、肾小管萎缩、肾间质纤维化等；达到恶性高血压程度时会引起严重小动脉病变（入球小动脉至弓状动脉管壁纤维素样坏死，小叶间动脉和弓状动脉严重肌内膜增厚，血管切面呈"洋葱皮"样外观，管腔高度狭窄乃至闭塞），肾实质损害（肾小球坏死增生性病变及缺血性病变，前者出现肾小球纤维素样坏死、毛细血管腔血栓及新月体形成等病变），并较快进展至肾小球硬化、肾小管萎缩及肾间质纤维化。

（5）鉴别诊断：肾实质性高血压应与良性高血压肾硬化症鉴别：若病史十分清楚则鉴别毫无困难，肾实质性高血压患者尿异常在前，高血压在后；而良性高血压肾硬化症患者高血压则先于肾损害 10 余年。对于病史不清，尤其已有肾功能不全的病例，鉴别常很困难，表 3-7-1 中资料可供参考。

表 3-7-1　肾实质性高血压与良性高血压肾硬化症的鉴别

项目	良性高血压肾硬化症	肾实质性高血压
高血压家族史	常阳性	阴性
年龄	中、老年	青、中年
尿化验	尿蛋白轻，尿中红细胞及管型少	尿蛋白较多，尿中红细胞及管型常明显
水肿	无	常见
肾功能损害	肾小管功能（如尿渗透压测定）异常在先	肾小球功能（如肌酐清除率测定）损伤在先
眼底改变	高血压眼底改变（小动脉硬化为主）	肾炎眼底改变（渗出性病变为主）
肾性贫血	出现较晚、较轻较快较慢	较明显
病程进展	较慢	较快
预后	多死于高血压心、脑并发症	多死于尿毒症

3. 治疗

肾实质性高血压的治疗目标应主要放在保护呈现"三高"的残存肾脏上，毁坏的肾组织已经很难恢复。因此对于系统高血压的治疗，确定降压目标值及选择合适的治疗药物最为重要。

（1）降压目标值：20 世纪 90 年代初美国国立卫生研究院领导的 MDRD（Modification of Diet in Renal Disease）试验即为慢性肾脏病（CKD）高血压降压目标值寻获了可靠依据。MDRD 研究结果认定：对于尿蛋白超过 1 g/d（尤其出现大量蛋白尿）的肾脏疾病患者，平均动脉压（MAP）必须严格控制达 92mmHg（血压 125/75mmHg），尿蛋白少于 1 g/d 的肾脏疾病患者，宜将 MAP 降至 97mmHg（血压 130/80mmHg）。而且，在相同 MAP 水平上，降低收缩压（及脉压）比降低舒张压更重要。2007 年《欧洲高血压指南》（ESC/ESH）及 2009 年《欧洲高血压指南再评价》明确指出，高血压合并肾脏损害降压靶目标值 130/80mmHg，2013 年《ESC/ESH 高血压指南》CKD 高血压患者的目标血压 <140/85mmHg，2012 年《美国肾脏病指南》将高血压合并 CKD 患者的血压目标为 140/80mmHg，大量蛋白尿的 CKD 患者血压应当 <130/80mmHg。2013 年美国 JNC 对 CKD 患者血压目标定为 <140/90mmHg。基于不同指南所依据不同的临床试验所设定 CKD 的目标血压，汇总不同的研究试验和荟萃分析，本诊疗常规规定对于 CKD 的目标血压为 <140/90mmHg。

（2）降压药物的选择：在治疗 CKD 高血压时，首要任务是将血压降达目标值，凡能有效降压、把血压降至目标值的药物均可应用。不过，在将血压降至目标值的前提下，宜首选肾脏保护作用最强的药物。近年，许多循证医学试验已证实，能阻断肾素-血管紧张素-醛固酮作用的血管紧张素转换酶抑制剂（ACEI）及血管紧张素Ⅱ受体阻断剂（ARB）肾脏保护作用最强，故应首选。钙拮抗剂（CCB）治疗系统高血压包括 CKD 高血压的疗效早已肯定，但是该类药物中双氢吡啶类 CCB 在治疗肾实质性高血压时，对肾脏的作用曾存在严重争论。近年一些临床研究的结果已能对此争论澄清，只要把系统高血压降达目标值，双氢吡啶类CCB肯定对肾脏具有保护作用，此时该药降低血压的效益已能克服其扩张入球小动脉的弊端，而使肾小球内"三高"的血流动力学变化得到改善。其他降压药，如利尿剂、β受体阻滞剂及α受体阻滞剂等，都具有血压依赖性肾脏保护效应，使用这些药物治疗CKD高血压时，只要把系统高血压降达目标值，均能延缓肾功能损害进展。但是，至今尚未发现这些药物具有非血压依赖性肾脏保护效应，所以一般只将它们作为配伍药应用。

（3）降压药物的配伍应用原则：2007年《欧洲高血压指南》及2009年《欧洲高血压指南再评价》已经明确指出，高血压合并肾损伤从初始降血压治疗就应联合用药。肾实质性高血压也常需3~4种降压药联用才能有效降压。现在多采用如下流程：首选ACEI或（和）ARB配合小剂量利尿剂应用。小剂量利尿剂排钠，并对慢性肾脏病高血容量患者适量利水，都能帮助ACEI及ARB发挥降血压疗效。但是，利尿剂一定不能过量。肾功能不全患者还要参考SCr水平选用利尿剂：SCr<159mmol/L（1.8mg/dL）时，可用噻嗪类利尿剂；而SCr＞159mmol/L（1.8mg/dL）时，则只能用祥利尿剂治疗。美国高血压学会（ASH）规定eGFR≥30mL/（min·1.73m²）时可以使用噻嗪类利尿剂，eGFR<30mL/（min·1.73m²）时建议使用祥利尿剂，因为此时噻嗪类利尿剂已无疗效。如果上面两种降压药不能使血压下降至达标，则再加CCB，包括双氢吡啶类及非双氢吡啶类CCB。由于双氢吡啶类CCB较安全，可逐渐加量至中等剂量。如果血压还不能达标，就应测量患者心率，参考心率选择下述配伍药物。心率较快（>70次/min）宜加用β受体阻滞剂或仅使用β受体阻滞剂；心率偏慢（<70次/min）则应将非双氢吡啶类CCB改为双氢吡啶类CCB。如果血压下降仍不满意，再加其他降压药，包括α受体阻滞剂、中枢性降压药及外周血管扩张药等，用α受体阻滞剂时要警惕位置性低血压发生。降压药物配伍治疗高血压时，现多主张各药都用常规剂量，以避免大剂量用药的副作用。

（二）肾血管性高血压

1. 概述

肾血管性高血压（Renal vascular hypertension）是单侧或双侧肾动脉主干或分支狭窄引起的高血压。常见病因有多发性大动脉炎、肾动脉纤维肌性发育不良和动脉粥样硬化，前两者主要见于青少年，后者见于老年人。肾血管性高血压的发生是由于肾血管狭窄，导致肾脏缺血，激活肾素-血管紧张素-醛固酮系统。

2. 诊断

（1）临床表现：

1）恶性或顽固性高血压。

2）原来控制良好的高血压失去控制。

3）高血压并有腹部血管杂音。

4）高血压合并血管闭塞证据（冠心病、颈部血管杂音、周围血管病变）。

5）无法用其他原因解释的血清肌酐升高。

6）ACEI或ARB降压幅度非常大或诱发急性肾功能不全。

7）与左心功能不匹配的发作性肺水肿。

8）高血压并两肾大小不对称。

（2）辅助检查：

1）多普勒肾动脉超声、磁共振血管造影、计算机断层血管造影可提供肾动脉狭窄的解剖诊断。

2）开搏通肾图、分肾肾小球滤过率、分肾静脉肾素活性可提供肾动脉狭窄的功能诊断。

3）经动脉血管造影是肾动脉狭窄诊断的金标准，用于确定诊断及提供解剖细节。

3. 治疗

（1）药物保守治疗：药物降压时宜保持血压在适当水平。维持治疗阶段要定期测量肾体积及分肾功能，如患肾出现萎缩趋势或肾功能明显下降，则有血运重建指征。

1）ACEI 或 ARB 控制肾血管性高血压十分有效，但可能导致患肾功能损害。对于双侧或单功能肾的肾动脉狭窄患者，可能诱发急性肾功能不全，应禁用。

2）钙拮抗剂和 β 受体阻断剂对于禁用 ACEI 或 ARB 的患者是较安全有效的降压药物；具有 α 效应的 β 受体阻滞剂适用于肾动脉狭窄的患者。

3）其他药物如 α 受体阻滞剂、非特异性血管扩张剂及中枢性降压药也可考虑适当合用。

（2）肾动脉血运重建：肾动脉血运重建，尤其是经皮肾动脉支架植入术，对于确定的肾血管性高血压和（或）缺血性肾病患者，已成为临床上首选的治疗方法。

（三）原发性醛固酮增多症

1. 概述

原发性醛固酮增多症（PA）是指一组醛固酮生成异常增多，部分是由于肾素-醛固酮系统自主分泌，不被钠负荷抑制的异常状态。常见原因是肾上腺腺瘤、单侧或双侧肾上腺增生，少见原因为肾上腺或异位腺癌和糖皮质激素可调节性醛固酮增多症（GRA）。既往认为 PA 是一种罕见病，且常将低血钾作为诊断条件，现代观点认为低血钾作为诊断原发性醛固酮增多症的敏感性、特异性和诊断阳性率均很低。目前国际上普遍认为 PA 在高血压患者中约占 10%。2009 年 10 月，难治性高血压中原发性醛固酮增多症全国性调查在上海启动，结果显示，难治性高血压中原发性醛固酮增多症患病率为 15%～20%。醛固酮主要作用于肾远曲小管、集合管，增加钠的重吸收，减少排泄，降低钾的重吸收，同时增加 H^+ 的分泌。

2. 诊断

（1）临床表现：高血压是该病最早、最常见的表现，主要症状有头痛、头晕，部分患者出现严重肌无力和周期性麻痹，各种心律失常及夜间多尿。一般不呈急性升高，随病情进展血压逐渐升高，大多数在 180/110mmHg，以舒张压升高为主，对一般降压药反应欠佳。应在以下人群中筛查 PA：2 级及以上高血压；药物抵抗性高血压；高血压伴有持续性或利尿剂引起的低血钾；高血压伴有肾上腺瘤；早发高血压或脑血管意外家族史（<40岁）；原发性醛固酮增多症患者患高血压的一级亲属。

（2）辅助检查：

1）血钾测定：低血钾<3.5mmol/L（注：并非诊断必备条件，仅 9%～37% 的患者有低血钾，仅 50% 的腺瘤和 17% 的增生患者血钾<3.5mmol/L）。

2）24 小时尿钾：当血钾<3.5mmol/L 时，24 小时尿钾排泄>25mmol/L；当血钾<

3. 0mmol/L 时，24 小时尿钾排泄>20mmol/L。

3）肾上腺 B 超检查、肾上腺 CT 薄层（2~3mm）扫描明确有无肾上腺增生或结节。

4）血糖、血钙的测定：代谢性碱中毒及低钙血症、高血糖。

5）血浆醛固酮与肾素比值（ARR）：PA 患者表现为高醛固酮、低肾素，阳性者应进一步进行确诊试验（口服钠负荷试验、盐水输注试验、氟氢可的松抑制试验、卡托普利试验），必要时可行肾上腺静脉取血化验肾素、醛固酮进一步确诊。在进行上述检查时应当停用 β 受体阻滞剂、利尿剂、ACEI、ARB 以及二氢吡啶类的 CCB 2~3 周，以保证 ARR 的准确性。对不能停药者，可换服缓释的维拉帕米 240~480mg/d。

6）皮质醇 24 小时节律的测定：当出现节律异常时可以进行地塞米松抑制试验，以排除糖皮质激素增高的低血钾。

3. 治疗

（1）手术：手术切除肾上腺腺瘤和肾上腺癌；原发性肾上腺增生可行肾上腺部分切除；部分患者不适合或不耐受开腹手术者可考虑肾上腺化学消融介入治疗。

（2）药物治疗：适用于肾上腺皮质增生或手术后复发或不愿意接受手术治疗的患者，可应用螺内酯（安体舒通）20~60mg/d 或依普利酮治疗，后者副作用较少。如为糖皮质激素可抑制性醛固酮增多症，可应用地塞米松或泼尼松（强的松）。

（四）嗜铬细胞瘤

1. 概述

嗜铬细胞瘤起源于肾上腺髓质、交感神经节以及体内其他部位的嗜铬组织，肿瘤间歇或者持续释放过多的肾上腺素、去甲肾上腺素、多巴胺等儿茶酚胺，遇到某种刺激时，瘤体可释放出相当量的儿茶酚胺，患者就会突然血压升高、心律失常，遇到爆发性的打击，甚至是致命的打击。嗜铬细胞瘤是一种少见的继发性高血压原因之一，占高血压人群的 0.5%~1%，本病以 20~40 岁青壮年患者居多，男与女之比几乎相等。嗜铬细胞瘤约 90% 为良性。

2. 诊断

（1）临床表现：典型的发作表现为阵发性血压升高伴心动过速、头痛、出汗、面色苍白，患者可有濒死感，此时若测血压可达 200~300mmHg。高血压可为阵发性，也可为持续性，持续性者平时常有头晕、头痛、胸闷、胸痛、心慌、视觉模糊、精神紧张、焦虑、怕热等症状，此类患者肿瘤以分泌去甲肾上腺素为主，由于血管舒缩受体敏感性下降及血容量不足容易产生低血压。约有 8% 的患者可完全没有临床症状，主要见于体积较大的囊性嗜铬细胞瘤，其分泌的儿茶酚胺主要在肿瘤细胞内代谢，很少释放到外周循环。嗜铬细胞瘤的临床表现多种多样，存在许多不典型的表现，如腹痛、背痛、恶心、呕吐、气促、心功能衰竭、低血压甚至猝死，对于症状不典型者，不能忽视嗜铬细胞瘤的可能。

（2）辅助检查：

1）血或尿儿茶酚胺水平及其代谢产物：嗜铬细胞瘤定性诊断主要依靠实验室检查证实血或尿儿茶酚胺水平及其代谢产物的增高，3-甲氧基-4-羟扁桃酸（VMA）对持续高血压及阵发性高血压的发作具有重要的诊断意义，但需达正常高界 2 倍以上。

2）影像学检查先用超声检查，然后配合 CT 或者 MRI 检查，有条件者可使用核素扫描，此法是目前嗜铬细胞瘤定位诊断的方法。对于肾上腺外嗜铬细胞瘤和多发嗜铬细胞瘤，MRI 较 CT 的价值大。可疑肾上腺外嗜铬细胞瘤患者，放射性核素碘代苄胍（^{131}I-MI-BG）是首选的检查方法，肾上腺外腹膜后多发嗜铬细胞瘤由于发生范围广泛，B 超、CT、MRI 检查难以确定肿瘤的具体数目，^{131}I-MIBG 做全身扫描，可以早期发现多发的微小嗜铬细胞瘤，优于 CT。

3. 治疗

（1）手术切除：嗜铬细胞瘤最有效首选的治疗方法，但手术和麻醉的危险性较大，所以围手术期的正确处理非常重要。目前术前通常选用 α 受体阻滞剂如酚苄明口服 2~4 周，β 受体阻滞剂术前口服治疗 1 周，减免了术中患者血压、心律的波动，提高了手术安全性；经腹腔镜行肾上腺切除术由于其术中出血少、术后疼痛轻、恢复快受到越来越多外科医师的青睐。

（2）药物治疗：恶性嗜铬细胞瘤无法手术者，选择 α 和 β 受体阻滞剂联合降压治疗。

（五）Cushing 综合征

1. 概述

Cushing 综合征（Cushing syndrome）是多种病因造成肾上腺分泌过多糖皮质激素所致的临床综合征。主要临床表现有向心性肥胖、高血压、糖代谢紊乱、蛋白质代谢紊乱及骨质疏松等，其病因及发病机制包括：

（1）垂体分泌促肾上腺皮质激素（ACTH）过多导致双侧肾上腺皮质增生，是最主要的类型，占 70%。其中，继发于垂体瘤或垂体-下丘脑功能紊乱者称为 Cushing 病。

（2）原发性肾上腺皮质肿瘤。

（3）异源性 ACTH 综合征：由于垂体-肾上腺外的肿瘤分泌类 ACTH 活性物质所致，最多见的是肺癌。

（4）不依赖于 ACTH 双侧小结节增生或小结节性发育不良。

2. 诊断

（1）临床表现：不同病因、不同病程表现不同，常见典型表现如下：

1）多见于 20~40 岁，女性多于男性，起病缓慢。

2）特殊体态向心性肥胖：满月脸、水牛背；皮肤菲薄，紫纹多毛。

3）代谢紊乱：60%~90% 伴糖耐量减退，严重者出现"类固醇性糖尿病"。蛋白质处于消耗状态，肌肉萎缩，伤口不易愈合，儿童生长发育受抑制。

4）高血压：约 75% 合并血压升高，病程长者伴高血压靶器官损害。

5）骨质疏松：以胸、腰椎及骨盆明显，可合并多处病理性骨折。

6）其他：多毛及男性化、痤疮；性功能异常；烦躁易怒、注意力不集中、记忆力减退等精神症状；红细胞生成增多，引起多血质表现。

（2）辅助检查：

1）血浆皮质醇增高且昼夜节律消失。

2）血清 ACTH 水平。

3）血糖增高或糖耐量减低。

4）低钾和碱中毒提示肾上腺癌、重症增生或异源性 ACTH 综合征。

5）地塞米松抑制试验。

6）ACTH 试验。

7）促肾上腺皮质激素释放激素（CRH）兴奋试验。

8）肾上腺检查B超、CT或MRI。

9）蝶鞍区检查蝶鞍区MRI。

10）X线检查骨质疏松或病理性骨折。

3. 治疗

治疗目标包括症状和体征改善，生化指标恢复正常或接近正常，长期控制防止复发。

（1）手术治疗：

1）库欣病：首选选择性垂体腺瘤切除术，也可选择垂体放疗。

2）异位ACTH综合征：首选手术，手术失败、隐匿性异位ACTH综合征、恶性肿瘤转移或症状十分严重者采用双侧肾上腺切除术或以药物阻断皮质醇合成。

3）肾上腺皮质癌尽早手术，已有远处转移者，术后联合放疗和（或）化疗。

4）肾上腺腺瘤手术切除肿瘤。

（2）药物治疗：适用于轻症不愿手术者或作为手术、放疗后的辅助治疗。针对肾上腺的治疗采用类固醇合成抑制剂，影响CRH或ACTH合成和释放的药物包括赛庚啶、溴隐亭、生长抑素和丙戊酸等。

（六）阻塞性睡眠呼吸暂停综合征

1. 概述

阻塞性睡眠呼吸暂停综合征（Obstructive sleep apnea hypopnea syndrome，OSAHS）是临床常见疾病，高血压合并OSAHS比例较高，50%~60%的OSAHS合并高血压，而30%~50%的高血压同时伴有OSAHS，是导致和（或）加重高血压的重要机制，是继发高血压的重要类型。与OSAHS相关联的高血压称为OSAHS相关性高血压。

2. 诊断

（1）临床表现：

1）多发生于肥胖、上气道解剖结构异常患者，男性明显多于女性，随年龄增长患病率明显增加。

2）OSAHS表现睡眠时打鼾且鼾声不规律，呼吸及睡眠结构紊乱，反复出现呼吸暂停及觉醒，或患者自觉憋气，夜尿增多，晨起头痛、口干，白天嗜睡明显，记忆力减退。

3）OSAHS相关性高血压表现夜间血压增高，晨起血压升高明显，血压节律紊乱，呈非杓型或反杓型，伴随呼吸暂停血压周期性升高，单纯药物治疗效果差，顽固性高血压多见。

（2）辅助检查

1）多导睡眠监测（Polysomnography，PSG）是诊断OSAHS的标准手段。诊断标准：①临床有典型的夜间睡眠打鼾伴呼吸暂停，日间嗜睡，查体可见上气道任何部位的狭窄及阻塞，AHI≥5次/h。②对于日间嗜睡不明显，AHI≥10次/h或者AHI>15次/h，存在认知功能障碍、冠心病、脑血管疾病、糖尿病和失眠等1项或1项以上并发症者也可确诊。

2）动态血压监测与PSG结合判定OSAHS和高血压的相关性。

3. 治疗

（1）OSAHS治疗：包括改善生活方式如减肥、体位治疗、戒烟酒和慎用镇静催眠药；中重度患者给予无创气道正压通气治疗；有明显解剖结构异常者给予手术治疗和口腔矫治器等治疗。治疗的选择，要根据患者的不同情况进行个体化治疗。

（2）高血压治疗：针对这部分患者降压同时兼顾治疗 OSAHS。目前专家共识首先推荐 ACEI、ARB 和 CCB 类降压药，在降压的同时可改善睡眠结构。不推荐中枢抑制作用的降压药，如可乐定。对夜间心动过缓患者 β 受体阻滞剂应慎用。

（七）单基因遗传性高血压

1. 概述

单基因遗传性高血压是单个基因突变致病，符合孟德尔遗传定律，约占高血压患者的 1%。目前比较明确的单基因遗传性高血压有：糖皮质激素可治疗性醛固酮增多症（GRA）、Liddle 综合征、拟盐皮质激素增多症（AME）、盐皮质激素受体活性突变（MR mutations）、Gordon 综合征（也称为假性低醛固酮血症 Ⅱ 型）、高血压伴短指畸形（也称 Bilginturan 综合征）。大部分单基因遗传性高血压影响远端肾单位水-电解质转运和盐皮质激素的合成或功能，诱发高血压的病理机制较为相似，主要是增加远端肾单位钠、氯重吸收，容量扩张，导致血压升高。

2. 诊断

表 3-7-2 总结了常见的单基因遗传性高血压的诊断特征和突变基因，而高血压伴短指畸形为正常肾素型，通过检查手掌可诊断。因此建议对年龄<30 岁不明原因的高血压患者常规检测血肾素活性、血醛固酮、血钾、尿钾及尿醛固酮。

表 3-7-2　低肾素型单基因高血压的诊断特征和突变基因

单基因高血压	发病年龄	诊断标准			遗传	基因突变
糖皮质激素可治疗的嵌合基因性醛固酮增多症	20~30 岁	PRA ↓	ALD ↑	K⁺ ↓	AD	CYP11B2 和 CYP11B1
Liddle 综合征	<30 岁	PRA ↓	ALD ↓	K⁺ ↓	AD	SCNN1B，SCNN1G 基因（ENaC 的 β 和 γ 亚基）
类盐皮质激素增多症	儿童	PRA ↓	ALD ↑	K⁺ ↓	AR	11β 羟类固醇脱氢酶基因（11βHSD2）
盐皮质激素受体活性突变	<20 岁或 30 岁，妊娠期高血压加重	PRA ↓	ALD ↑	K⁺ ↓	AD	盐皮质激素受体基因 MR S810L
Gordon 综合征	<20 岁或 30 岁	PRA ↓	ALD ↑/--	K⁺ ↑	AD	WNK1，WNK4
先天性肾上腺皮质激素增生症所致的 DOC 增多症	儿童或青春期	PRA ↓	ALD ↑/--	K⁺ ↓/--	AR	CYP11B1 CYP17

注：PRA：血浆肾素活性；ALD：血浆醛固酮水平；AD：常染色体显性遗传；AR：常染色体隐性遗传

3. 治疗

（1）CRA：糖皮质激素、阿米洛利和螺内酯为有效治疗药物。

（2）Liddle 综合征：螺内酯治疗无效。钠拮抗剂（氨苯蝶啶、阿米洛利）有效；因敏感性不同，两种药物均需要尝试。

（3）类盐皮质激素增多征：盐皮质激素受体阻滞剂螺内酯、依普利酮有效。

（4）盐皮质激素受体活性突变：妊娠妇女终止妊娠可减轻高血压。男性或非妊娠妇女无特殊治疗方法。

（5）Gordon 综合征：限盐饮食，小剂量噻嗪类利尿剂治疗敏感。

（6）先天性肾上腺皮质增生症（CAH）：糖皮质激素 [氢化可的松 $10 \sim 20 \text{mg}/$（m^2·d），2/3 量睡前服，1/3 量早晨服；地塞米松 $20 \sim 30 \mu\text{g}/$（kg·d），最大量 2mg/d]，处于青春期的患者糖皮质激素的剂量应比平时增加 $1.5 \sim 2$ 倍，避免出现并发症；$17-\alpha$ 羟化酶缺陷症患者在青春发育期可用性激素替代治疗。

三、由于药物影响导致的血压升高

凡用药不当、药物本身的毒性反应或联合用药之间的相互作用所引起的高血压称之为医源性高血压，又称药物性高血压，是继发性高血压的病因之一。其升压机制主要有：水钠潴留、细胞外液量增多、交感神经系统兴奋、直接作用于血管平滑肌使血管张力升高、撤药综合征、降压药物的反常效应等。一般说来，这些药物升压幅度较小，且常为暂时性，但个别也可出现严重的并发症。较常见的致高血压药物有：

（1）激素类药物如口服避孕药、肾上腺皮质类固醇、蛋白同化类固醇等。可的松、氢氟可的松、泼尼松、地塞米松等可影响水、盐的代谢，使钠离子停留在体内，导致血容量增加；同时激素又使肾素-血管紧张素系统的活性增强，促使小血管收缩，使血压升高。

（2）作用于交感-肾上腺素能神经及其受体的药物（拟交感胺类药物），如去氧肾上腺素（新福林）、肾上腺异戊酯（地匹福林），以及间接作用于交感神经的药物，如甲氧氯普胺（胃复安）、育亨宾等。另外，还有胰高血糖素，全身麻醉药，如氯胺酮、可卡因等及某些减肥药。

（3）单胺氧化酶抑制剂，如各种肼类抗抑郁药、帕吉林（优降宁）和呋喃唑酮（痢特灵）等。

（4）三环类抗抑郁药。

（5）非甾体类抗炎药，如吲哚美辛（消炎痛）等。

（6）免疫抑制剂，如环孢素等。

（7）重组人促红细胞生成素。

（8）损伤肾功能的药物，如氨基糖苷类及头孢菌素类抗生素等。

（9）抗感冒药：在抗感冒药的复方制剂中，如特酚伪麻（丽珠感乐）、联邦伤风素、复方盐酸伪麻黄碱缓释胶囊（新康泰克）、双扑伪麻颗粒剂（服克）、氨酚伪麻那敏片（银得菲）、氨酚伪麻片（代尔卡、诺诺感冒片）含有盐酸伪麻黄碱，用于缓解感冒或鼻塞症状，但盐酸伪麻黄碱为血管收缩剂，可引起血压升高。有些抗生素如红霉素、利福平、妥布霉素（丁胺卡那霉素）等，虽不直接引起血压升高，但可抑制一种专门水解酪胺的单胺氧化酶的活性，若与香蕉、牛肝、柑橘、菠萝、腊肉、红葡萄酒、啤酒等富含酪胺的食品同服，使酪胺难以水解和灭活，以致刺激血管，使血压升高。

（10）其他药物，如溴隐亭、乙醇、双硫酮、烷基化药物等。

第八节 高血压的治疗

一、高血压的治疗目标是什么

高血压的最终治疗目的是降低血管、心、脑、肾等并发症的发病率和病死率。为此，治疗时需坚持以下几条原则：

（1）将血压控制在一个适当的水平，消除高血压带来的种种不适感，保证患者的生活质量。

（2）减轻高血压对心、脑、肾等重要器官的损害，并且要逆转已经形成的损害。

（3）在降压同时，要防治心、脑血管并发症的其他危险因素，如左心室肥厚、高脂血症、糖尿病、高胰岛素血症、胰岛素抵抗和肥胖等。

（4）治疗方案力求简便，容易为患者接受，能坚持长期治疗。

（5）治疗方法个体化。要针对每一个患者的具体情况，制订治疗方案。无论是用药物降压，还是非药物治疗都是如此。

（6）提倡"有病早治，无病早防"，强调医生和患者之间要共同努力，相互配合，并在4周内多次复测血压。若4周内血压继续升高，或持续超过140/90mmHg，应开始用抗高血压药物治疗。若4周内舒张压（DBP）降到90mmHg以下，或收缩压（SBP）下降至140mmHg以下，并保持这一水平，可继续非药物治疗，每个月复查血压。在此期间，视血压波动决定是否开始药物治疗。若血压超过140/90mmHg且合并有其他心血管病危险因素，也需进行药物治疗。

（7）降压目标。建议普通高血压患者的血压（收缩压和舒张压）均应严格控制在140/90mmHg以下；糖尿病和肾病患者的血压则应降至130/80mmHg以下；老年人收缩压应降至150mmHg以下，如能耐受，还可以进一步降低。

二、不同高血压危险分层对治疗的影响

检查患者及全面评估其总危险谱后，判断患者属低危、中危、高危或很高危。

（1）高危及很高危患者：无论经济条件如何，必须立即开始对高血压及并存的危险因素和临床情况进行药物治疗。

（2）中危患者：先观察患者的血压及其他危险因素数周，进一步了解情况，然后决定是否开始药物治疗。

（3）低危患者：观察患者相当一段时间，然后决定是否开始药物治疗。

治疗方针既定，医生应为每例患者制订具体且全面的治疗方案，包括：①监测患者的血压和各种危险因素。②所有患者，包括需予药物治疗的患者均应改善生活方式。③药物治疗，降低血压，控制其他危险因素和临床情况（图3-8-1）。

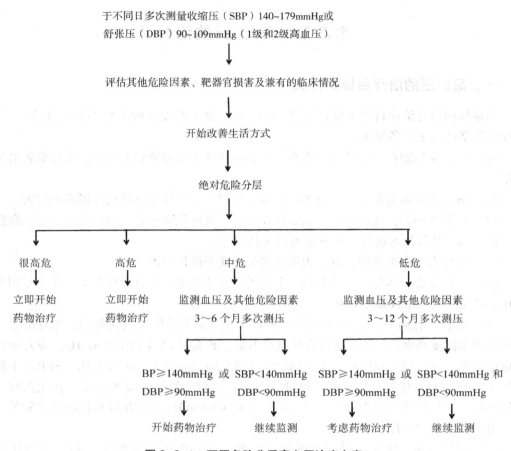

图 3-8-1 不同危险分层高血压诊疗方案

三、用药原则

（1）小剂量：采用最小的有效剂量以获得可能的疗效，使不良反应减至最小。如有效，可以根据年龄和反应逐步递增剂量，以获得最佳的疗效。

（2）长效制剂：为了有效地防止靶器官损害，要求 24 小时内降压稳定，并能防止从夜间较低血压到清晨血压突然升高而导致猝死、脑卒中和心脏病发作。要达到此目的，最好使用一天一次给药而有持续 24 小时降压作用的药物。其标志之一是降压谷/峰比值>50%，即给药后 24 小时仍能保持 50% 以上的最大降压效应，此种药物还可以增加治疗的依从性。

（3）联合用药：为使降压效果增大而不增加不良反应，用低剂量单药治疗疗效不够时可以采用两种或两种以上药物联合治疗。近年来的研究认为，最大程度地取得治疗高血压的疗效，要想最大程度的取得高血压的治疗效果，而要做到这一点单药治疗是力所不能及的，如果增加单药的剂量易出现不良反应。多项国际大规模临床试验已经证明，治疗高血压时联合用药有其需要和价值。

（4）个体化：一般高血压患者须终身治疗，因此，一旦患者开始接受抗高血压药物治疗，应对之进行随访和监测。早期可每周来诊 1 次，进行药物的调整，直至血压下降达标。每年至少应测定血清钾或肌酐 1～2 次。降血压时，应注意同时控制其他心血管疾病危险因素，只有当血压得到满意控制后，才考虑使用小剂量阿司匹林，否则会增加出血性脑卒中的危险。高血压患者经药物治疗血压降至正常水平后，如自行停药其血压或迟或早终将恢复到治疗前的水平。但是，如果患者的血压已长期得到有效的控制，且同时认真地进行着非药物的治疗，可以在医生的指导下，试图逐步地减少用药次数或剂量。患者在试行这种"逐步减药"的时候，应认真仔细地监测血压。

四、口服降压药的种类及选择

1. 降压药物的种类

（1）利尿剂。

（2）β受体阻滞剂（β-B）。

（3）血管紧张素转化酶抑制剂（ACEI）。

（4）血管紧张素Ⅱ受体拮抗剂（ARB）。

（5）钙拮抗剂（CCB）。

（6）α受体阻滞剂（α-B）。

（7）血管扩张剂。

2. 降压药物的选择

（1）选择原则：

1）所选用的药物是否有确切的降压效果。

2）治疗对象是否存在其他心血管病危险因素；是否已有靶器官损害；心血管疾病（尤其是冠心病）、肾病、糖尿病的临床表现。

3）治疗对象是否合并有受降压药影响的其他疾病。

4）与治疗合并疾病所使用的药物之间有无可能发生的相互作用。

5）选用的药物是否已有减少心血管病发病率与病死率的证据及其力度。

6）所在地区降压药物品种供应与价格状况及治疗对象的支付能力。

（2）高血压合并其他临床情况时的药物选择：

1）高血压合并冠心病：稳定性心绞痛患者首选β-B，也可选用长效CCB。急性冠状动脉综合征（不稳定性心绞痛或急性心肌梗死）患者首选β-B和ACEI，必要时可联合其他药物。心肌梗死后高血压患者首选ACEI、β-B和醛固酮拮抗剂（AA），同时应强化降脂治疗和阿司匹林的使用。

2）高血压合并心力衰竭：包括左心室收缩功能不全和舒张功能不全，有效控制血压和胆固醇对于心力衰竭高危个体的预防心力衰竭发生有重要意义。在无临床症状，而超声心动图或核素等检查示有左心室功能不全的患者，推荐使用ACEI和β-B。有临床症状的左心室功能不全或终末期心脏病患者，推荐使用ACEI、β-B、ARB和AA，联合使用髓袢利尿剂。

3）高血压合并脑血管病：缺血性脑卒中的急性期，急性降压的利弊结果尚不清楚，但在病情稳定或改善之前，将血压控制在160/100mmHg左右是最合适的。病情稳定后仍应控制血压，联合使用ACEI和噻嗪类利尿剂，有利于减少脑卒中的复发。

4）高血压合并慢性肾脏疾病：治疗的目的是保护肾功能，阻止其恶化并预防心血管疾病。为了将这些患者的血压降至130/80mmHg以下，常需联合使用3种或更多的抗高血压药物。已有的临床试验已经表明，ACEI 与 ARB 对于糖尿病和非糖尿病的肾功能有保护作用，可延缓肾功能不全的恶化。在这些患者中使用 ACEI 和 ARB 时，只要不出现高钾血症，血清肌酐一定程度增高（高于用药前的基线水平的 35% 左右）是可以接受的，不需要盲目停药。血肌酐水平<220μmol/L 时，通常需加大髓袢利尿剂的剂量。

5）高血压合并糖尿病：为将患者血压降至<130/80mmHg，通常需要联合使用 2 种或多种抗高血压药物。已有证据表明，噻嗪类利尿剂、β-B、ACEI、ARB 和 CCB 有益于改善这类患者的预后，减少心血管事件和脑卒中的发生。尽管噻嗪类利尿剂和 β-B 对血脂和血糖代谢有一定不良影响，但对患者预后改善的作用肯定。CCB 和 ACEI/ARB 在对预后终点的作用一致，没有显著差别。对于延缓糖尿病肾病进展和减少蛋白尿，ACEI 和 ARB 具有优势作用。

6）女性高血压：口服避孕药可使血压升高，长期使用避孕药有增加高血压的危险，服用避孕药的妇女应定期监测血压，必要时应改换避孕措施，停用避孕药。雌激素替代治疗不升高血压。患高血压的妇女妊娠时，母亲与胎儿的危险均增加。考虑胎儿的安全，应首选甲基多巴、β-B 和血管扩张药物。ACEI 和 ARB 可能致胎儿畸形，妊娠期不宜使用，在可能妊娠的妇女与性生活活跃的青少年女性也应避免使用。

3．单药治疗

（1）优点：服药简单，因而患者依从性较好，较易确定患者对哪种药物耐受不良，可以及时改用其他有效药物。

（2）缺点：有时不足以使血压降至目标水平，加大剂量时易出现不良反应。

4．联合用药

多数高血压患者需要联合用药。如果血压超过目标血压水平 20/10mmHg，可谨慎选择两种药物，从小剂量开始联合治疗。

（1）优点：两种药物均给予小剂量，可减少不良反应的发生；采用两种不同作用机制的药物，更易达到控制血压和减少并发症的目的。

（2）缺点：用药费用可能增加。

（3）常用联合用药配伍：联合用药时所用的药物种数不宜过多，过多有可能出现复杂的药物相互作用。因此，药物的配伍应有其药理基础。合理的药物配伍还应考虑到各药作用时间的一致性。联合用药的方式：一种是可以采用各药的按需剂量配伍，方便根据临床进行药物品种和剂量的调整；另一种是可以采用固定配伍的复方制剂，其优点是方便、有利于提高患者治疗的依从性。20 世纪 60 年代以来，我国自行研制生产了多种复方制剂，其降压有一定效果，服用方便且价格便宜。

利尿剂和钙拮抗剂是常用的各种联合的一线用药，是近年被公认为是有协同降压作用的组合。目前临床试验结果支持的药物配伍有以下几种：

1）利尿剂+ACEI、ARB、β 受体阻滞剂或钙拮抗剂。

2）钙拮抗剂+ACEI、ARB。

3）二氢吡啶类钙拮抗剂+β 受体阻滞剂。

4）ACEI+β 受体阻滞剂或钙拮抗剂。

5）β 受体阻滞剂+α 受体阻滞剂或钙拮抗剂。

必要时也可用其他组合，如 ACEI+ARB 等。

5. 某些联合用药时禁用的组合

1）β受体阻滞剂与非二氢吡啶类钙拮抗剂合用：尤其是在有心功能减退、房室传导阻滞或心动过缓者。

2）两种抑制中枢的复方降压制剂：如复方降压片与珍菊降压片合用加重中枢抑制作用，此外，复方罗布麻（含胍乙定）与α、β受体阻滞剂合用时，尤其是对老年人易引起直立性低血压。

五、临床常用的口服降压药

1. 利尿剂

近年来多个大型临床研究显示利尿剂能够预防心血管事件的发生。利尿剂能够加强其他降压药物的降压效果，使用低剂量利尿剂治疗高血压，在预防各种心血管事件中，和其他抗高血压药物相比疗效相同。

（1）分类：①噻嗪类药物，如氢氯噻嗪、氯噻嗪及苄噻嗪，临床常用氢氯噻嗪。②为髓袢利尿剂，如呋塞米和布美他尼、托拉塞米。③保钾利尿剂，其结构和醛固酮相似，为醛固酮的竞争抑制剂，代表药物为螺内酯及阿米洛利，临床常用螺内酯。④噻嗪类类似物，如氯噻酮及吲哒帕胺。

上述4种利尿剂以髓袢利尿剂效果最强，称为高效利尿剂，噻嗪类及噻嗪类类似物为中效利尿剂，保钾利尿剂为低效利尿剂。在高血压治疗过程中，常用中效利尿剂，较少应用高效或低效利尿剂，除非高血压合并心功能不全及肾功能不全时才应用高效利尿剂。

（2）不同利尿剂及适应证：不同利尿剂间的降压作用效果是不一样的，如氯噻酮作用是氢氯噻嗪的1.5～2倍，且作用时间更加持久。目前国内尚无氯噻酮可供使用。基于循证医学证据，目前部分指南已开始推荐改用作用更强、更持久的利尿剂作为高血压的一线或联合用药。

对于高血压伴有肾功能不全或心力衰竭患者，建议首选袢利尿剂；高血压伴有心力衰竭或心肌梗死后患者，除非肾衰竭或伴高血钾，建议选择醛固酮拮抗剂；针对老年高血压、单纯收缩期高血压或伴有心力衰竭患者，均可应用噻嗪类利尿剂，伴有痛风者慎用。

2. 钙拮抗剂

钙拮抗剂是指具有选择性拮抗钙通道的作用，阻滞钙离子经细胞膜上的选择性钙离子通道进入细胞内，从而降低细胞内钙离子浓度的一类药物。

（1）钙拮抗剂降压特点：

1）对升高的血压有降低作用，而对正常血压几乎没有影响。换言之，其降压作用强度取决于治疗前的血压水平。

2）许多临床研究证实可以显著降低脑卒中的发病率，也可以减少心肌梗死和心血管疾病病死率等事件的发生。

3）对患者的糖代谢和脂代谢不会产生不良影响，也不会引起水钠潴留而减低降压效果。

4）对中国等亚洲国家的患者人群有着更高的敏感性，使用钙拮抗剂，甚至较其他降压药有着更好降压效果和耐受性（HOT-ASIAN、HOT-CHINA等研究）。钙拮抗剂是我国应用最广泛的一类降压药。

5）长效钙拮抗剂优点：血浆半衰期或与受体结合的半衰期延长，口服后生物利用度好，药物降压作用的谷峰比值高，这样既避免了过于快速地血管扩张作用引起的不良反应，又使达到稳态后血药浓度的波动减小，即可以获得持久平稳的降压效果。这类长效钙拮抗剂主要包括氨氯地平、非洛地平缓释剂、硝苯地平缓释剂、拉西地平及乐卡地平等二氢吡啶类钙拮抗剂，还包括非二氢吡啶类药物地尔硫䓬的长效制剂和维拉帕米的长效制剂。长效钙拮抗剂的降压作用维持时间长，具有稳定持续降压的效果，能够在高血压患者的清晨高危时段也发挥良好的降压作用。

故应用钙拮抗剂治疗高血压具有起效快和长期治疗效果持续稳定的特点，钙拮抗剂的降压作用可靠而且稳定。

（2）钙拮抗剂抗动脉粥样硬化的保护作用：

1）改变 VSMC 钙跨膜转移，减少钙内流。

2）保护血管内皮细胞的结构完整和功能正常，改善和预防氧化应激所致的损伤。

3）抑制 VSMC 增生和迁移，抑制动脉壁钙内流和沉积，抑制中性粒细胞和巨噬细胞的趋化作用，抑制多型核白细胞的功能。

4）减少细胞外基质的合成和沉积，增加富含胆固醇脂蛋白的清除和降解，减少低密度脂蛋白的氧化，抑制血小板激活。

5）抑制生长因子的促增生作用。

6）钙拮抗剂能够降低 β-血小板球蛋白的浓度，增加高密度脂蛋白（HDL）和 HDL2 及载脂蛋白 A-Ⅰ与 A-Ⅱ的含量，减少载脂蛋白 E 与低密度脂蛋白（LDL），降低载脂蛋白 B/A-Ⅰ的比值，这些作用对高血压合并高血脂患者有利。

（3）钙拮抗剂的适应证及不良反应：

1）适应证：钙拮抗剂单用或与其他 4 类药物联用，尤其适用于老年高血压、单纯收缩期高血压伴稳定型心绞痛、冠状动脉或颈动脉粥样硬化及周围血管病患者。

2）常见不良反应：反射性交感神经激活导致心率加快、面部潮红、脚踝部水肿、牙龈增生等。二氢吡啶类钙拮抗剂没有绝对的禁忌证，伴有心动过速与心力衰竭时应慎用。急性冠状动脉综合征患者一般不推荐使用短效硝苯地平。

临床上常用的非二氢吡啶类钙拮抗剂，也可用于降压治疗，常见不良反应包括抑制心脏收缩功能和传导功能，有时也会出现牙龈增生。二度至三度房室传导阻滞、心力衰竭患者禁忌使用。因此，在使用非二氢吡啶类钙拮抗剂前应详细询问病史，进行心电图检查，并在用药 2 周内复查。

3. 血管紧张素转化酶抑制药（ACEI）

（1）适应证：特别适用于伴有以下病症的高血压患者：心力衰竭、左心室肥厚、心肌梗死后、肾实质病和糖尿病微量蛋白尿。

（2）临床效果：有效降低血压，耐受性好，不影响血糖和血脂代谢。已证实，在充血性心力衰竭和心肌梗死后左心室射血分数减低的患者中，可降低发病率和病死率。

（3）注意事项：可能出现干咳、低血压、变态反应、血管神经性水肿、疲劳、头痛、味觉异常、白细胞减少、肾功能损害、高钾血症、低钠血症。存在脱水或低钠者（如长期服用利尿剂的心力衰竭患者、透析患者），在开始服药阶段可能出现低血压，故起始治疗期间须密切观察，使用低剂量并卧位服药。妊娠和肾动脉狭窄、肾衰竭（血肌酐＞

265mmol/L 或 3mg/mL）、高钾血症患者禁用。避免用于主动脉狭窄或流出道梗阻，以及肾血管疾病患者。遗传性或特发性血管神经性水肿者慎用。使用前评估，使用期间监测肾功能。合并肾疾患或使用较高剂量者须常规监测尿蛋白。

（4）常用药物的用法用量：

1）苯那普利：起始剂量（未使用利尿剂的患者）10mg/d，可酌情增加到 20mg/d；最大剂量 40mg/d。

2）福辛普利：起始剂量 10mg/d。使用利尿剂者应密切观察血压，或停用利尿剂数日后再使用本药。最大剂量 40mg/d。

3）卡托普利：起始剂量 12.5~25mg，2~3 次/d。可逐渐增加到 50mg，2~3 次/d。

4）赖诺普利：起始剂量（使用利尿剂的患者）2.5mg，1 次/d。起始剂量（未使用利尿剂的患者）2.5~10mg，1 次/d。维持剂量 10~40mg/d。

5）雷米普利：起始剂量（使用利尿剂的患者）1.25mg，1 次/d。起始剂量（未使用利尿剂的患者）2.5~5mg，1 次/d。维持剂量 2.5~5mg，1 次/d；最大剂量 20mg/d。

6）培哚普利：起始剂量 4mg，1 次/d。可逐渐增加到 8mg，1 次/d；最大剂量 16mg/d。

7）依那普利：起始剂量（使用利尿剂的患者）2.5mg，1 次/d。起始剂量（未使用利尿剂的患者）5mg，1 次/d。维持剂量 10~20mg，1 次/d；最大剂量 40mg/d。

8）咪哒普利：起始剂量 2.5~5mg，1 次/d；维持剂量 5~10mg/d；最大剂量 30mg/d。

4. 血管紧张素 II 受体拮抗剂（ARB）

（1）适应证：特别适用于伴有以下病症的高血压患者：有使用血管紧张素转化酶抑制药的指征，但不能耐受 ACEI。

（2）临床效果：有效降低血压，耐受性好，不影响血糖和血脂代谢。与 β 受体阻滞剂或其他常用药物相比，可更有效地预防中风，尤其是有左心室肥厚的患者。有益于治疗 2 型糖尿病的肾病早期和晚期病变。

（3）注意事项：可能出现头重脚轻感，剂量相关的直立性低血压（尤其是见于血容量不足者），肾功能损害，变态反应，血管神经性水肿，肝酶升高，高钙血症，肌痛。血容量不足者（如大量使用利尿剂）可能出现低血压，因而应从低剂量开始。双侧肾动脉狭窄、高钾血症、妊娠患者禁用。肝肾功能损害者慎用。老年人、肾功能损害者需监测血钾，并且避免合用保钾利尿剂。

（4）常用药物的用法用量：

1）氯沙坦：起始剂量 25mg，1 次/d。维持剂量 50~100mg/d，1 次或分 2 次服用；最大剂量 150mg/d。

2）缬沙坦：起始剂量 80mg，1 次/d。可增加到 160mg/d，1 次或分 2 次服用；维持剂量 80~160mg/d；最大剂量 320mg/d。

3）替米沙坦：起始剂量 20~40mg，1 次/d；最大剂量 80mg/d。

4）伊贝沙坦：起始剂量 150mg，1 次/d。维持剂量 150~300mg/d。

5）坎地沙坦：起始剂量 4mg，1 次/d。维持剂量 8mg，1 次/d；最大剂量 16mg/d。

6）奥美沙坦：起始剂量 10~20mg，1 次/d；最大剂量 40mg/d。

5. α 肾上腺素受体阻滞剂

交感神经释放的去甲肾上腺素（NE）和肾上腺髓质系统释放的肾上腺素（AD），通过相应的受体，在外周和中枢发挥重要的作用。

（1）α 受体的分布：α 受体广泛分布于中枢和外周组织，不同的亚型，分布有所不同，而且存在种属差异。

（2）α 受体阻滞剂在高血压治疗中的作用：α 受体阻滞剂有较强的降压效应，α_1 受体阻滞剂能安全有效地降低血压，适用于中度高血压患者。代表性药物哌唑嗪的降压效应与氢氯噻嗪、普萘洛尔或硝苯地平等相同。新制剂如特拉唑嗪、乌拉地尔等的作用强度比哌唑嗪稍弱，但仍有较强的降压效应，而且不良反应明显减轻。多沙唑嗪作用强度为哌唑嗪的 1/2。《中国高血压防治指南 2010》指出，α 受体阻滞剂一般不作为高血压治疗的首选药物，其适应证主要为伴有前列腺肥大的高血压患者，可能适应证为糖耐量异常或血脂异常的高血压患者。

1）伴前列腺增生的高血压患者：良性前列腺增生是一种老年男性的多发病，45 岁男性中已有 50% 出现前列腺增生，到 90 岁时几乎 100% 有前列腺增生。对于伴有前列腺增生的高血压患者，使用 α_1 受体阻滞剂既能控制血压，又能够改善前列腺增生的症状，缩小前列腺体积，减轻前列腺的重量，可以作为高血压联合用药的选择方案，虽然 ALLHAT 研究发现长期服用 α_1 受体阻滞剂患者的心血管预后不良事件数多，但对于半年内的心脏血管事件似乎并无统计学差异，并且在使用 α_1 受体阻滞剂的患者半年内排尿困难均有明显改善，故在临床上可作为高血压合并轻、中度前列腺增生的治疗药物，对于年龄太大的患者应注意避免引起直立性低血压等不良反应。

2）伴血脂、血糖异常的高血压患者：高血压患者常伴有血脂、血糖异常，因此对于这类患者，在降压的同时应注意抗高血压药物的选择，避免对糖脂代谢产生不利影响。研究证实 α_1 受体阻滞剂不存在使脂类代谢恶化的不良反应，因此这类药物对有血脂异常的患者更加适合，而且长期应用可改善脂代谢，降低 TC、TG、LDL-C，升高 HDL-C。

3）高血压危象：高血压急症的患者降压目标是，1 小时内将平均动脉血压迅速下降，但不超过 25%，在以后的 2~6 小时内血压降至 160/100mmHg。血压过度降低可引起肾、脑或冠状动脉缺血。如果这样的血压水平可耐受和临床情况稳定，在以后 24~48 小时逐步降低血压达到正常水平。但是急性缺血性脑卒中患者，降压治疗争议很大，目前没有明确临床试验证据要求立即抗高血压治疗；对于主动脉夹层应将 SBP 迅速降至 100mmHg 左右（如能耐受）。

选择性 α 受体阻滞剂乌拉地尔治疗高血压急症疗效确实，安全性好。该药降低外周血管阻力，抑制交感神经张力而使血压下降，降压作用强，起效快，对心率无明显影响，对肝肾功能无明显不良作用，肾血流量不变或轻度增加。此外，该药作用时间短，停药后降压作用很快消失。

4）嗜铬细胞瘤：嗜铬细胞瘤发生于 20~50 岁多见。男性发病略高于女性。多为良性肿瘤，只有约 1% 为恶性。血压波动性升高是嗜铬细胞瘤最常见、最重要的表现，总体上 98% 的临床患者有持续性或发作性高血压。平时血压不高，发作时血压骤升，收缩压可达 200~300mmHg，舒张压亦明显升高。可达 130~180mmHg，一般发作历时数秒钟、数分钟，甚至 1~24 小时，长者可达 16~24 小时。早期隔 2~3 个月发作 1 次，之后越发越频，且越发历时越久而加重，一日之间可复发数次，甚至 10~20 次，有时转为持续性高血压伴阵发性加剧。持续性高血压型患者酷似高血压，发展快者更似急进型高血压。α 受体阻滞剂是临床上常用治疗高血压急诊的药物。

常用的非选择性受体阻滞剂酚妥拉明主要用于嗜铬细胞瘤的诊断（Regitlne试验）和手术前控制血压。怀疑嗜铬细胞瘤的患者。静脉注射该药5mg，2～3min内血压下降超过35/25mmHg，且持续3～5min以上，则高度怀疑该病。该药持续静脉滴注用于手术前控制血压。选择性α受体阻滞剂有哌唑嗪、特拉唑嗪、多沙唑嗪和乌拉地尔等，均可用于嗜铬细胞瘤手术前控制血压，而乌拉地尔还可用于嗜铬细胞瘤高血压危象的治疗。

5）妊娠高血压：妊娠高血压综合征（PIH）是指妊娠20周后，孕妇发生高血压、蛋白尿及水肿。选择性α_1受体阻滞剂酚妥拉明对于胎盘的血流影响较小，因此可以静脉滴注，用于妊娠高血压患者降低血压。

6）急、慢性心功能不全：乌拉地尔对于急性左心衰竭患者静脉应用可以明显减轻心脏后负荷，使心排血量和心指数增加，左心室舒张末期压力和外周血管阻力下降，血流动力学明显改善，动脉血氧分压增高，迅速改善临床症状和体征。此外，乌拉地尔不影响心肌收缩力，对心率影响较小，适用于血压升高的急性左心衰竭患者。研究显示，静脉滴注乌拉地尔，可以使外周阻力降低30/20mmHg，心排血量增加29%，肺动脉压力也有所下降，心搏出量增加。对于慢性心力衰竭患者，尤其是射血分数较低的患者也有较好疗效。

7）围术期高血压研究证实，乌拉地尔在围术期控制血压有良好的作用。包括全麻手术气管插管和拔管、心脏瓣膜置换术、冠状动脉旁路移植、妊高征剖宫产、高血压脑出血手术、甲状腺手术以及肾脏和肾上腺手术等方面均取得了良好的作用。其特点主要是起效快、作用强、调控方便、安全性好，对心功能和心率无明显不利影响。

（3）适应证及不良反应：一般不作为高血压治疗的一线药物，适用于高血压伴有前列腺增生的患者或难治性高血压患者的治疗。α受体阻滞剂主要的不良反应是直立性低血压，严重者可导致晕厥，因此要求在用药后卧位半小时以上，或者睡前服。使用中注意测量坐、立位血压，最好使用控释制剂。伴有直立性低血压者禁用，心力衰竭者慎用。

6. β肾上腺素受体阻滞剂

β受体阻滞剂可分为：①非选择性，竞争性阻断β_1和β_2肾上腺素受体。②β_1选择性，对β_1受体有更强的亲和力。选择性为剂量依赖性，大剂量使用将使选择性减弱或消失。但有些β_1受体阻滞剂具有微弱的激活反应称之为内在拟交感活性，能同时刺激和阻断β肾上腺素受体。一些β受体阻滞剂具有外周扩血管活性，介导机制为阻断α_1肾上腺素能受体（如卡维地洛、阿尔马尔、拉贝洛尔），或激活β_2肾上腺素受体（塞利洛尔），或与肾上腺素能受体无关的机制（如布新洛尔、奈必洛尔）。

（1）β受体阻滞剂治疗高血压的临床应用：

1）β受体阻滞剂是高血压患者的初始及长期使用的降压治疗药物之一，可单独使用或与其他类别降压药物联合使用。

2）对于无并发症的高血压患者，应按照个体化原则选择降压药物。一般来说，年轻高血压患者可积极考虑β受体阻滞剂，而老年单纯收缩期高血压患者通常不首选β受体阻滞剂。

3）对合并以下疾病或情况的高血压患者，应当优先使用β受体阻滞剂：①快速性心律失常如窦性心动过速、心房颤动。②冠心病如心绞痛、MI后。③慢性心功能不全。④交感神经活性增高如高血压发病早期伴心率增快的患者、焦虑紧张等精神压力增加的患者、围术期高血压、高循环动力状态如甲状腺功能亢进的患者。

4）建议选用无内在拟交感活性、对 β_1 受体选择性较高的 β 受体阻滞剂如美托洛尔、比索洛尔和卡维地洛。这些药物对糖代谢、脂代谢、胰岛素敏感性、支气管和外周血管等的不利影响相对较小，可以较安全地应用于合并有糖尿病、COPD 或外周血管疾病的高血压患者。

5）β 受体阻滞剂与长效二氢吡啶类钙拮抗剂合用，是目前推荐的降压药物联合方案之一。高血压合并冠心病的患者应联合使用 β 受体阻滞剂和 ACEI（或 ARB），合并慢性 HF 患者通常应联合使用 β 受体阻滞剂、利尿剂和 ACEI（或 ARB）。

6）对伴代谢综合征或易患糖尿病的高血压患者，一般不推荐 β 受体阻滞剂作为初始治疗药物；尤其应避免 β 受体阻滞剂与大剂量噻嗪类利尿剂的联合使用。

（2）不良反应：

1）心血管不良反应：β 受体阻滞剂减慢心率，降低心脏异位起搏点（激动灶）的频率并减慢传导和增加房室结的不应期，可引起严重心动过缓及房室传导阻滞，主要见于窦房结功能及房室传导受损的患者，对急性心肌梗死患者静脉给药及慢性心力衰竭患者口服治疗则罕有发生严重的不良反应。尽管如此，周围血管病及冠心病患者 β 受体阻滞剂的临床益处是非常重要的。应用血管扩张药物及用选择性 β_1 受体阻滞剂或有 α 受体阻滞的 β 受体阻滞剂时，这些不良反应就不明显。β 受体阻滞剂也增加冠状动脉张力，一部分原因也是由于未拮抗 α 受体介导的血管收缩作用。

撤药反应：在长期应用 β 受体阻滞剂时，如果突然停药，出现恶化心绞痛，甚至引发急性心肌梗死及死亡。其机制未明，可能与 β 受体数目上调有关，突然停药导致过度 β 受体兴奋，以及血中儿茶酚胺增加，血小板聚集等有关，见于冠心病及慢性心力衰竭长期应用 β 受体阻滞剂的患者。

2）代谢性不良反应：①对血糖的不良影响：在用非选择性 β 受体阻滞剂治疗期间，可掩盖胰岛素依赖型（1 型）及非依赖型（2 型）糖尿病患者的低血糖反应（寒战、心动过速），但其他低血糖反应，如出汗等仍可出现，所以采用选择性 β_1 受体阻滞剂对受体影响小，或者有 ISA 的 β 受体阻滞剂，则对胰岛素诱发的低血糖和相应血流动力学影响较小。②对血脂的不良反应：非选择性 β 受体阻滞剂可升高三酰甘油和降低高密度脂蛋白胆固醇水平，而具有 ISA 或 α 阻断效应的 β 受体阻滞剂可能影响小。但大规模临床研究显示，只是无 ISA 的 β 受体阻滞剂可降低心肌梗死存活患者猝死率、总病死率和再梗死发生率，而有 ISA 或 α 受体阻滞的 β 受体阻滞剂则对心肌梗死的二级预防作用差或者几乎没有。但 2003 年 COMET 研究中有 α 受体阻滞的卡维地洛可降低心力衰竭患者新发糖尿病的概率。③支气管肺部不良反应：非选择性 β 受体阻滞剂抑制 β_2 受体介导的支气管舒张反应，可使气道阻力增加，诱发或加重支气管哮喘，具有 ISA 或选择性 β_1 受体阻滞剂或兼有 α 受体阻滞作用的 β 受体阻滞剂，对气道阻力的影响较小。但应注意受体选择性阻滞剂，在血药浓度增大时选择性即丧失，从而也抑制 β_2 受体，增加气道阻力。因此某些情况下，若需要在支气管哮喘患者使用低剂量 β_1 选择性受体阻滞剂，应合并使用 β_2 受体激动剂如沙丁胺醇等加以保护，一般来说，有哮喘病史患者任何 β 受体阻滞剂仍应视为禁忌证，但慢性阻塞性肺部疾患并非禁忌证，除非有明显的气道反应性疾患。④中枢神经系统的不良反应：β 受体阻滞剂中枢神经反应包括疲劳、头痛、失眠、多梦、幻觉、抑郁等。

高脂溶性β受体阻滞剂如普萘洛尔、美托洛尔易于进入中枢，中枢不良反应相对较多。水溶性β受体阻滞剂如阿替洛尔、吲哚洛尔，很少或不进入中枢，中枢不良反应少。有些患者的疲劳可能与骨骼肌血流减少有关，有些患者可能继发于中枢神经反应。⑤性功能障碍：在某些患者，β受体阻滞剂可引起或加重性功能障碍，导致阳痿或加重勃起功能障碍，或性欲低下等，发生率大约5%以下，但文献报道，这种作用于患者对药物的不良反应知晓情况高度相关。

（3）β受体阻滞剂的禁忌证：启用β受体阻滞剂治疗的禁忌证包括哮喘、症状性低血压或心动过缓以及严重失代偿性心力衰竭。禁忌证也是相对的，治疗益处可能大于不良反应的风险。若无支气管痉挛，慢性阻塞性肺部疾病及周围血管病并非绝对禁忌证，高危患者可能从β受体阻滞剂治疗中明显得益。有人提出，心力衰竭及病态窦房结综合征或二度、三度房室传导阻滞而心动过缓患者，先植入起搏器后，能更好地耐受β受体阻滞剂并可能得益。糖尿病或周围血管疾病亦非β受体阻滞剂的绝对禁忌证。

（4）药物用法用量：

1）比索洛尔：起始剂量：2.5mg，1次/d。维持剂量：5～10mg/d。最大剂量：10mg/d。

2）醋丁洛尔：起始剂量：200mg，2次/d；或400mg，1次/d，可增加至800mg，1次/d或400mg，2次/d。最大剂量：1200mg/d，分次服用。

3）美托洛尔：普通剂型：起始剂量50mg，1次/d，可增加至100mg/d，1次或分2次服用。最大剂量：100mg/d；缓释剂型：起始剂量50mg，1次/d，可增加至100m/d。最大剂量：100mg/d。

4）塞利洛尔：α_1和β受体阻滞剂。起始剂量：100mg，1次/d，可增加至300mg，最大剂量：600mg/d。

5）阿罗洛尔5～15mg，2次/d。

6）布新洛尔25～100mg，2次/d。

7）卡维地洛：起始剂量0.115mg，1次/d，共2d，以后酌情每周增加1次剂量，至30mg，分2次服用；最大剂量：50mg/d，分2次服用。

8）拉贝洛尔：起始剂量：100mg，2次/d，2周后可增加至200～400mg/d，分2次服用；最大剂量：800mg/d。

7. 血管扩张剂

（1）直接扩血管药：本类药物能直接松弛血管平滑肌，降低外周阻力，纠正血压上升所致的血流动力学异常。本类药物不抑制交感神经活性，不引起直立性低血压。久用后，神经内分泌及自主神经反射作用能抵消药物的降压作用，其中主要有：①激活交感神经，使心排出量和心率增加，从而增加心肌耗氧量，对有严重冠状动脉功能不全或心脏储备力差者则易诱发心绞痛。②增强血浆肾素活性，导致循环中血管紧张素含量增加而使血压上升，以上缺点可合用利尿剂及β受体阻滞剂加以纠正。

（2）钾通道开放药：钾通道几乎存在于所有细胞中，是一类细胞膜离子通道。目前已发现有10余种亚型，具有多种重要功能如维持细胞的膜电位，调节细胞自主活动、兴奋性及动作电位等。钾通道开放药是近年来发现的一类新型舒张血管平滑肌的药物，目前主要用于高血压的治疗。

钾通道开放药能促进血管平滑肌细胞膜钾通道开放，细胞内钾离子外流增加，使细胞膜超极化而致使电压依赖性钙通道不能开放，钙内流减少，血管平滑肌松弛，血管舒张，血压下降。已知作用于血管平滑肌的钾通道开放药，多数是通过作用于 K^+-ATP 通道而发挥其降压作用的。

第四章　依据现代医学的高血压日常预防

高血压是危害人类健康的常见病、多发病，也是心脑血管疾病的重要危险因素。随着生活方式的改变和年龄结构的老化，高血压患病率呈逐年上升的趋势。据1959年、1973年以及1991年三次高血压抽样调查资料显示，高血压患病率分别为5.11%、7.73%和11.88%。可见，32年中增长了近一倍。若不采取有效控制措施，高血压患病率、靶器官损害以及由此引发的心脑血管疾病将进一步上升，严重威胁人类的健康和生命。

前面我们介绍了高血压的治疗，但即使积极治疗也难以做到痊愈。而最有效、最经济的方法就是预防，防患于未然，即高血压的预防。因此，控制高血压，进而降低心脑血管疾病的发生率和死亡率，正日益成为一项紧迫的公共卫生问题。

第一节　高血压防治策略

在当今社会，防治疾病比治疗疾病更为关键，对于高血压的防治不容小觑。防治高血压的第一点：定期进行体检，对体检出的高危人群进行随访管理和生活方式指导，尽量避免一些不良的生活习惯，这样不仅可以预防或延迟高血压的发生，还可以降低血压，提高药物治疗的疗效，从而降低心脑血管风险。第二点：饮食方面，减少钠盐的摄入，尽可能减少烹调用盐，建议使用可定量的盐勺；少食或者不食含钠盐较高的各类加工食品，增加蔬菜和水果的摄入量；减少味精、酱油等含钠盐的调味品用量；肾功能良好者，使用含钾的烹调用盐。减少吸烟，甚至不吸烟，研究显示，吸烟是心血管病和癌症的主要危险因素之一。戒烟的益处十分肯定，而且任何年龄戒烟均能获益，所有患者均应控制饮酒量，每日酒精摄入量男性不应超过25g，女性不超过15g。第三点：控制体重，增加体育锻炼。BMI反映全身肥胖程度，腰围主要反映中心型肥胖的程度。最有效的减重措施是控制能量摄入和增加体力活动。第四点：减轻精神压力，要学会放松，因为长期、过度的心理反应，尤其是负性的心理反应会显著增加心血管风险，应采取各种措施，帮助患者预防和缓解精神压力必要时可以咨询心理医生。第五点：针对高血压患者应定期随访和测量血压，尤其是注意清晨血压的管理，积极治疗高血压，进行药物治疗与生活方式干预并举，来减缓靶器官的损害，预防心、脑、肾并发症的发生，降低致残率以及死亡率。第六点：就是有高血压病史的家族，应该提早到医院检查，从而减少虽已高血压但是不自知的人们，对于中老年高血压患者，家属应该多关照，多陪伴，多进行高血压知识的宣导教育。

（一）高血压防治现状

目前，我国对高血压的防治还存在"三高三低"现象。"三高"是指发病率高、病死率高、致残率高；"三低"指知晓率低、治疗率低、控制率低。因此，加强对高血压及其危害的防治是非常必要的。

从20世纪60年代开始，心脑血管疾病导致的死亡已占死亡总人数的1/3。每年新发生的脑卒中病例达150万~180万，死于脑卒中的病例达100万~120万，在幸存者中不同程度的致残率达75%，即发病率高、病死率高、致残率高。高血压患病率高，并发症多而且较严重，危害极大。但很多人并不知道自己患有高血压，甚至知道者中也有大量高血压患者并没有接受规律性的治疗，更不要说能得到很好的控制了，即知晓率低、服药率低、控制率低。据1991年全国抽样调查资料显示，高血压的知晓率为26.3%、服药率为12.1%、控制率为2.8%。随着疾病谱的变化，心脑血管疾病已成为我国重要的致死、致残病因。预防为主，以控制高血压为重点，是降低心脑血管疾病发病率、死亡率的唯一出路。

（二）高血压防治策略

一个是个体战略，即检出高血压患者并给予系统的有效治疗，将血压控制在目标水平，进而防止病情加重，减少心脑血管疾病的发生和死亡；一个是群体战略，即不仅积极治疗高血压患者，更应向全人群特别是高危人群，通过健康教育、健康促进，倡导健康的生活方式，控制和消除危险因素。降低人群高血压的患病率，即检出、治疗和人群一级预防相结合的战略，实施社区防治。

有资料表明，健康的生活方式可使高血压患病率降低55%，及时治疗高血压可使高血压并发症降低50%。通过生活方式的改变，加上必要的药物治疗，不仅可以使高血压患者血压得到控制，改善预后，同时也可降低心脑血管疾病的发生。国内外大量研究证明，高血压社区防治是非常必要的，也是可行的。

第二节　高血压三级预防

高血压的预防不仅仅是阻止高血压的发生，还包括当高血压发生后阻止其发展或延缓其发展，最大限度地减少高血压对靶器官损害。因此，高血压的预防工作可以根据高血压疾病史的不同阶段，从高血压尚未出现直至高血压晚期出现各类并发症的终末表现，期间有许多属于预防的工作，可以防止它继续发生、发展，相应地采取不同的措施，即高血压的三级预防。

（一）一级预防（Primary prevention）

一级预防又称病因预防，是在高血压尚未发生时针对病因采取的措施，控制和减少高血压的危险因素，以减少个体患病概率和人群发病率。加强对病因的研究，减少对危险因素的接触，是一级预防的根本。开展一级预防时常采取双向策略（Two pronged strategy），包括：全人群策略（Population strategy），旨在降低整个人群暴露于高血压危险因素的水平，是对整个人群的普遍预防；高危策略（High risk strategy）：旨在消除高危个体的特殊暴露，是对高危人群的重点预防。高血压的一级预防应当采取全人群和高危人群相结合的策略，帮助人群识别生活中存在的不利于身体健康的行为，认识高血压对机体和家庭的危害，学习预防高血压的方法，通过行为干预促使人们改变不良的行为习惯、改善生活方式，控制和消除危险因素，建立健康生活方式，是预防高血压的一项低投入、高收益的可行途径。

世界卫生组织的一份文件指出，人的寿命15%取决于遗传因素，10%取决于社会因素，8%取决于医疗条件，7%取决于气候环境影响，60%则取决于个人的生活方式。21世纪影响人类健康和生命的主要危险因素是不良行为习惯和生活方式，而原发性高血压是最常见的生活方式病之一。因此，通过健康教育，可以有组织、有计划地进行行为干预，提高人们对高血压危害的认识，提高对心脑血管疾病的认识，采纳有益于健康的行为和生活方式，消除或减轻影响健康的危险因素，预防高血压的发生，提高生活质量。

（二）二级预防（Secondary prevention）

二级预防是指对已患有高血压的个体或群体采取预防措施（包括药物治疗或非药物性措施），控制疾病，以阻止或减缓高血压的发展，防止病情加重或靶器官的损害。二级预防的措施包括早期发现、早期诊断和早期治疗，故二级预防又称"三早"预防。

高血压是多因素的遗传性疾病，因此要有效开展一级预防是比较困难的。由于高血压发生和发展的时间比较长，做到早发现、早诊断和早治疗是可行的，并且可以明显改善预后，降低心脑血管疾病的发生。早期发现的最主要措施包括筛检和定期健康检查等。

高血压二级预防的主要任务是通过干预，即通过药物治疗和非药物措施提高原发性高血压患者对高血压的知晓率、治疗率和控制率。

（1）知晓率：提高对高血压的认识。通过高血压知识的普及和教育，使人们了解高血压发病的危险因素，了解高血压与生活方式的关系，从而提高高血压的知晓率。

（2）治疗率：提高对高血压的治疗。通过健康教育，帮助患者认识高血压，了解高血压对机体重要器官的损害和后果，提高患者自觉治疗的愿望和信心，通过科学的方法积极治疗，并坚持随访，提高高血压的治疗率。

（3）控制率：提高对高血压的控制率。由于患者及其家属对高血压的缓进性和危害性认识不足，所以经常采用间断性的治疗，即血压一上升就采取降压措施，一旦血压正常，就放松治疗。这种间断的波动性治疗可导致血压值忽高忽低，有的甚至产生了机体耐药，形成顽固性高血压或加重心、脑、血管及肾等重要脏器的损害。因此，提高控制率就是要持之以恒地坚持采取合理的治疗措施，保持血压稳定，最大限度地降低心、脑、肾、血管等并发症及死亡和病残的危险。

（三）三级预防（Tertiary prevention）

三级预防是指对重症高血压患者采取积极的挽救措施，减少疾病的危害而采取的措施；是对高血压患者的治疗和抢救，以防止并发症的发生和危及生命的严重后果。三级预防可以防止伤残和促进功能恢复，提高生存质量，延长寿命，降低病死率。三级预防主要依靠医院实施，包括预防并发症、药物治疗和康复治疗。

（1）预防并发症：高血压合并心脏、脑血管、肾脏等重要器官的损害时，不仅降低患者的生活质量，还是诱发患者心脑血管疾病死亡的主要原因。大量研究资料表明，原发性高血压从发现到死亡的平均生存时间为 20 年，出现并发症的时间约为 10 年，由并发症出现到死亡的时间只有 5 年。因此，预防并发症的发生是降低高血压病死率的关键。因此，高血压患者在日常生活中要注意观察并发症的早期临床症状，积极采取预防措施，防止并发症的发生。

（2）药物治疗：对高血压并发症的处理包括药物治疗和相应的医疗措施，参见本书相关章节，本章不再赘述。

（3）康复治疗：高血压患者发生了靶器官的损害，必须在医务人员的正确指导下，以积极的态度参加功能康复训练，延缓靶器官的损害，减少患者的残疾，提高患者的生活自理能力，从而提高患者的生活质量，延长患者的生命。

第三节　高血压生活方式的调整

原发性高血压的病因虽然迄今尚未明确，但人们较为一致地认为高血压是遗传易感性和环境中的多种危险因素交互作用的结果，是涉及全身各系统的疾病，而不是某种单一因素造成的单一器官损害的疾病。

高血压从本质上说是一种生活方式病。大量研究提示，许多与高血压发生发展有关的行为危险因素通过干预是可以控制和消除的。因此，早期通过调整改善生活方式、控制消除危险因素，对预防高血压是非常有益处的。大量研究资料表明，通过改变不良的生活方式，如减重、盐摄入量降低及增加运动，历时 5 年可以使人群血压值平均降低 1~2mmHg，心血管病的发病率下降了 54%。若在以上措施的基础上，同时增加控制精神压力和钙、镁、钾、鱼油的摄入，历时 6 个月后可以使人群的收缩压下降 2~4mmHg；舒张压下降 1~2mmHg；历时 18 个月后，高血压的发病率下降了 51%。有研究发现，在人群中开展早期预防和治疗，不仅可以使高血压发病率减半，而且还可以促使脑卒中、急性心肌梗死的发病率减半，这对整个人群是非常有益的。

由此可见，高血压是一种不良生活方式病，通过改变不良的生活方式，采取主动的防治措施，是完全可以有效预防高血压在人群中的流行，达到减少高血压及有控制高血压并发症的发生。生活方式的改变是一项低投入、高效益的预防高血压的非药物治疗措施，主要包括以下几项。

（一）控制体重

随着社会的进步，经济的发展，人们生活水平的提高，特别是饮食结构的改变和缺乏运动等不良生活方式，超重和肥胖症日益增多。最新研究资料表明，肥胖是众多生活方式病重要危险因素之一，体重与血压水平间的正相关关系，是最强和最肯定的，超重者高血压的患病率是正常者的 2~6 倍，冠心病发病率较正常体重者高出约 5 倍，无论是高血压患者，还是正常血压的人群，体重与血压均正相关，高血压发病的危险性随体重指数的增加而增加，而肥胖者体重降至正常时，血压也恢复正常。因此，维持正常体重应该是多数人努力的目标。

超重或肥胖可引起机体的一系列病理变化，通过心输出量和血容量增加、盐敏感性增强和钠储增加，交感活性增强，肾素-血管紧张素系统变化，以及胰岛素抵抗等因素，在高血压的发生和发展中起重要的作用，是原发性高血压独立的危险因素。对于肥胖的高血压患者，常呈现多个危险因素聚集的现象，如高血压、中心性肥胖、血脂及脂蛋白异常、高胰岛素血症及胰岛素抵抗综合征等，导致心脑血管疾病的危险性明显增加。

因此，通过减重来降低已经升高的血压是非药物治疗中效果最明显的方法，尤其是高血压肥胖者，通过减重可使血压平均下降 15%，并有助于冠脉硬化斑块的消退。研究资料表明，在人群中平均体重下降 5kg 或高血压患者体重降低 10%，不仅可以使血压下降，而且对伴随的危险因素，如胰岛素抵抗、糖尿病和左心室肥厚等有较好的控制作用，提高生活质量。Framingham 研究发现，老年肥胖者通过控制体重，可以逆转左心室肥厚。

控制体重的关键在于恢复和维系机体能量、物质代谢中供给与消耗的动态平衡。通过经常的自我监测记录促进自己各项监测内容的落实。实践证明，建立健康的生活方式是控制体重的最佳方案。要采取科学的措施，控制体重的主要措施包括：一方面要减少热量的摄入。控制总热量和高热量食品的摄入量，主要是限制脂肪和糖类摄入，但总热量的控制一定要在营养平衡的基础上适度渐进，并保证足够的蛋白质和维生素供应；另一方面应增加体育锻炼。通过体育锻炼，消耗掉过多的脂肪储存，热量消耗的多少随运动强度和运动持续时间而不同，要循序渐进。超重的高血压患者最好在 6 个月到 1 年内恢复正常体重，肥胖者最好在 1~3 年内恢复正常体重，肥胖和重度肥胖者均不宜减重过速。对肥胖高血压患者研究发现，减肥可使血浆瘦素（Leptin）水平下降。

（二）限钠补钾

大量研究资料表明，高盐是导致高血压的重要危险因素，它不但与高血压密切相关，而且也是导致脑卒中发生的重要危险因素。世界卫生组织建议每人每日食盐摄入量不超过 6g，这对于预防高血压具有重要意义。终身低盐饮食的人群，几乎不发生高血压，高盐地区高血压患病率明显高于低盐地区。每天钠摄入量如果减少 4~6mg，可使收缩压平均降低 4~6mmHg。药物治疗的高血压患者通过限盐，可明显减少降压药物的服用量。多种研究均证实，限盐摄入能有效降压。故限盐摄入即使只降低群体血压水平仅数毫米汞柱，也能有效降低死亡率。

钠盐摄入过多，会引起水、钠潴留血容量增加和外周血管阻力增加，导致血压增高。高盐可激活高血压患者的肾素-血管紧张素系统，使承受压力的左室无压力负荷的右室均表现出心肌纤维化。研究资料表明，钾摄入量与血压呈负相关，钾能部分抵消钠对血压升高的作用。

盐主要来自食物自身所含有的盐、烹调过程中加入的盐，以及在加工过程中为防腐和着色而加入的盐。因此，在选择食品时应尽量少选腌制、发酵及防腐的食物；烹调时减少食盐放入量等。钾盐可对抗钠盐升压和损伤血管的有害作用，富含于动物性食物、水果和某些水产品中。

我国传统饮食的特点是低钾、高钠。食物中钠/钾比值对血压的影响可能比单纯高钠、低钾更大，以 1.5 左右为佳。但我国北方居民可高达 10 或以上。高血压患者少吃盐的同时，应尽量增加钾的摄入。增加钾的摄入，能促进钠的排泄，产生显著的降压效应。

据调查，我国人群目前膳食中钠盐的摄入量为每日 7~20g，南方膳食含盐略低，北方膳食含盐略高，钠/钾比约为 3:1。该数值已经远远超过了规定的营养标准，成为我国高血压患病率较高的重要原因之一。所以中国营养学会建议：我国人群膳食摄入的钠/钾比应为 1.5:1，即每天摄入钠盐 6g，钾盐 4g 较适宜。因此，应在人群中大力提倡多食用含钾丰富的新鲜蔬菜和水果，任何食品烹调时间不宜过长，避免在煎、煮中造成食物中钾的丢失。对含盐量较多的食品如挂面、咸面包、罐头、腌菜等应限制食用。

（三）戒烟

烟草中含有许多有害成分，最有害的是尼古丁。尼古丁不仅刺激心脏，使心率增快和引起血管收缩、小动脉痉挛、血压升高，还会促使胆固醇、钙盐等物质沉积到血管壁，引起糖和脂肪代谢异常，加速动脉粥样硬化，促进冠状动脉硬化性心脏病的发生和发展。虽然尼古丁仅使血压一过性升高，但它会降低服药的顺应性和增加降压药的剂量。长期吸烟的人群由于众多危险因素的累积，容易发生冠心病和脑卒中。研究资料表明，吸烟者发生脑卒中的风险较不吸烟者高出 2~3 倍。

吸烟可促进和加重高血压及心脏血管病，因此，戒烟是防治高血压、心脑血管疾病的有效措施之一，尤其是高血压患者应当戒烟。

（四）限酒

大量研究资料表明，酒是导致许多疾病的危险因素，经常饮酒超过一定限度会引起血压升高，饮酒量和血压之间存在着剂量-反应关系，长期大量饮酒者高血压患病率和平均压均超过不饮酒者，并可直接导致 LVM 发生的增加。从流行病学研究和实验室资料均证实，乙醇具有升压作用，急性静脉注射乙醇可升高血压和血中去甲肾上腺素水平。1991 年全国高血压抽样调查发现，饮酒组高血压患病率（17.49%）远远高于不饮酒组高血压患病率（12.87%）；按照饮酒剂量进一步分析，发现高血压患病率随饮酒量增加而递增。据 Puddey 报道，减少乙醇摄入量后 6 周，无论在正常人群还是高血压患者均表现出降压作用。

乙醇导致血压升高，可能与前列腺素代谢受障、交感功能兴奋、压力感受器敏感性降低、引起高血胰岛素症、细胞钠及钙内流增加和内皮依赖性血管松弛反应受到抑制等有关，但具体机制还有待阐明。

酒对心血管的作用是双向的，即少量饮酒可降低血压，升高高密度脂蛋白胆固醇水平，降低冠心病发病的危险，特别是红葡萄酒或绍兴酒还是有益的；而过量饮酒不仅可导致血压升高，还可引起心律失常、心肌病、脑卒中和脑出血等。故世界卫生组织和高血压联盟建议，每次饮酒量小于 26g 酒精，身体差者还要适当减量。

（五）增加体力活动

体力活动不足、缺少运动锻炼是高血压等生活方式病的重要危险因素之一。经常运动锻炼对预防和控制高血压是十分有益的，流行病学调查发现，有规律的体育运动可降低高血压患者的收缩压 5~15mmHg，舒张压可降低 5~10mmHg。其中，运动后 30min 左右降压作用最大。但如果停止运动，则其降压的益处几周内就会消失。因此，体育运动要长期坚持，持之以恒，才会有效。体力活动和运动锻炼除对高血压患者有降压作用外，还可减轻体重，预防心脑血管病，提高生活质量。

经常性的体育运动可以促使最大运动能力的增加，心率、收缩期血压降低，心肌需氧量减少。运动还可以使交感神经张力降低，心肌在运动时的"儿茶酚胺"生成减少，均促使氧耗减低。在长期运动后，心肌增厚、舒张末期心室直径及容量增加，可能对增加冠脉直径、促使侧支循环发生也有益。运动还能减少心血管病危险因子的危险。

（1）脂质：使低密度脂蛋白降低，高密度脂蛋白升高，三酰甘油（TG）降低。脂蛋白脂酶活性（能加速超低密度脂蛋白 VLDL 和 TG 的水解）在坚持长跑的运动员较高。

（2）碳水化合物：运动促进糖储存于肝细胞（即使无胰岛素作用下），降低抗胰岛素。

（3）间接降低血高凝状态（后者被高血糖、高血脂、吸烟等危险因子所促进）：改善患者的一般身体状况、自信心、提供愉快和放松的休闲性感觉。

（4）降低血压（包括应激血压）和体重：缺乏运动、长期静坐的工作和生活习惯是心血管病重要的危险因子。

（5）代谢性受益：乳酸生成降低、脂肪酸代谢增加、改善糖耐量、内啡肽分泌增加。

（6）其他益处：血小板聚集受抑、肌肉内线粒体数目增加、动脉粥样硬化斑块可能消退、热耐受性增加、阻止骨质疏松、肌肉需氧气活化、肌力及毛细管密度增加、改善运动耐力和心脏功能等。

（六）合理膳食

众所周知，必要的营养补充是维持人体生命活动所必需。近年来，人们逐渐认识到高血压患者不仅存在血流动力学的失调，还具有物质代谢的障碍，即不合理膳食是高血压、心脑血管病的重要危险因素，膳食结构对高血压及脑卒中的发生和发展具有重要影响。大量关于血压与营养素的相关研究结果显示，营养素与血压呈现双向调节作用，如钠、钙摄入量，饱和脂肪酸/不饱和脂肪酸比值，蛋白质摄入参数，血氨基酸半胱氨酸、缬氨酸、苏氨酸等与血压值成正相关；钾、镁摄入量，血亚油酸（C18：2），血氨基酸苯丙氨酸、甘氨酸、亮氨酸，维生素 C 等与血压值成负相关。因此，合理调整膳食结构有利于高血压的预防和控制，是高血压预防的有效措施之一。

1. 增加钙的摄入量

根据中国营养学会建议的标准，成人每天钙供给量应达 800mg，但目前我国大多数人群每天摄钙量仅为 400～500mg。故提倡每人每天 1 袋奶（即 250mL 奶），进食绿叶蔬菜 400g。1 袋牛奶供钙约 300mg 且较易吸收；400g 绿叶蔬菜约含钙 400mg。条件允许时增加 100g 水果，即可满足全天的钙摄入量。笔者等发现摄盐量高和伴水盐代谢障碍的 EH 患者对补钙降压效应较敏感。我国饮食结构中的确存在高盐、低钙（成年合适量推荐为 800mg/d）情况，故在限盐同时适当补钙也是合宜的。

2. 脂肪和脂肪酸

虽然脂肪和脂肪酸与血压关系尚未有肯定结论，但是高血压伴脂质代谢紊乱、高胆固醇血症，会加速动脉粥样硬化和增加发生心脑血管疾病的危险性则为人们公认。有研究资料表明，脂肪摄入量与血压水平有关，摄入高饱和脂肪酸、高饱和脂肪酸/不饱和脂肪酸（S/P）比值会升高血压，若将膳食中脂肪控制在总热量 25% 以下，并使饱和脂肪酸/不饱和脂肪酸比值降到 1，能使血压有所下降。有资料报道，摄入植物性脂肪比例高的人群，其高血压患病率低，鱼油脂肪酸不饱和度高于植物油，因此更为有益于健康，高血压患者饮食宜清淡，改善动物性食品结构，少吃饱和脂肪酸高的畜类如猪肉，增加含蛋白质高而脂肪较少的禽类和鱼类，适量食用植物油。

据报道不饱和脂肪酸的摄入可能有益于心脑血管病的防治；但过量摄入可引起体内脂肪代谢平衡失调，增加胆石症患病率、促进乳腺癌和结肠癌多发，在 EH 患者饱和与不饱和脂肪酸摄入比值应以 1～1.5 为宜。摄取低脂、低蛋白（特别是动物源的）食物者血压较低、随增龄的升压也较慢。短期观察表明改变蛋白摄取量或增加植物蛋白量未见血压有明显的改变。

3. 蛋白质、氨基酸

蛋白质和高血压的关系有待进一步探讨。有资料显示，人类的血压水平与动物蛋白质的摄入量成负相关。自发性高血压大鼠摄入高蛋白（50%）强化饲料（鱼蛋白、黄豆蛋白）后可出现明显血压降低的症状，蛋白的高摄入可明显降低自发性高血压大鼠的脑卒中发生率。但亦有研究发现蛋白质的摄入与血压成正相关，素食者血压偏低，高动物蛋白摄食者患病率较高等研究结果支持上述推论。对组成蛋白质的多种氨基酸与血压关系的进一步研究表明，正相关和负相关兼而有之，呈现双向调节作用。目前较为一致的是认为我国在当前膳食条件下应适当增加优质蛋白质（动物蛋白、豆蛋白）的摄入量，有益的蛋白质总摄入量宜占总热量 15% 左右，动物蛋白占总蛋白质 20%。

4. 碳水化合物

碳水化合物摄入量过多，对糖和脂肪代谢均会产生不良影响。引起血浆三酰甘油水平升高和胰岛素抵抗状态加重，碳水化合物特别是精制糖，热能高，食用过多会导致热量过剩，转化为脂肪在体内储存而超重肥胖。高血压患者应该适当控制谷类淀粉主食的摄入量，尤其要少吃精制糖和各种甜食。

5. 维生素

维生素 C、维生素 E、β 胡萝卜素具有抗氧化作用，可以抑制和降低低密度脂蛋白的水平，减轻动脉粥样硬化。维生素 C 能改善血管通透性、增加血管弹性；有调查发现血清维生素 C 含量与血压成负相关，从食物中摄入高维生素 C，对高血压及脑卒中有保护作用，高血压患者应多吃蔬菜和水果，保证维生素的摄入。

6. 纤维素

膳食纤维（特别是水溶性纤维）被誉为"第七营养素"，膳食纤维不仅可以促进肠道内容物排空、有通便作用，而且具有减少肠道中脂肪、胆固醇的吸收而降低血脂水平和减慢肠道中糖分吸收、延缓负荷后血糖升高而平抑血糖水平等有益作用。高血压患者应多吃含纤维素的食品，如燕麦、麦麸、蔬菜等，合成的聚葡萄糖类水溶性膳食纤维亦可食用。

高血压非药物治疗措施中，如控制体重、限制钠盐和禁忌酗酒等方式是有效的，又如体育锻炼和松弛疗法等方式是有益的。因此，在高血压预防中，我们应该调整和改善生活方式，应重视和加强健康教育及优化生活方式的指导，使广大群众了解高血压、脑卒中和冠心病的发病因素、危害及预防措施，帮助和促使高血压患者改变不良生活方式，远离高血压。

第四节　高血压预防中值得注意的问题

到目前为止，国内外专家在高血压的预防中已经做了大量工作，并已初见成效，尤其是欧美等发达国家，心脑血管病已逐渐降低，其流行趋势已开始得到遏制。我国虽然在高血压预防中做了大量工作，但仍存在许多问题没有解决，与发达国家相比差距明显，主要包括以下几个方面：

（1）预防措施：我国对高血压的全面预防工作刚刚开始，社区预防网络不完善。人群对高血压的认识不足，尤其是对高血压的知晓率、治疗率和控制率的认识均比较低，与发达国家相比还有很大差距。因此，对人群高血压的预防效果也就不明显，需要逐步完善预防措施。

（2）一级预防：在高血压三级预防中，国家投入了大量的资金，医务人员和卫生管理部门也比较重视。但是对于投入效果最为明显的一级预防，所给予的重视程度却远远不够。一个是投入在一级预防的资金不足；二是群众，甚至于医务人员对一级预防没有足够的认识。因此，应加强宣传和健康教育，使今后的工作重点转移到一级预防上来。

（3）专业队伍：我国防治高血压缺乏足够的专业队伍，需要大量有奉献精神的专业人才积极加入到高血压预防的工作中来。目前，社区和基层防治高血压的工作压力最大，包括缺乏科学规范的管理、足够的资金投入和制度化的登记资料。这些构成了高血压预防中最薄弱的环节，急需重点整治。

（4）高血压控制率：由于高血压患者必须长期实施有效的血压控制，因此，服药的依从性就直接影响了高血压的控制率。服药依从性的高低与人群对高血压的认识和危害有关。据最新报道，发达国家将血压控制达标率仅占25%～30%，美国人群中接近73%的高血压患者未予治疗或治疗不充分。我国高血压患者的控制率就更差了，尤其是对单纯收缩期高血压或脉压差大的患者控制更为困难。因此，急需加强宣传教育，增强防范意识，提高高血压的控制率。

（5）降压疗效尚需研究：对占人口总数1/4的正常高限血压和占高血压患者总数71%的Ⅰ期高血压患者是否应该进行药物治疗？还是只通过改变不良生活方式进行非药物治疗？目前尚无定论，还需进一步研究。在高血压药物降低血压的同时，如何进一步降低靶器官损害、降低心脑血管并发症的发生，也是需要进一步解决的问题。从高血压的危险因素入手，研究联合降压对改善高血压预后是十分重要的。

第五章　北方高血压病因病机及中医辨证分型

　　由于人体体质不仅禀赋于先天的因素，而且在更大的程度上依赖于后天的获得和修正，与生活习惯、饮食、营养状况密切相关。不同的生活条件形成不同的体质，在疾病的状况下影响着疾病的发展、转归，疾病的发生、发展、变化与人体体质有着密切的关系，体质的强弱决定疾病的发生与否；体质的特殊性很大程度上也左右着病证类型。体质属于内因范畴，致病邪气为外因，致病因子只有通过机体内部因素（体质状态）的联合作用，才能导致疾病的发生。体质是辨证的基础，体质类型往往决定疾病的证候类型。一方面，感受相同的致病因素或患同一种疾病，因个体体质的差异可表现出不同的证候类型，即同病异证。体质影响着证的形成，个体体质的特殊性往往导致机体对某种致病因子的易感性。另一方面，体质制约着证的传变与转归。

　　体质的差异导致病证的多变性。疾病相同，体质不同，证亦不同；疾病不同，体质相同，证亦相同，即体质是同病异治、异病同治的基础，在证候诊断方面，提出"据质求因，据质定性，据质明位，据质审势"。证是病变过程中的阶段性反映，疾病的不同发展阶段可表现不同证候。当某些疾病超越体质制约的程度，则又可反过来影响体质的改变。体质的特征伴随着生命自始至终的全过程，具有循着某种类型体质固有的发展演变规律缓慢演化的趋势，体质的这种连续性就使得体质具有可预测性和可调性。临床实践中，既可针对各种体质类型及早采取相应措施，纠正体质的偏颇，以减少个体对疾病的易感性，预防疾病发生；又可针对各种不同的体质类型将辨证与辨体质相结合，因人制宜，提高疗效。

　　中国北方核心区域气候高度趋同，地形起伏高度一致，气候特点为夏季温暖、冬季寒冷，气温较低，长达5个月左右。随着寒冷暴露时间的延长，细胞外的钙离子经钙通道进入细胞内引起钙离子浓度升高，启动了平滑肌细胞兴奋—收缩耦联机制，诱发血管收缩，直接参与了高血压的发展进程。气温下降也会导致心率及外周血管阻力增加从而引起血压增高。中国北方地区人们嗜好肥甘，痰湿内聚，清浊不分，平素摄食动物脂肪过量，每日饮酒在1~2次，高脂血症，体型肥胖超过标准体重者居多，并且大多有吸烟嗜好，冬天温度偏低导致人们户外活动减少，缺少体育锻炼。随着人们生活水平的提高，摄食过多和活动量的减少导致脂肪细胞的肥大与数量的增加而形成单纯性肥胖者日益增多。而肥胖又是高血压的诱因中占比非常大的。同样血脂的增高使血液黏稠度增加，加重动脉粥样硬化程度，使血管弹性减退，外周阻力增加，使原有的高血压加重。高脂血症患者同时伴有肥胖的占很大一部分。

　　超重、肥胖和盐摄入量及饮酒和吸烟都是可改变的危险因素，我们应该通过宣传高血压的危害，提高群众对预防及治疗高血压的意识，从而改变生活方式，减少高血压发病率，进而减少高血压对农村地区人群的危害。

第一节　四季与高血压

　　四季和外感六淫联系密切，风、寒、暑、湿、燥、火为自然界之六气，其太过和不及都可致病，而称为"六淫"。

中医理论指出六淫特点分明，风为阳邪，其性开泄、善行数变、主动，具有升发、向上向外的特点，风邪伤人，常侵犯人体的上部和肌表，且具有动摇不定的特点，常表现为头痛、眩晕、震颤等；寒为阴邪，其性凝滞、收引，寒邪侵袭机体，易使气血凝结阻滞，运行不畅，其收引之性易致经脉拘挛，而引起血压升高；暑为阳邪，为夏季火热之气所化，其性炎热、升散，暑热之气上扰清空，亦可引起血压升高；湿为阴邪，其性黏滞、重浊，易阻气机，使气机升降失常，清阳不升，浊阴不降，也为造成血压升高原因之一；燥邪致病，最易耗伤人体津液，造成阴津亏虚；火热为阳邪，其性上炎炽热，易迫津外泄，消灼阴液。燥火二者亦可致清空失于濡养，而出现眩晕等证。

北方一年四季气候特点分明，春季多大风天气，风邪盛行；夏季高温多雨，暑湿火邪气盛行；秋季多干燥，燥邪盛行；冬季寒冷，寒邪盛行。北方气候寒冷，高血压在冬季高发频发，北方亦多湿，近些年来随着人类活动引发的全球大气变化失其规律，北方夏季亦常闷热潮湿，且常于夏末入秋时闹洪灾，使北方之域亦常为湿害。北方多湿论的另一内涵则是内湿之发不分地域。北方人喜食膏粱厚味，吃烧烤，喝冰镇啤酒，四季吃冰激凌，夏季吹空调，口味重而多咸，外又常为寒气怫郁，湿不能越，亦为北方多湿之因。只是感邪途径少异，受侵脏腑不同而已。

现代医学也认为，气候的异常变化是诱发血压升高的原因之一，是周围环境变化的外在因素，而不是血压升高的根本内因。可见，北方高血压与四季的六淫邪气密切相关。

一、春之风

春季是指从立春之日起到立夏之日止，立春一般每年在阳历 2 月 4 日前后，包括立春、雨水、惊蛰、春分、清明、谷雨六个节气。立春节气为二十四节气之首，立春迎来意味着春意盎然、百花齐放的季节拉开帷幕，立春虽然气温不如大寒严寒，但是仍有冷空气临下，时常令人觉得乍暖还寒，平均气温一般为 10~20℃，这时气温、日照、降水，常处于一年中的转折点，露净减退。北方春天的特点一般干燥多大风，是因为北方春季正处于大气环流调整期，冷暖空气活动频繁。春季是冬季与夏季的过渡季节，冷暖空气势力相当，而且都很活跃，所以经常出现大风天气，故"风邪"盛行，成为北方春季疾病的主要致病因素。

中医理论指出风为阳邪，其性开泄，易袭阳位，风邪致病，常伤及人体的头面部、阳经和肌表，使皮毛腠理开泄，常出现头痛、汗出、恶风等症状。风者，善行而数变，风邪致病多善动不居，变化无常，高血压多发生心脑肾等靶器官的损害，与风之多变相呼应。

风邪为六淫之首，《黄帝内经》对眩晕的病因叙述中对其涉及颇多，且《诸病源候论·风头眩候》曰："风头眩者，由血气虚，风邪入脑，而引目系故也。"可见，内外之风皆可致眩，以内为主，高血压病因复杂，对其任一因素加以干预，风所能解释，都可能影响其发生发展，非单一之内外。

风邪具有升发、向上、向外的特性，故属于阳邪。其性开泄，易使腠理疏泄而开张。正因其能升发，并善于向上、向外，所以风邪侵袭，常伤及人体的头面部、阳经和肌表，使皮毛腠理开泄，常出现头痛、汗出、恶风等症状。正如《素问·太阴阳明论》所说："故犯贼风虚邪者，阳受之。"又说："伤于风者，上先受之。"肝气旺于春，当平素阳盛火旺，肝阳上亢（高血压），或常有恼怒郁满，气郁化火，耗伤肝阳，风阳内动，风火上扰，风火皆屑阳，阳王乎动，两动相搏，扰动于上，则头晕胀痛，烦躁易怒，怒则晕痛加重，面赤耳鸣，少寐多梦，口干口苦，舌红苔黄，脉弦数，皆为风火亢盛之征中年以上，风火眩晕。

春季风气正盛，在人体对应肝，春季是由冬寒向夏热过渡的季节，正处于阴消阳长、寒去热来的转折期。此时阳气渐生，阴寒未尽，所以春季气候多变，温差幅度很大，忽冷忽热，乍暖还寒。在这个季节里，高血压患者的病情容易发生变化，风游走不定，风邪善行数变，风邪致病风变幻无常和发病迅速，故一般发病多急，传变也较快。

据医疗气象学家研究认为，在大风呼啸时，空气中的冲撞摩擦噪声会使人心里感到烦躁不适，特别是在音频过低，甚至达到"次声波"的标准时，而这种"次声波"已被称之为是杀人的声波，它能直接影响人体的神经中枢系统，使人感到头痛、恶心、烦躁，甚至致人于死地。因此，高血压患者会加重头晕目眩，大风会导致人体开始分泌大量的血清素，让人感到神经紧张，压抑和疲劳，高血压患者应积极预防。

二、夏之火

夏季是指从立夏之日起，到立秋之日止的时间。立夏、小满、芒种、夏至、大暑、小暑正值其间，夏季气候炎热，万物生机旺盛。

从"生、长、化、收、藏"的角度来看，夏天主"长"，长夏主"化"。"长"和"化"是长养、变化的意思，夏天自然界万物生长达到顶峰，并开始结果，是万物生长变化的最高峰。夏季的气候特点概括起来主要就是热和湿两个字，所谓热，就是指气温高，人们常说"夏日炎炎"，夏季的气候除了炎热外，还有一个特点就是"湿"，所谓湿，是指外界环境的湿度，由于我国夏天盛行东南季风和西南季风，因而携带大量水汽由海洋进入陆地，故我国北方地区夏天降水量增多，环境的湿度也较大，因此北方夏季多暑湿火、暑湿痰火致病。

夏季暑热难耐、出汗较多、口干烦渴时，人体出汗过多，会造成血容量减少、血液黏稠度增高、血压忽高忽低，容易引发脑血栓。从中医角度看，出汗过多使人体津液损耗而导致阴虚火旺，本就心肝火旺的高血压患者更会加重病情。所以，缺水不仅是口渴的问题，而且对人体循环及代谢功能都有直接影响。

暑邪致病有明显的季节性，主要发生于夏至以后，立秋之前，《黄帝内经·素问》有"先夏至日者为病温，后夏至日者为病暑"之说，暑性炎热，量为夏季火热之气所化，火热属阳，故暑属阳邪。暑邪伤人出现一系列阳热症状，如壮热、心烦、面赤、便结、尿黄。暑性升散，耗气伤津，暑为阳邪，阳性升发，故暑邪侵犯人体，多重入气分，致腠理开泄而多汗，汗出过多，则耗伤津液，淫液亏损，可出现口渴，尿赤短少等症，暑热之邪，扰动心神，则顺而不宁，大量汗出的同时，常可气随津泄，致气虚。所以，临床中可见伤于暑者，往往气短乏力等。

夏季火邪盛行，而火亦有虚火和实火之分。很多学者主张高血压的病机应从火立论，认为风火致眩。提出"所谓风气甚，而头目眩晕者，由风木旺，必是金衰不能制木，而木复生火，风火皆属阳，阳主乎动，两动相搏，则为之旋转"。实火是因情志不遂，肝郁化火，肝火上炎，上犯清阳；或因嗜食肥甘厚味，生湿生痰，痰阻气机，痰气交阻，郁而化火，上蒙清窍。虚火是因禀赋不足、劳倦过度、年老体衰、久病失养等导致肾阴不足，阴虚阳亢，虚火上炎，表现为血压的升高。暑为阳邪，为夏季火热之气所化，其性炎热、升散，暑热之气上扰清空，亦可引起血压升高。夏季，气温升高，湿度增大，高血压患者常常感到情绪烦躁，头晕脑胀，心里感觉不舒服。

夏季湿邪盛行，湿聚成痰，痰又分为有形之痰和无形之痰。痰的产生也与肺、脾、肾和三焦密切相关，生痰的原因有多种：可因感受外邪或长期吸烟导致肺气不足，肺失宣降，水液不能正常输布，聚湿生痰；或因长期饮食、情志、劳倦等因素，致脾胃虚弱，脾失健运，不能运化水液，水反为湿，聚湿成痰；或因久病、房劳，致肾气不足，肾气不足则不能发挥正常的气化功能，水湿内停；水的正常运行要依靠三焦的功能正常，肝气郁滞，三焦气机不畅，影响水液的代谢，气郁湿滞，痰浊内生。以上诸多原因，皆可导致高血压的发生。并且朱丹溪也明确提出了"无痰不作眩"的病机，在《丹溪心法·头眩》中提到："头眩，痰夹气虚并火。治痰为主，加补气药及降火药，无痰不作眩，痰因火动。"并将痰分为湿痰和火痰，对后世产生了极为深远的影响。

三、秋之燥

秋季是指从立秋之日到立冬之日。该季节包括立秋、处暑、白露、秋分、寒露、霜降这六个节气，秋季的气候特点主要是干燥，人们常以"秋高气爽""风高物燥"来形容它。

进入秋季，白天渐短、黑夜渐长，北方冷空气不断侵入，但势力不是很强，秋季的气温会逐渐下降，但是一般较冬季缓慢，常在我国北方形成秋高气爽的天气，到了深秋，随着冷空气的加强，冷锋还会造成寒潮天气，寒潮是强冷空气爆发过程，这会对人体健康带来很大影响。

秋为金秋，肺在五行中属金，故肺气与金秋之气相应，"金秋之时，燥气当令"，其气候特点为干燥，也就是人们常说的"秋燥"。燥邪伤人，容易耗人津液，人体会出现口干、唇干、鼻燥、咽干及大便干结、皮肤干燥等症状。在秋季高血压的治疗中以滋阴润燥为宜，少辛增酸的养阴。

"秋燥"之特点，其气清肃，其性干燥，燥邪伤人，容易耗气津液，有"燥胜则干"。津液即耗，出现"燥象"，常见口干、唇干、鼻干、咽干、舌干少津、大便干结、皮肤干裂等症。

燥为秋季的主气，燥邪为六淫之一，在人体内，肺属燥金，其气应秋，秋分以后燥气太盛，燥邪袭人最先伤肺，肾主五液而恶燥，燥邪又易伤肾，燥邪常与热邪合而致病，而形成燥热之邪，燥热之邪易灼伤阴液，导致肾阴亏损，使得水不涵木，虚阳上扰之高血压。

燥邪为病，燥胜则干，燥邪为干涩之病邪，有外燥、内燥之分，外燥是自然界燥邪从鼻窍、皮毛而入，常从肺卫开始，但有温燥、凉燥之别。初秋有夏热余气，燥邪与温热之邪结合，侵犯人体，则见咽干、鼻燥、咳嗽少痰、皮肤干燥等温热病症。深秋受近冬季寒邪的影响，燥邪与寒邪结合，侵犯人体，则常见发热恶寒、头痛、无汗、咽干、唇燥、咳嗽稀痰等凉燥病症。内燥多由汗下太过，或精血内夺，或年老液亏，以致机体阴津枯涸所致。正如《素问·阴阳应象大论》所说"燥胜则干"，其皮肤皱结，咽鼻焦干为燥伤肺津，精血枯涸，便溺闭结系燥灼肾液而成，秋季高血压多与脾、肺、肾有关，病邪主要在燥。

秋季天气的主体表现为气温逐渐降低，有谚语说道："白露秋分夜，一夜冷一夜。"这种变化又有昼夜温差大、冷暖变化极不规律的特点。中医认为，秋主收，燥为秋之主气。阳气渐收、阴气渐长、景物萧条、空气干燥，这给人体带来较大影响，所以也有"多事之秋"的说法。由于其天气不断收敛，空气中缺乏水分的濡润而成为肃杀的气候，这时候人们常常会觉得口鼻干燥、渴饮不止、皮肤干燥，甚至大便干结等。中医学认为，从性质来分，燥气可有温燥与凉燥之别。初秋之气，由于禀受了夏季炎热气候的余气，刚烈肃杀，形如老虎咬人之凶猛，故称之为温燥；深秋之气，由于接近寒冷的冬季，寒意加深，则称为凉燥。至于进行高温作业的人们，由于出汗太多，引致体内津液严重损耗，则不分季节均可出现，属于中医"内燥"之列。在秋季养生中，专家提出：早睡早起、收神"蓄阴"；饮食清润，补益"滋阴"；适量运动，内敛"护阴"；适当"秋冻"，防病"养阴"；巧用药物，辨证"补阴"的理论。

因此，在秋季"阳消阴长"，阳气逐渐收敛，阴气逐渐充盛，万物成熟，硕果累累，为收藏之时，人体的生理活动应顺应自然，强调"秋冬养阴"，秋天必须保养体内阴气，不能耗精伤阴。《素问·四气调神大论》说："秋三月，此谓容平，天气以急，地气以明，早卧早起，与鸡俱兴，使志安宁，以缓秋刑，收敛神气，使秋气平，无外其志，使肺气清，此秋气之应，养收之道也。"秋气凉爽，阳气开始收敛，弛张于外，则易受损。人们早卧以顺应阴精的收止，早起以顺应阳气的舒达，控制自己的情绪，保持神志的安宁，登高望远，抒发情志，舒张收敛有序，既减缓秋季肃杀之气对人体的影响，又保持肺气的清肃功能，以维持强健的身体。

四、冬之寒

冬季是从农历的立冬之日到次年的立春之日，包括立冬、小雪、大雪、冬至、小寒、大寒六个节气。冬季天寒地冻，千里冰封，万里雪飘，北风呼啸，草木凋零，虫蛇蛰伏，是一年之中日照最短、气温最低、阴气最盛的时期。从立冬起气候开始寒冷，阴气盛极，阳气收放，草木凋零，万物闭藏，自然界充满寒冻之意。雪是寒冷天气的产物，随着雪的到来，此时北方地区出现北风吹，雪花飘的季节，我国北方地区已出现初雪，提示人们已到了御寒保暖之时，北方冬季高血压与其冬季气候特点寒性盛行具有强烈相关性，并且在冬季高血压发病率增高。

民间都流传着"一九、二九不出手，三九、四九冰上走，五九、六九沿河看柳，七九河开，八九燕来，九九加一九，耕牛遍地走"的歌谣，这样的词句生动形象地描绘出冬季的气候变化。

"寒气通于肾"，肾为寒水之旺，寒邪致病，二者同气相求，有"寒喜中肾"的说法。寒为冬季之主气，寒的生理特性，寒为阴邪，易伤阳气，寒是阴盛寒冷的表现，故其性属阴，即所谓"阴盛则寒"，阴寒之邪与人体的阳气是对立的，当人体阳气旺盛，寒邪不易侵入，人体可以防御病邪，从而不生病；如人体阳气不足，或阴寒之邪气盛，阳气不足以驱逐阴寒，反为阴寒所侮，故有"阴胜则阳病"，由此可知感受寒邪，最易损伤人体阳气。寒邪夹湿肾主水，脾主湿，水湿同类，湿积日久则脾阳消气，肾阳亦惫。寒湿伤肾，寒湿之邪易伤阳气，阻遏气机，使气化功能受阻，故见身重腰冷，小便自利，寒邪稽留不散，湿性黏滞，寒湿伤肾，多缠绵难愈。寒邪另一特点寒性收引凝滞，由于冬季气温的下降，血管就会收缩，而血管里面的血液并没有减少，此血管壁所受的压力就大一些，血压普遍比夏天要高些，又如，冬天由于寒冷，人们会多吃一些来御寒，热量和脂肪的摄入增加，而户外活动减少，当遇到寒冷刺激时，体内肾上腺分泌增强，而肾上腺素增多会使血管收缩引起血压明显上升，造成脑出血的发生。

冬季是万物生机潜伏闭藏的季节，此时天寒地冷，万物凋零，自然界的生物也开始冬眠，一派萧条零落的景象。由于冬季的气候寒冷，容易发生风寒引起的各种疾病。高血压是中老年的常见病、多发病，尤其在冬季寒气盛行当令，病情容易发展，这是因为低温使体表血管弹性降低，外周阻力增加，使血压升高，进而导致脑血管破裂出血，并且寒冷的刺激还可使交感神经兴奋，肾上腺皮质介素分泌增多，从而使血压升高，当气候变冷时，寒冷刺激使患者交感神经异常兴奋，引起体内儿茶酚胺释放增加，造成心脏收缩力增强，周围血管收缩，引起收缩压及舒张压上升。有研究数据显示，平均冬季血压比夏季血压高12mmHg；气温每下降1℃，收缩压上升1.3mmHg，舒张压上升0.6mmHg。对于高血压患者来说通常也会伴有心、脑、肾方面的困扰，故应多加注意防范。

天气寒冷，为了御寒，机体减少散热，增加产热的组织功能，毛孔收闭以减少散温。肾上腺分泌增加，心跳加快，输出量增加，血管阻力增加，引起动脉血压增高。寒冷的空气刺激机体，其中的臭氧容易引起血管痉挛，使头部血压剧烈变化引起脑出血。脑卒中（中风）患者有2/3发生在寒冷季节。老年人之所以怕冷，这与血管硬化有关，伴有血管硬化的高血压患者对冷的反应性增高，而单纯高血压患者与常人一样，高血压在一二月份为高发期，八九月份则低。中医看病注意农历的二十四节气在二分（春分、秋分）、二至（夏至、冬至）这四个节气时，必须提醒患者加强家庭护理。

《内经素问·四气调神大论》说："冬三月，此谓闭藏，水冰地坼，无扰乎阳，早卧晚起，必待日光，使志若伏若匿，若有私意，若已有得，去寒就温，无泄皮肤，使气亟夺，此冬气之应，养藏之道也。"说的就是冬季的养生之道。

五、北方高血压特殊证型——寒凝血瘀型

寒为阴邪，寒性凝滞，主收引。寒邪作用于血脉，一方面，使血管收缩拘挛，变细变窄，血流减少；另一方面，使血液凝滞，血行缓慢不畅而成瘀血。如《素问·调经论》云："寒独留则血凝泣，凝则脉不通。"《医林改错·膈下逐瘀汤所治之症目》云："血受寒则凝结成块，血受热则煎熬成块。"

瘀血阻络型多见于Ⅲ期高血压，在Ⅰ期、Ⅱ期也可见到，主要表现为血压高于正常，头晕，头痛如针刺，心悸健忘，精神不振。胸闷或痛，四肢麻木，面或唇色紫暗，舌质紫暗或有瘀斑，苔薄少，脉弦涩或有结代。

本病由风寒湿邪侵袭机体所致，背部脊柱两侧膀胱经主一身之表，督脉总一身之阳，为阳脉之海，风寒湿邪侵袭，督脉及膀胱经最先受之，体内阴平阳秘的状态被打破，转变为以寒为主的"偏态"，寒主凝滞收引，寒邪外束肌表，营卫不调，血液凝滞不畅，脉管受寒拘挛，管壁压力增加，进而引起血压的升高。例如在我国东北、西北地区冬季多发的难治性高血压，便是由于天气寒冷，寒邪侵袭经络，体表温度降低，导致肌肉紧张、僵

硬，进而血管拘挛，因此血压较天气温暖时明显升高，辨治失当则药石罔效。此病以项背僵硬、肩背酸冷、肌肉紧张、畏寒、便溏、畏风等寒象为主要症状，其中项背僵硬、肌肉拘急为其辨证要点。寒主凝滞收引，一方面使肌肉收紧，刺激血管壁收缩；另一方面使循环减慢，血行不畅，进一步加重了对血管壁的压力，两者共同构成了高血压的发生机制。

第二节　饮食与高血压

中国传统医学早在两千多年前就认识到饮食与疾病的治疗及预防有重要关系。饮食治疗是高血压非药物疗法的重要手段之一，饮食治疗的主要措施是减肥、限盐和忌酒。饮食治疗的目的不仅仅是降低血压，同时还要预防和逆转引起心血管疾病发生的危险因素。饮食治疗是一种长期的行为，要求持之以恒，改变不良生活习惯。血压正常偏高者、轻度高血压患者是饮食治疗的主要对象，对服抗高血压药物的高血压患者也需辅以饮食治疗。

我国北方地区地势较高，气候寒冷，干燥少雨，人体阴寒偏盛，津液偏亏，为了抵御严寒，尤其冬季人们常常需要过食肥甘厚味来抵御严寒，并且据统计，北方地区的人们饮食习惯一般偏咸，咸伤肾，根据北方阴寒偏盛、人体津液偏亏的特点，北方在饮食养生上宜温补阳气、滋润生津。

在北方，冬天主要吃窖储菜和腌渍菜。农历二月到四月，几乎没有新鲜蔬菜食用，只有咸菜当家，因此北方人食盐摄入量较大，食盐主要成分是氯化钠，钠元素的主要功能是调节体内水分与渗透压，增强神经肌肉兴奋性，维持酸碱平衡和血压正常功能。钠摄入量过多，尿中钠与钾的比值增加，是导致高血压的重要因数。研究表明，尿中钠与钾的比值与血压成正比，而尿钾含量与血压成反比，北方人食盐多，这就造成了北方人患高血压者较多。如果在食盐中加入氯化钾，以降低氯化钠含量，则可降低高血压的发病率。

良好的饮食习惯是可以有效地控制高血压的手段。可以说调整饮食结构是有效控制高血压的重要手段。比如说高血压患者大都喜欢吃肥肉，多食肥肉，必然会导致肥胖，而肥胖又是罹患高血压的重要原因；再如，高血压患者喜欢厚味食物，即盐味重。而医学早已明确盐过多摄入是造成高血压的罪魁祸首。如果能尽早改变其饮食结构，少吃肥肉，而且炒菜盐要少些（每天不超过3g），只要坚持3个月至半年后，血压必定会自然下降；另一方面，糖类食物亦不宜摄入过多，因为也会转化为脂肪造成肥胖，显然也是造成高血压的重要因素。所以，要想有效地控制、降低血压，这些饮食习惯必须改变。此外，还有一个饮食习惯需要提倡，即多吃蔬菜。因为，蔬菜属于碱性食物，可中和血液的酸度。而且可以溶解血脂、降低胆固醇，对降低、稳定血压将会起着重要作用；再则，还提倡经常多吃醋，因为醋亦属于碱性食物，尤其是降脂、降胆固醇、祛除粥样斑块、软化血管、增加血容量有着显著的作用，无疑将会对降低、稳定血压有着其他食品不可替代的效果。所以，高血压患者应当合理地调节饮食。《寿世保元》说："食过量则结积，饮过多则成痰癖。故大渴不大饮，大饥不大食，恐气血失常，卒然不救也。"

有研究表明，高血压患者的饮食原则应为低盐、低动物脂肪、低胆固醇、适量蛋白质、含钾、钙、镁、维生素C及纤维素丰富的饮食；多吃蔬菜、水果；肥胖者应控制总热量；限制饮酒。常食动物油、喜食肥肉能增加高血压发生的危险性。动物油和肥肉中含有大量的饱和脂肪酸，长期摄入过量饱和脂肪酸和大量的胆固醇可导致动脉硬化，增加患高血压的危险性，长期高糖饮食可使糖转化为脂肪，导致机体肥胖，血脂水平升高，动脉粥样硬化而使血压升高。

高血压在中医属"眩晕""头痛""肝阳""肝风"等范畴，后期常并发"心悸""水肿"及"中风"等病症。虽然病情变化多端，但其病因不外先天禀赋异常，七情失调，饮食失节、气血阴阳失调等方面，病理病机以肝肾阴虚为主，阴虚阳亢互为因果。

因此将从饮食"高盐，高脂，烟酒"三个方面，来探讨饮食因素引起北方高血压的病因病机，从而更好地运用于防病治病当中。

一、高盐饮食

（一）西医论病因

目前认为高血压虽然与遗传有一定关系，但与后天生活方式关系更密切，超重、高钠饮食和中度以上的饮酒被认为是最主要的高危因素。高钠饮食，就是高盐饮食，长期进食太咸的食物会导致高血压已经成为定论，北方人群高血压发病率高与北方高盐饮食就有一定关系。对于中国人来说，目前推荐每日进盐量不超过5g，需提醒大家的是，不仅每日炒菜要少放盐，且需注意控制日常生活中易被忽视的各种加工食品的摄入量，例如腊肉、腊菜、包装食品、各种调料，都含有很高的盐分，高血压患者一定要少吃。

北方地域特色明显，有一点是常常食用腌制食物，这加重了盐的摄入，和高血压疾病的发病率，盐摄入量高是高血压发病独立的危险因素。如在黑猩猩日常膳食水果、蔬菜中（这类膳食的特点是低钠高钾）人为加盐喂养20个月以上，黑猩猩的血压明显升高；而吃未加盐的对照组黑猩猩血压不升高。我国北方居民每天盐摄入量高于南方，北方高血压患病率高于南方，故北方地区的人民要注意盐的摄入量。

食盐的主要成分是氯化钠，钠离子和氯离子都存在于细胞外液中，钾离子存在于细胞内液中，正常情况下维持平衡。当钠和氯离子增多时，由于渗透压的改变，引起细胞外液增多，使钠和水潴留，细胞间液和血容量增加，同时回心血量、心室充盈量和输出量均增加，可使血压升高。盐的主要成分是氯化钠，钠离子和氯离子是细胞外液中发现的。钾离子是正常情况在细胞内液中起保持平衡作用的，随着钠离子和氯离子增多，由于渗透压的变化，导致细胞外液增加，所引起的水和钠潴留，细胞间液和血容量增加，同时回心血量、心室充盈量和输出量增加，血压升高。那食盐使血压升高的具体原理是什么？在细胞外液钠离子增多，细胞内外钠离子浓度梯度增加，使细胞内钠离子增加，而细胞内钠离子增加导致细胞肿胀，小动脉壁平滑肌细胞肿胀后，一方面可使管腔狭窄，外周阻力增加；另一方面使小动脉壁对血液中的缩血管物质（如肾上腺素、去甲肾上腺素、血管紧张素）反应性增加，导致小动脉痉挛，然后全身各处细小动脉阻力就增加，促使血压升高。

在世界上盐与高血压的关系资料均表明，盐摄入量和钠尿排泄量（间接反应钠的摄入量）与高血压成正相关，也就是盐的摄入量越多，血压水平越高。研究还表明，在中国北方的盐摄入量高于南方，高血压的发病率也是北部高于南部。对于高血压患者来说限盐是有帮助的。实践证明，在高血压或轻度高血压的早期阶段，单纯限制盐的摄入可以使血压恢复正常。严重的高血压，限制盐的摄入量，不仅可以提高其他降压药物的疗效，也可使降压药物剂量减少，可以大大减少降压药的副作用和药物费用。所以，无论是从高血压患者的治疗还是预防的角度，限盐是有益的。

大量研究表明，高血压是冠心病的危险因素之一。调查资料发现，有相当比例的冠心病患者患有高血压，而高血压又有促进冠心病发展的作用。因此，控制高血压并设法降低血压水平，对冠心病的防治具有重要意义。同时，钠促进血液循环，增加心排血量，直接增加心脏负担，对心脏血流供应不足的冠心病患者是不利的。目前普遍认为，钠摄入量在促进高血压发病中起着一定的作用。流行病学资料表明，食盐每日摄入高达 20g 的日本北部人，高血压发病率可高达 40%，明显高于食盐每日摄入 4g 的北美爱斯基摩人的发病率。研究还证明，平均每天少摄入 5g 食盐，平均舒张压可降低 4mmHg。因此，对已患有高血压的患者，限制食盐可作为一种非药物性治疗手段。

钠摄入过多，是形成高血压的主要因素，高钠可使血压升高，低钠有助于降低血压。日常生活中，食盐是人体钠元素的主要食物来源，因而食盐摄入过多可以引起高血压疾病，同时钙与钾正相反，高钙和高钾饮食可降低高血压的发病率。世界卫生组织要求，每人每天的食盐推荐量是 5~6g，即可以保持人体中需要的量。在我国，食盐摄入较多者是一个突出人群，尤其是在我国北方，中国 2002 年调查平均每人每天是 12g 盐，大大超过了世界卫生组织的要求，长期高盐饮食会增加高血压的患病概率，而临床观察发现，高血压患者在严格限制摄盐后，血压有所下降。

盐能升压，中国人素有南甜北咸的习惯，据调查我国北方平均每人每天摄入食盐 14g 以上（相当于摄入钠 5.5g），而南方平均每人每天摄入食盐 7~9g（相当摄入钠 3~4g），血压平均水平北方明显高于南方。中国医科院心血管研究所等对北京和广州两地 11 184 人的血压进行普查比较，并对其中 10% 人的尿钠与钠/钾比值进行了测定，结果表明广州的尿钠与钠/钾比值显著低于北京，正和南方人高血压患病率低于北方人相一致。从而证明了血压水平与尿钠排出量成正相关。

盐与高血压是密切相关的，有学者研究发现，高血压患者的食盐摄入水平高于非高血压人群近 2 倍。食用盐的主要成分为氯化钠，大量研究证实，钠的代谢与高血压有密切关系，膳食中钠摄入量与血压水平成正相关，人群中平均每人每天摄入食盐每增 2g，则收缩压和舒张压分别升高 2mmHg 及 1.2mmHg。研究证实，高盐饮食可引起高血压。

盐与高血压的关系已经被确认。高盐摄入可引起血压升高，低盐饮食可使血压降低。高盐能使血压升高可能与以下因素有关：高盐摄入能使血管对缩血管因子敏感性增强，使全身小血管收缩，血管管腔狭窄，阻力增大，使心脏射血压力增高，同时交感神经末梢释放升高血压的激素增加，血压升高。高盐（高钠）摄入能引起水钠潴留，导致血容量增加，同时细胞内外钠离子水平的增加可导致细胞水肿，血管平滑肌细胞肿胀，血管腔狭窄，外周血管阻力增大，引起血压升高。高盐摄入引起的钠潴留能使细胞内外离子交换，使得细胞内收缩离子浓度增加，引起血管平滑肌收缩，外周血管阻力增加，血压上升。

（二）中医论病因

过食咸味，肾气会受损，中国有句俗语："开门七件事，柴米油盐酱醋茶。"无论是王公贵族还是平民百姓，生活都离不开这几样物品。而咸味，自古被老百姓列为五味之首。如果摄入的盐过少就会导致身体水肿、周身无力。李时珍说："盐为百病之主，百病无不用之。故服补肾药用盐汤者，咸归肾，引药气人本脏也。"肾有调节水液代谢的作用，而咸味食物能调节人体细胞和血液渗透压平衡及水盐代谢，可增强体力和食欲，防止痉挛，人的健康是离不开"咸"的。

酸、苦、甘、辛、咸五味与五行的配属为：酸属木，苦属火，甘属土，辛属金，咸属水，五脏之中，肾也属水，故咸与肾同类相属，五味中的咸和五脏中的肾具有特殊的亲和性，凡是咸味的食物都入肾，具有补肾的作用。《素问·五藏生成篇》云："色味当五脏，黑当肾，咸。"《素问·金匮真言论》云："北方黑色，人通于肾，其味咸。"《素问·阴阳应象大论》云："其在天为寒，在脏为肾，在味为咸。"以上都说明咸为肾之味，"咸"与五脏中的肾具有特殊的亲和性。中医的肾是一个功能的概括，不同于西医的肾脏。传统医学认为"肾主水"，即肾有调节水液代谢的作用。而水的特点是向下行的，人每天喝进去的水，通过身体而下，最后由膀胱排出，排泄水分的功能是由肾脏领导的，但若肾脏发生病变，就会出现小便失常、尿闭、水肿等症状。而咸味能软化硬物及促使排泄，还具有补肾、引火下行、润燥祛风、清热渗湿、明目的功效。所以适当地进食"咸"味食品不仅补肾，还能避免疾病的发生。咸味对肾的重要性，我们都能够了解，但事事都有物极必反的道理，过量的咸不仅达不到补的效果，还会使肾气受损。

从中医理论上讲，肾精可以化生肾气，肾气是人体的元气，即人体的本原之气。肾气从下焦发出，就像人体的发动机一样维持着生命活动的运转、生化活动的进行。人体生命活动的强弱盛衰，均是肾气强弱的一种体现。而咸味的食物由肾及膀胱代谢，肾气盛则头发乌黑有光泽，肾气虚则头发干涩、枯黄、容易脱发。肾气盛则肌肉强劲，肾气衰则体弱无力。高盐饮食会加重肾脏负担，从而使肾气虚衰。这就是为什么不建议人们不要高盐饮食，过咸会伤肾气的原因。

因为嗜食咸味，导致水液大量滞留在体内，会增加血容量，使血压升高，特别是舒张压。从中医角度来说，咸伤肾，肾阴被伤，会导致肝阴亦伤、肝阳愈亢，则头晕、头痛症状加重。《灵枢·五味论》曰："血与咸相得则凝。"张景岳在《类经》中注解："血为水化，咸亦属水，咸与血相得，故走注血脉。若味过咸，则血凝而结。"说明过食咸味会引起血液凝滞，影响血液循行流动，形成血瘀。后世医家遵从经义，在临床上有所发挥。唐容川说："又有用咸以止血者……此内经咸走血之义。"意思就是通过咸味造成血脉凝滞，达到止血作用。

"咸入肾"可不是多吃盐，所谓的"咸入肾"，是说咸味的食品有一定滋补肾阴的作用。不过，咸指的是食物的五味，而不等于"盐"，吃点咸味的食品，并不是说在菜里猛加盐，对于健康的成年人来说，一天摄入 6g 盐是比较合适的，过多就会造成电解质代谢紊乱，从而影响肾功能。另外，咸菜也不建议多吃，经常吃会提高癌症发病率。咸味入肾经，适当食用能补肾强腰、强壮骨骼，使身体有劲儿，充满活力，但吃了过多的咸味食物也会伤肾。如海带、螃蟹等海产品多味咸，但同时也性寒，易损肾阳，也损脾胃，所以食用咸味食物要适度。

至于口味偏咸与高血压之间的关系，中医上是这样解释的：长期过量食盐，必然导致过量饮水。因为氯化钠在体内所占的浓度为 0.85%～0.9%，超过 0.9%的时候，人就必须补充更多的水加以稀释，使其浓度降回到标准范围。而过量饮水，必然使排尿次数增加，从而加重肾脏的工作负担，并影响其功能，肾功能失调，则元气不足。

（三）病机

肾为水火之脏，藏精，主纳气，司二便，为先天之本，不论临床观察或实验研究均已表明，肾在高血压的病理变化中居重要的地位，中医学所称的肾与现代医学所称的肾，不尽相同，它的生理功能是多方面的，包括中枢神经系统、内分泌系统、泌尿系统等。肾的主要生理功能，为储藏五脏六腑的阴精，是真阴的根源，同时又蕴含着命门的真阳（先天的基础）。这些都是人体物质和功能的基础，只宜保藏，不能亏损，故肾病多属虚证。肾和肝两脏的关系密切，肝有赖于肾脏阴精的涵养，肾脏阴精亏损，首先影响肝脏，导致肝阳上亢；而反复的肝阳上亢，又必然会损伤肾阴。其次，肾脏的阴阳是相互依赖的，阴虚之后，阳亦亏损，成为阴阳两虚。

　　阴阳失调是高血压的基本病机，临床观察人体内脏的阴阳失调所引起的高血压，可分为两类：一是属于先天不足为主的肾气虚衰，高血压的遗传因素与此有关；二是属于后天气血亏损而导致的，气血亏损最终是以肾虚为表现。不论先天或后天所导致的肾虚，临床都因其虚衰程度的不同，而表现不同的肾阴不足、肾阳不足或阴阳两虚之证。肾阴不足为主的，由于阴虚阳亢的病理变化，又有肝阳上亢与心肾不交的区别，前者以眩晕、头痛、头胀、面赤等为主要证候；后者则以心悸、失眠、多梦、遗精、月经不调、腰膝酸软等为特征。肾阳不足为主的，可有面色苍白、听力减弱、小便频数或不禁、男子滑精早泄或阳痿、妇女月经不调或宫冷不育、腰膝冷痛酸楚等症状。在肾阴虚和肾阳虚之间，由于阴阳互根的原理，往往可见到肾阴阳两虚证，亦称肾气虚，其表现具有肾阴虚和肾阳虚的症状特点。所以，高血压后期，阴损及阳，可见到精神呆钝、腰膝酸软、行动迟缓、动辄气急、夜间多尿以及肢冷、水肿等症状。

　　（四）特殊类型——盐敏感性高血压

　　盐是高血压重要的易患因素，人群内个体间对盐负荷或限盐却呈现不同的血压反应，即存在盐敏感性。盐敏感性是连接盐与高血压的遗传基础，是原发性高血压的一种中间遗传表型。高盐、盐敏感性高血压是我国人群高血压的重要特征，也是心脑血管病的独立危险因子，应重视我国人群高盐、盐敏感性高血压的流行特征，恰当地选择有效的降压药物，提高治疗水平。

　　食盐的组成是氯化钠，钠离子和氯离子主要存在于细胞外液中，钾离子主要存在于细胞内液中，正常情况下维持平衡。当钠和氯离子增多时，由于渗透压的改变，引起细胞外液增多，使钠和水潴留，细胞间液和血容量增加，同时回心血量、心室充盈量和输出量均增加，可使血压升高。细胞外液中钠离子增多，细胞内外钠离子浓度梯度加大，则细胞内钠离子也增多。随之出现细胞肿胀，小动脉壁平滑肌细胞肿胀后，一方面可使管腔狭窄，外周阻力加大；另一方面使小动脉壁对血液中的缩血管物质（如肾上腺素、去甲肾上腺素、血管紧张素）反应性增加，引起小动脉痉挛，使全身各处细小动脉阻力增加，血压升高。

　　盐敏感性高血压除具有高血压的一般临床表现外，还有血压对盐的反应性更强，血压变异性大，血压对应激反应性增强，靶器官损害出现早等特点。在原发性高血压患者中，盐敏感性高血压占28%～74%，以盐负荷后血压明显升高、较早出现肾脏等靶器官损害为临床特点。目前世界范围内的许多盐与高血压的关系资料均表明，盐的摄入量或尿钠离子排泄量（间接反应钠的摄入量）与高血压成正相关，即人群摄入食盐量越多，血压水平越高。我国研究情况也显示，北方人食盐的摄入量多于南方人，高血压的发病率也呈北高南低趋势。为此，对于已经发生高血压的患者，限盐也是有益的。实践证明，在高血压的早期或轻度高血压患者，单纯限盐即可能使血压恢复正常。而对中、重度高血压患者，限制盐的摄入量，不仅可提高其他降压药物的疗效，还可减少降压药物的剂量，这样可大大地减少降压药物的不良反应和药品费用。所以，不管是从预防高血压的角度，还是治疗高血压患者，限盐都是有益的。

中医学中没有盐敏感性高血压的病名记载，根据其大多以眩晕为主要临床表现的特点，结合现代医学的认识，提出盐敏感性高血压的中医病因是饮食过咸，导致血脉瘀滞，继而阻碍气血上充。

盐敏感性高血压是特殊的高血压证型，对其的判定方法有两种，其一是急性盐负荷试验，具体方法为：①测定基础血压，然后在4小时内静脉注射生理盐水2000mL，作为钠负荷期。输液完毕后即刻测量盐负荷后的血压，求其平均值。②随后3天予以低盐饮食，并口服呋塞米片，40mg/d，每8小时1次，作为减钠期。③第3天8点测血压，计算减钠期末的平均血压。④盐敏感性判定标准：如果盐负荷后的平均血压较基础血压的增幅≥5mmHg，或减盐期末的平均血压较基础血压的减幅≥10mmHg，则判定为盐敏感者。近年来，国内有学者在流行病学调查研究的基础之上，对上述方法进行了改良和简化。将减钠缩容期移至静脉给予盐水负荷后，即刻服用呋塞米片40mg，监测随后2小时的血压变化。只要盐负荷后平均血压的增幅与服用呋塞米后2小时末，较服前平均血压的减幅数值之和≥15mmHg，即可判断为盐敏感者。其二是慢性盐负荷试验，多数学者均采用高盐饮食期与低盐饮食期相结合的方法确定盐敏感性。由于不同人群之间饮食习惯存在着一定差异，高盐饮食期每日的盐负荷量为180~1600mmoL，盐负荷时间在1周至数周。依据Sullivan推荐的标准：在3天平衡饮食的基础上，高盐期1周，然后低盐期1周，如果高盐饮食期平均血压较平衡饮食期增幅≥5mmHg和（或）与低盐饮食期平均血压减幅之和≥10mmHg，则可判定为盐敏感者。研究发现，慢性盐负荷试验盐敏感者血压的明显升高出现在高盐饮食的第6天，而低盐饮食期的血压减幅反应则出现较快，多数在第3天出现。

盐敏感性高血压患者除具备高血压的一般临床表现外，尚具有以下特点：①盐负荷后血压明显升高，限盐或缩容后血压可以降低。②血压的昼夜差值缩小、夜间谷变浅，盐负荷后进一步加重。③血压的应激反应增强，盐敏感者于精神激发试验和冷加压试验后血压的增幅值明显高于盐不敏感者，且持续时间较长。④靶器官损害出现早，如盐敏感性高血压患者的尿微量白蛋白排泄量增加、左心室质量相对增大和脑卒中发生率增高等。⑤表现为胰岛素抵抗，盐敏感性与胰岛素抵抗之间存在内在相关，而限盐可以改善盐敏感高血压患者的胰岛素敏感性。⑥脂质代谢异常，心血管事件发生率明显增高。

1. 西医论盐敏感性高血压病因

盐敏感性高血压患者可表现有一系列涉及血压调节的内分泌及生化代谢异常，主要包括钠的代谢异常、肾脏潴钠倾向、交感神经系统调节缺陷、胰岛素抵抗增加和血管内皮功能失调等。

1）钠的代谢异常，盐敏感者钠的代谢障碍：根据临床观察，主要表现为红细胞内钠含量增加，盐敏感者在基础水平及于盐负荷后红细胞内钠含量均明显高于盐不敏感者。有研究发现，在普通钠摄入情况下，盐敏感者不论高血压或者血压正常者，个体红细胞钠含量均明显高于盐不敏感者，盐负荷后红细胞内钠含量会进一步升高。盐敏感者细胞膜钠/钾反转运速率增速、钠泵活性降低；盐负荷后尿排钠反应明显延迟；红细胞内钾含量在高血压患者显著低于血压正常个体，盐负荷对其无明显影响。

2）交感神经活性增强：它是盐敏感者的另一个病理生理特点，如血浆去甲肾上腺素水平升高，血压的昼夜节律发生改变，心率变异性中的低频成分增多等。交感神经末梢对去甲肾上腺素的重新摄取依赖于钠离子与去甲肾上腺素的协同转运。盐敏感者由于钠泵活性受抑制，钠离子与去甲肾上腺素的协同转运亦降低，残留在细胞间隙的去甲肾上腺素增多，钠、钙交换交感神经末梢的游离钙增加，去甲肾上腺素释放增高，结果必然导致应激性的血压升高。此外，长期盐的摄入过多导致交感中枢的抑制紊乱和外周交感神经张力增加，继而通过影响肾脏的血流动力学、肾小管对钠和水的处理，产生血压的盐敏感性。盐敏感性高血压患者其血压昼夜节律呈夜间血压不下降的特异性非杓型分布。研究发现，增盐时呈杓型分布的血压，尿 Na^+ 排泄及肾小球滤过率夜间均比白天低，呈正常昼夜节律；相反，非杓型分布时的血压、尿 Na^+ 排泄及肾小球滤过率在夜间均比白天高，呈特异性昼夜节律。盐敏感性高血压呈非杓型特异性昼夜血压节律，因此其肾小球滤过率与尿 Na^+ 排泄的昼夜节律也同样异常，经限盐后可恢复为正常昼夜节律。

3）内皮功能受损：血管内皮功能障碍与高血压的发生、发展密切相关，盐敏感性高血压作为一种特殊类型的高血压，同样会导致血管内皮功能异常。胡咏梅等通过对盐敏感组及盐不敏感组高血压患者体内血管性假血友病因子和内皮素-1等反应血管内皮损伤程度的敏感指标进行检测及对比研究发现，高血压患者盐敏感者血管内皮功能受损较盐不敏感者更为严重。

4）胰岛素抵抗越来越多的研究证实，高血压患者存在胰岛素抵抗（即指胰岛素敏感性降低），尤其是盐敏感性高血压患者存在胰岛素抵抗增加的表现。盐敏感者存在胰岛素抵抗的机制尚不十分清楚。一些研究认为，盐敏感者的胰岛素抵抗与细胞钠代谢有关，即高胰岛素血症通过影响钠代谢改变个体对盐负荷的血压反应；也有人认为，高盐摄入可导致糖的吸收增加，从而加剧了已有的胰岛素抵抗。

5）盐敏感性高血压的肾性机制：肾脏是机体钠调节的重要器官，肾脏排钠量与肾灌注压有关，两者之间存在负反馈系统。依据 Borst-Guyton 理论，血压稳定的关键在于维持钠、水出入平衡的调定点。增加盐的摄入，就可通过压力尿钠机制，使维持水钠出入平衡的调定点上移，从而形成高血压。肾素-血管紧张素系统（RAS）在肾脏功能、细胞外液容量及血压的控制中发挥重要作用。RAS 的激活可以产生氧化应激反应，其中以超氧化物阴离子的形成为主，而后者具有血管收缩作用，能够加强钠离子的重吸收。与之作用相反的一氧化氮同样参与了肾脏功能的调节。上述生物活性物质的相互作用，与盐敏感性高血压病理生理学的发生发展密切相关。盐负荷后肾素-血管紧张素-醛固酮系统（RAAS）呈现两种不同的调节反应，即调节型和非调节型。正常调节型者高盐摄入时肾小管钠重吸收增加，抑制肾素生成和释放，血管紧张素Ⅱ（AngⅡ）生成减少，从而使肾脏出球小动脉扩张，肾血流量及尿钠排泄增加；而非调节型者盐负荷可以导致对 RAAS 系统抑制不足，肾血流量相对减少，导致钠潴留和血压升高。

2. 中医论盐敏感性高血压病因

高血压的病因主要是肝肾同损，以肾为本，主要以损肾为主。咸为五味之一，根据同气相求的原则，咸味入水脏——肾。一方面，肾气受咸味的滋养，如《素问·阴阳应象大论》云："水生咸，咸生肾。"另一方面，肾脏又是咸味药物"喜攻"之脏，如"咸味涌泄"。肾主闭藏，气贵固密。因此，过食咸味，易损伤肾，继而引起髓海不足、头目晕眩。

盐敏感性高血压为慢性病，病程长，多由于久病伤肾，损肾及肝所致，正如叶天士《临证指南医案》云："晕眩烦劳即发，此水不涵木。"《素问·至真要大论》有"诸风掉眩，皆属于肝"的论述，认为眩晕与肝密切相关。肝为刚脏，主动主升，全赖肾水以濡之，才能使肝阳与肝阴平衡。一旦肾水不足，水不涵木，则肝阳亢逆无制，出现眩晕、头痛、中风、心烦易怒、口苦咽干、脉弦数，同时伴有腰膝酸软无力等阴亏于下的肾虚症状。

探讨盐敏感性高血压的病因病机，可为寻找新的治疗途径和方药奠定基础。名老中医赵锡武认为："治病所有方剂有成熟者，有尚未成熟者，成熟者专病专方……较一病多方更为可贵。"所以，运用中医药方法治疗盐敏感性高血压时，首先针对其病因病机，确定治疗原则，再进一步根据患者所处具体阶段特有的病理变化，辨病与辨证结合，筛选药物，形成专方，必将极大地提高临床疗效。

3. 盐敏感性高血压的临床分型

对盐负荷或减盐的血压反应及血浆肾素水平等进行分型，其目的在于对高血压的防治及降压药物的选择更趋个体化、更具针对性。盐敏感性高血压分为两种，其一是调节型盐敏感性高血压：增加盐的摄入或盐负荷使血压升高，而限盐及缩容使血压降低。此型高血压患者血浆肾素活性低且对盐的负荷反应迟钝，血清游离钙水平多偏低。减少钠摄入和增加钙的摄入有助于降低血压。其二是非调节型盐敏感性高血压：该类型高血压之所以被称为非调节型，是由于缺乏钠介导的靶组织对血管紧张素Ⅱ的反应。这类高血压血浆肾素水平增高或正常，有遗传性肾排钠缺陷。非调节型盐敏感性高血压是与低肾素型高血压相反的一种高血压类型，肾上腺素对限钠的反应减弱。钠的摄入对于这类高血压患者，既不调节肾上腺，也不调节肾血管对血管紧张素Ⅱ的反应。调节型与非调节型两者在低盐饮食下的肾血流量无明显差异；而在高盐条件下，调节型患者的肾血流量平均增加约25%以上，非调节型患者则改变不大。两者的肾小球滤过率无明显差别。

二、高脂饮食

（一）西医论病因

高脂饮食主要是指富含脂质和胆固醇的食物，如动物的脂肪和内脏，因动物性食物中含饱和脂肪酸较多，不饱和脂肪酸较少，而饱和脂肪酸与肥胖、超重、动脉粥样硬化的发生紧密相关，饮食不当可以引起机体的脂质代谢失衡，血液中饱和脂肪酸和胆固醇含量增多，导致高脂血症，而高脂血症是促进动脉硬化形成的主要条件，尤其是饱和脂肪酸可以加速动脉硬化的形成，促使高血压形成。植物油中含有较多的不饱和脂肪酸，可以预防动脉硬化的形成，降低血压。因此高血压患者通过减少动物性食物的摄入，降低膳食总脂肪，减少饱和脂肪酸，膳食以含不饱和脂肪酸的植物油为主，可使患者的血压降约8mmHg。长时间高脂饮食是容易升高血压的，这两者一般是有关系的，因为高血脂容易引起高血压，高血压也容易导致血液黏稠度增高，会增加血流阻力，血流阻力增大会升高血压，所以高血压的患者饮食要清淡，保持标准的体重，适当的多活动锻炼身体有利于身体健康，要控制血压，要预防高血压的并发症。世界各国流行病学调查结果表明，饮食业越发达、生活越富有的国家，高血压的发病率也越高。我国的高血压发病率也随生活水平的提高而上升，由 20 世纪 50 年代的 5% 上升到现在的 10% 以上，发病率城市高于农村。另据研究发现，许多高脂血症患者常并发高血压，许多高血压患者常并发脂质代谢异常。摄入过多的脂肪尤其是动物脂肪后，除了能造成脂肪沉积、产生肥胖现象外，还会增加饱和脂肪酸在人体中的含量，从而使血液中甘油三酯和胆固醇的含量升高。有人认为控制体重可作为一个辅助治疗，不仅可降低血压，还可以减少患其他心血管疾病的概率。

（二）中医论病因

人自出生之日起，内脏就开始消耗能量，所以我们要不断地进食来为自己补充营养，为自己的生命提供必需的营养元素，也就是补充人体的阴阳气血，使其维持生命的平衡。饮食不节，即饮食不遵循健康养生的饮食原则。"不节"在此就是不适度。《备急千金要方》说："不知食宜者，不足以存生也。"意指饮食适度是生存的必要保障。饮食不当不仅会让脾胃产生疾病，同样也会累及肾脏。因为脾胃为后天之本，气血生化之源，食物是靠脾胃来进行消化的，因此饮食不节主要是损伤脾胃，导致脾胃升降失常，进而气血生化不足，使肾气失充，导致脾肾亏虚，进而导致多种疾病。饮食不节主要包括暴饮暴食、过食生冷、过食肥甘厚味或偏食等，口味过重也是导致肾虚的一大原因。咸入肾，适量食用可补肾强骨。但如果饮食偏咸，或者过量食用某些盐分含量过高的零食，如薯片等，就会导致血压升高，肾脏血液不能维持正常流量，从而诱发肾虚。古人说："饮食自倍，肠胃乃伤。"旨在提醒人们不要过食伤及自身。所以饮食一定要有节，要均衡合理，这样不仅可以维持人体正常的生理功能，提高机体的抗病能力，而且还可以治疗某些疾病。《素问》中为大家提出了"饮食有节"的养生方法，维护脾胃化源其内容包括节饮食、忌偏嗜、适寒温等几个方面。其中还强调饮食要全面配伍，指出："五谷为养，五果为助，五畜为益，五菜为充，气味合而服之，以补精益气。"只有在脾胃的不断滋养下，先天之气才能时刻保持充盛的状态，才能保持机体抵御病邪的能力。食膏粱厚味、醇酒炙烤或辛辣刺激之品，可使脾胃功能失调，湿热火毒内生，若同时感受外邪则易发生痈、有头疽、疔疮等疾病，故《素问·生气通天论》说："膏粱之变，足生大丁。"而且由于饮食不节，脾胃火毒所致的痈、有头疽、疔疮等病，较之单由外邪所引起的更为严重，如消渴病合并有头疽。内痔的发生也与饮食不节有关，故《素问·生气通天论》说："因而饱食，筋脉横解，肠澼为痔。"皮肤病中的粉刺、酒渣鼻的发生，多与过食醇酒炙赙、辛辣刺激之品有关，也属其发病因素之一。

"人受气于谷，谷入于胃，以传于肺，五脏六腑皆以受气"说明了脾胃对于人后天气血生化的重要性。由于生活的压力逐渐加大，越来越多的饮食陋习暴露在人们的生活中。脾胃喜欢有规律的，营养均衡的饮食。以下是人们生活中常见的错误饮食习惯，一些人往往因为工作的原因，错过用餐时间，并在下一餐中补偿性地摄入过多的食物，这种时饥时饱的饮食习惯与胃的生理习惯不相符。饮食不洁：一些很美味的街头小吃中往往会加入过量的食品添加剂或调味料，甚至一些不法商贩会使用变质的食材，这些不合格的食品会对脾胃造成伤害。偏嗜某种食物：过食某种食物，如肥腻、辛辣、黏食、酒食、咸食等。这些不良的饮食习惯会对脾胃的运化和收纳能力造成损伤，还会造成体内某些物质的蓄积，如痰、水、瘀血实邪，耗伤用于消化和收纳的物质基础，胃阴和胃阳。久而久之会导致水谷精微的摄入不足，水谷精微又为气血生化之源，气血生化乏源，久而生病。对咸味与高血压之间的联系认识深刻，他认为咸味过极可以影响中医肝、脾、肾的功能，咸味入血后走肾，化为热邪，对肾脏的功能造成损伤，后间接对脾胃和肝脏的功能造成影响，同时咸味还可以造成瘀血，湿滞，虚损等病理改变，这些病理改变又可以变为病理因素，进一步影响机体，导致高血压发生。

民以食为天，饮食既为生理需要，也是人生享受之一，过分贪图饮食的享受为饮食不节，是现代人最容易犯的一个错误，也是最常见的病因。饮食不节，主要表现为过食生冷、肥甘、厚腻，或饥饱无常，或睡前多食等。饮食不节最容易损伤脾胃，如《素问·痹论》云："饮食自倍，肠胃乃伤。"

（三）高脂血症与高血压

高血压的发生和发展与高脂血症密切相关。大量研究资料表明，许多高血压患者伴有脂质代谢紊乱、血中胆固醇和甘油三酯的含量较正常人显著增高，而高密度脂蛋白胆固醇含量则较低。高血压和高脂血症同属冠心病的重要危险因素，两者并存时，冠心病的发病率远较一项者高，因此，两项并存时更应积极治疗。

高血压不仅是血流动力学异常的疾病，也是代谢紊乱综合征。血压上升的同时，还伴随着其他多种代谢改变，诸如血脂高、血糖高等。多种危险因素联合，可引起严重的脑血管疾病。大量检测得知，许多高血压患者血液中胆固醇含量显著增加，而高密度脂蛋白胆固醇又显著降低，而且，许多高脂血症患者也合并有高血压。已证实，高血压患者血脂代谢紊乱与动脉粥样硬化的发生、发展直接相关，高血糖、高血压同时并存时，则冠心病的发病率较仅存一项为高，提示它们具有协同作用。因此，积极防治高脂血症，对预防高血压、冠心病的发生极为重要。

血脂的增高使血液黏稠度增加，加快动脉粥样硬化程度，使血管弹性减退，外周阻力增加，使原有的高血压加重。高脂血症患者同时伴有肥胖的占很大一部分，特别是高三酰甘油血症者。脂肪组织中贮存的三酰甘油约占三酰甘油总量的98%以上，主要分布在皮下、内脏周围、肠系膜、大网膜等处。脂肪组织的增多，提高了人体对血液的需求，增加了心脏和血管负担，人体必须升高血压，才能满足机体的供血需求。胆固醇等脂质存在于各脏器的细胞内，包括心脏，能减弱心肌的收缩力，降低高血压性心脏病患者的心功能代偿能力，导致心功能不全的过早出现。长期应用某些降压药能引起血清总胆固醇和三酰甘油水平的升高，如双氢克尿塞能引起血清总胆固醇、三酰甘油、低密度脂蛋白、胆固醇的升高；速尿能增加血清总胆固醇、三酰甘油、低密度脂蛋白-胆固醇水平，同时还能降低高密度脂蛋白-胆固醇水平。降脂药物对血压也有影响，如胆酸结合树脂可以减少噻嗪类利尿剂（如双氢克尿塞）的吸收；烟酸能扩张血管，能加强降压药的作用。

中医学认为，高血压并发高脂血症的发生，主要与机体阴阳平衡失调而导致气滞血瘀、痰浊内生等因素有关。可分为：①阴虚阳亢证：眩晕耳鸣，头痛且涨，面红目赤，急躁易怒，肢体麻木，腰膝酸软，口干口苦，失眠多梦，舌质红，苔少，脉弦数。②痰浊壅滞证：眩晕头重，胸闷腹胀，口中黏腻，食少多寐，形体肥胖，肢体麻木，舌质淡，苔白腻，脉弦滑。③瘀血阻络证：眩晕头痛，痛如针刺，胸闷胸痛，四肢麻木，烦躁失眠，心悸健忘，舌质紫暗，或有瘀点瘀斑，脉弦涩。

高血压的发生和发展与高脂血症密切相关：许多高血压患者伴有脂质代谢紊乱，血中胆固醇和甘油三酯的含量较正常人显著增高，而高密度脂蛋白、胆固醇含量则较低；另一方面，许多高脂血症也常合并高血压，两者呈因果关系，但何为因何为果，目前尚不十分清楚，高血压和高脂血症同属冠心病的重要危险因素，两者并存时，冠心病的发病率远较一项者高。因此，两项并存时更应积极治疗，高血压的发生和发展与高脂血症密切相关。大量研究资料表明，许多高血压患者伴有脂质代谢紊乱，血中胆固醇和三酰甘油的含量较正常人显著增高，而高密度脂蛋白、胆固醇含量则较低。另一方面，许多高脂血症也常合并高血压，两者呈因果关系。因此，人们称其为一对"难兄难弟"。由于高血压和高脂血症同属冠心病的重要危险因素，两者并存时，冠心病的发病率远较一项者高。因此，两项并存时更应积极治疗。

三、烟酒

（一）烟

众所周知，吸烟对人体危害极大。据文献报道，香烟烟雾中含有 1200 多种有害化学物质，其中主要成分是尼古丁，还有吡啶、氢氰酸、烟焦油、一氧化碳、芳香化合物等等。实验证明，1 支烟所含尼古丁可毒死 1 只小白鼠。长期吸烟可刺激血管收缩，引起动脉硬化，血压升高，使心脏病患者缩短寿命，因而戒烟对降低血压有帮助，尤其可减少冠心病、脑中风的发生。此外，吸烟还可使多种药物（如心得安、氯丙嗪）在血中有效浓度降低，在体内持续时间缩短，从而影响药物的疗效。

吸烟会导致各种心血管疾病，也包括高血压。吸一支烟后心率每分钟增加 5~20 次，收缩压增高 10~25mmHg。在未治疗的高血压患者中，吸烟者 24 小时的收缩压和舒张压均高于不吸烟者；尤其是夜间血压明显高于不吸烟者，而夜间血压升高与左心室肥厚直接相关，也就是说吸烟会引起血压升高且对心脏有不良影响。烟叶内含有多种有害物质，其中的主要物质尼占丁（烟碱）会兴奋中枢神经和交感神经，使心率加快，同时也促使肾上腺释放大量儿茶酚胺，使小动脉收缩，导致血压升高。尼古丁还会刺激血管内的化学感受器，反射性地引起血压升高。长期大量吸烟还会促进大动脉粥样硬化，小动脉内膜逐渐增厚，使整个血管渐渐硬化。同时，由于吸烟者血液中一氧化碳血红蛋白含量增多，从而降低了血液的含氧量，使动脉内膜缺氧，动脉壁内脂质沉积增加，加速了动脉粥样硬化的形成。

无高血压的人戒烟可预防高血压的发生，已有高血压的人则更应戒烟。研究发现，吸烟不但对自己有害，被动吸烟者所受的危害不亚于吸烟者。因此，吸烟有百弊而无一利。

（二）酒

与吸烟相比，饮酒对身体的利弊就存在很大的争议。不时出现各种研究报告，有的说饮酒完全有害，有的说少量饮酒有益身体，众说纷纭。但可以肯定的有一点，大量饮酒肯定有害，高浓度的酒精会导致动脉硬化，加重高血压；而不饮酒对身体无害。

据报道，少量饮酒对血压无急性作用，但收缩压和舒张压与每日耗酒量或多或少地呈线性关系。大量饮酒，被公认为是一种危险因素。有人报道，高血压兼酒精中毒者，当解毒之后，血压下降；在戒酒 6~12 个月的随访期间，大多数人仍保持正常范围，但多数恢复饮酒。

酒的种类很多，有米酒、果酒、白酒等，一般低度酒有一定营养、并能供给人体热量，促进血液循环，因此少量饮酒是有益的。但大量饮酒，尤其空腹饮酒容易造成酒精中毒。据文献报道，有人曾对 500 多例有饮酒习惯者观察，发现大量饮酒者血压增高。一般来说，每日酒精摄入量在 30g 以内对身体影响不大，一旦超过此量往往会导致血压升高。因此，患高血压患者严禁大量饮酒，即使是啤酒也应控制在每日 500mL 以内。吸烟加饮酒引起的危害比单独吸烟或过量饮酒对人体的危害更大，因为烟草和酒精有协同作用，酒精是烟草中有害物质的良好溶剂。当同时吸烟、饮酒时，烟草中有害物质可以很快溶解于酒精中，酒精可扩张血管，促进血液循环，使有害物质随血液循环很快流到人体各部位，很容易导致血管急骤收缩。血压升高，严重者可诱发脑血管意外中风。吸烟和饮酒都是一种习惯。已养成吸烟习惯的高血压患者，一定要下决心戒烟。此外，饮酒也要适当节制。

吸烟和饮酒都是一种习惯，已养成吸烟习惯的高血压患者，一定要下决心戒烟。此外，饮酒也要适当节制。饮酒是否会引起血压升高，国内外有关专家对此也进行了研究，如 20 多年前美国的一项研究发现，在 5000 例 30~50 岁的人群中，若按世界卫生组织诊断高血压的标准，即收缩压≥160mmHg 和（或）舒张压≥95mmHg，定为高血压，饮酒量与血压水平成正相关，也就是说喝酒越多者，血压水平就越高。

酒精是血压升高的一个相关因子。饮酒过多，时间过长，不但可以引起高血压，而且脑卒中的发生也与饮酒有关，因为饮酒过多，可使心跳加快，收缩压增高，全身周边血管阻力降低，表皮血管扩张，内脏血管收缩，冠状动脉收缩后，供给心脏本身的血液减少，心脏相对缺血，特别是脑部大小血管收缩后，大脑血液供给量减少，增加了血液的黏稠度，同时，因饮酒后可使血小板的生成减少，使出血时间延长，而导致脑中风的发生。所以，高血压患者不可多喝酒，更不能酗酒。我国流行病学调查研究表明，饮酒者的血压水平高于不饮酒者。我国南北人群的对比研究发现，在控制了年龄、体重指数、吸烟、心率等因素之后，饮酒与否及饮酒量多少与收缩压、舒张压水平成显著正相关。饮酒引起血压升高和两个因素有关：一是饮酒量。饮酒量与高血压之间成线性正相关，也就是说，每日饮酒量愈多愈容易发生高血压。二是与饮酒史的长短有关。长期饮酒者的平均血压及高血压的发生率均高于不饮酒者。这说明在我国人群中，饮酒是与血压升高有关的因素。因此，减少饮酒量或戒酒是预防高血压的措施之一。酒精引起血压升高一般认为与以下因素有关：①交感-肾上腺系统激活。②抑制压力感受器反射。③血管紧张素Ⅱ水平升高。在酒精的作用下，中枢神经系统内的血管紧张素及其代谢产物——血管紧张素Ⅱ水平升高，引起外周血管阻力升高，导致血压升高。④电解质平衡紊乱。长期饮酒可使钾、镁缺乏，导致血压升高。⑤肾源性学说。

中量以上饮酒是高血压的发病因素之一，已为国内外许多流行病学研究所证实。国外大规模的流行病学研究表明，每天饮酒量大于 3 标准杯者（相当于酒精 36g）经多因素调整后，比不饮酒者收缩压和舒张压分别高 3.5mmHg 和 2.1mmHg。我国流行病学研究证实，平均每天饮白酒大于 50mL（约含酒精 24g，即 2 标准杯）者，比不饮酒者收缩压和舒张压分别高 3~4mmHg 和 1~2mmHg。而且血压上升的幅度随饮酒量的增加而上升。可见饮酒确实是血压升高及引起高血压的危险因素之一。同时，干预性试验证明，饮酒可以降低药物的药效，当每天饮酒量大于 6 标准杯时，即能使降压药物的效果明显减低。

因此，减少酒量可以巩固降压药物的治疗效果或减少药物的用量。预防措施：①大力宣传吸烟和饮酒对身体的危害。尤其对青少年要宣传不吸第一支烟和不喝第一口酒。②提倡戒烟禁酒。尤其有高血压家族史，肥胖、盐敏感体质者及脑力劳动者，应该积极戒烟禁酒。戒烟禁酒的关键是要有耐力和恒心，要尽量克制自己。实在不能戒者，要减少吸烟或饮酒的数量，烟不要深吸，酒不要暴饮。饮酒一般以每天 50mL 以下为宜，最好饮一些低度和酒精含量较少的酒。③孕妇禁止吸烟饮酒。④饮酒时不要吸烟。⑤一些公共场所，如电影院、商店、火车站、飞机场应禁止吸烟。⑥社会不以任何方式或形式做宣传烟、酒的广告，不发行宣传烟、酒的书籍或报刊。

四、北方高血压特殊辨证分型

（一）痰湿中阻

脾有消化水谷及生化气血的功能，由于脾的运化功能失常，则可产生痰浊与湿邪，痰湿阻滞于中焦，可使头部的浊气不降，而体内的清阳之气不升，由此可产生头痛的症状。这种证候多伴有食欲不佳、恶心、呕吐、胸脘痞闷、四肢倦怠、舌苔白腻或黄腻、脉缓等症状。痰湿中阻这种证候还可进一步演变为痰厥头痛，因为痰浊积聚可随气机上行于脑，而扰于脑脉，蒙闭清窍，则头痛、昏厥等症状由此而发。

痰浊内蕴型在Ⅰ期、Ⅱ期和Ⅲ期高血压中均可见到，患者体型多肥胖，主要表现为血压值高于正常，眩晕，头痛或头重如蒙，胸闷脘痞，体倦多寐，纳呆恶心，时吐痰涎，舌质淡，苔白腻，脉弦滑。

痰湿中阻眩晕主症：眩晕而头重如蒙，发病突然，如坐舟车，景物旋转，改变体位则眩晕加剧。常有胸闷不适，泛恶欲吐，甚或呕吐痰涎，常由于闻油腻厚味、腥臭或外受寒凉而发病。口中黏腻，纳呆嗜卧，小便短少，舌苔白腻，脉滑、弦或濡缓。眩晕一症，临床较多。《黄帝内经》云："眩，悬也。目视乱动，如悬物，摇摇然不定也。"宋代《仁斋直指方》亦云："眩言其黑，运言其转，冒言其昏。眩运之与冒眩，其义一也。"将眩与晕作了一定的区别，实际上眩与晕往往同时出现，故眩晕又有头眩、眩运、冒眩等名。可见眩晕在古代已经是一种常见多发病。究其眩晕发病之因机，古代医家言虚、言风、言火、言痰不一，质言之，实不越虚实两大类，虚者属气血亏虚不能上荣于脑，其症先重后轻，闭目静养则缓。实者不外痰火、风痰之为患耳疾总以痰湿上蒙为多见（本症以探讨痰湿眩晕为主），历代医家论述亦详。《金匮要略》云："心下有痰饮，胸胁支满，目眩……"即以痰饮立论。朱丹溪则明确指出"无痰不作眩"，主张以"治痰为先"。痰浊内生，多缘饮食乖度，饥饱失常，或恣食肥甘、油腻荤腥，或酗酒无度、过食生冷，均可损伤脾胃，运化不及，聚湿生痰。或由七情拂郁，气结津液运行不畅而生痰。或大病久病之后，伤及中州，升降失司，清阳不升，浊阴上犯，痰随气逆，上蒙清窍而为眩晕。痰浊眩晕的辨证要点：痰浊为阴邪，其性重浊，清空之窍为浊邪所阻，眩晕而头重如蒙，此其一也。脾不升清阳，胃不降浊阴，痰随气逆，胃失和降，故眩晕而见呕吐痰涎、清水，此其二也。正如《普济方》云："头眩欲吐，心中温温，胸中不利，但觉旋转，由此痰饮。"此类患者多痰浊素盛之体或肥胖气虚之辈，且多突然发作。《医学正传》说："气虚肥白之人，湿痰滞于上……故忽然眼黑生花，若坐舟车而旋运也。"此其三也。其他兼证如脘痞胸闷，乃痰阻中焦，气机不宣之故，痰湿困脾，脾阳不振而食少多寐；脾失转输之职，水聚为痰而小便短少。苔腻、脉滑脉弦，乃痰湿内扰之明证。

（二）肾阳虚衰

病因肾阳为诸阳之本，诸脏之阳全赖肾阳以煦之。其与心阳、脾阳的关系最为密切。肾阳虚衰势必波及心脾之阳，而心脾之阳虚至一定程度亦可累及肾阳。"五脏之伤，穷必及肾""五脏之伤，以肾为重"。所以证见肾阳虚衰的病态窦房结综合征，病情较重。

辨证肾阳虚衰的脉象见沉迟而弱，主要症状有畏寒肢冷，头目昏晕，耳鸣耳聋，智力减退，小便清长或夜间多尿。舌质淡而少苔。病情严重者可见"上气不足，脑为之不满，耳为之苦鸣，头为之苦倾，目为之眩"等下损上亏、阳气不达的现象。心肾阳虚，除有肾阳虚的症状外，还兼有心悸、胸痛、面色灰暗，精神疲惫；心脾肾阳俱虚者又有脘腹胀闷，食少便稀等。肾阴、肾阳互为其根，一方有亏可致另一方的不足。故阳虚日久或屡服热药可见心烦、失眠、口干、咽燥、大便干结等阳虚损阴的病证。《黄帝内经》云："阴者藏精而起亟也，阳者卫外而为固也。""以精气分阴阳，则阴阳不可离。"（《景岳全书》）但是，阴阳的这种相互为用的统一关系并不是同等的，关键在于"阳密乃固"。如果阳气失去固密作用，即可出现昨迟今数、一息九至的"脱脉"、一息七至八至的"疾脉"或一息一至的"败脉"、一息二至的"损脉"，亦可出现连连顿止的"雀啄脉"等各种严重阴阳离绝之脉和阴精亏于下、阳气衰于上的厥逆证。

第三节　以体质为诱因的病因病机及中医辨证分型

一、体质

（一）体质的概念

体质，有身体素质、形体质量、个体特质等多种含义。体，指身体、形体、个体；质，指素质、质量、性质。体质是指人体生命过程中，在先天禀赋和后天获得的基础上所形成的形态结构、生理功能和心理状态方面综合的、相对稳定的固有特质。体质的生理特点有遗传性、稳定性、可变性、多样性、趋同性、可测性及可调性等特点。

中医体质学中的体质概念，可以表述为：体质是个体生命过程中，在先天遗传和后天获得的基础上表现出的形态结构、生理机能和心理状态方面综合的、相对稳定的特质。这种特质反映在生命过程中的某些形态特征和生理特性方面，对自然、社会环境的适应能力和对疾病的抵抗能力方面，以及发病过程中对某些致病因素的易罹性和病理过程中疾病发展的倾向性等方面，是不同个体所具有的特殊性，即人与社会的统一，人与自然的统一。中医学的体质概念与其他学科体质概念的不同点就在于，充分体现出中医学"形神合一"的生命观和"天人合一"的整体观。

体质研究源于最初对个体差异现象的发现。正如自然界没有完全相同的两片树叶，人世间也没有两个完全相同的人。大千世界，人各百态。体质现象是人类生命活动中的一种重要表现形态。

"体质"一词最早见于张介宾的《景岳全书》。至明清后，体质一词作为常用的名词术语而被后人所接受，并广泛应用，逐渐形成一门较为系统的独立的学说，以指导临床对疾病的预防、诊断及治疗。

中医体质的形成与先天、后天关系密切，同时年龄、性别、地域、疾病等因素对体质的变化亦有重要的影响。

（二）体质的提出与发展

中医学在几千年发展的历程中，对人体体质的认识与研究蕴含丰富的科学内涵。先秦至西汉时期,《黄帝内经》最早论述了对体质的认识,并提出了早期的体质分型,在一定程度上揭示了体质的基本特征,初步勾画出中医体质理论的雏形。

东汉时期,张仲景《伤寒杂病论》中关于不同人应用不同诊疗方法和用药剂量的论述,体现了体质的思想,是中医体质理论在临床的实际应用。其所开创的中医"辨证论治"诊疗体系中,始终贯穿着以体质为本、以调动人体自身对病邪的抵抗力、发挥人体自疗潜能为目标的主旨。

此后历代医家为中医体质理论的延伸与应用积累了丰富的认识。其中晋隋唐宋时期许多著名医家为中医体质理论的积累与发展做出了重要的贡献。金元明清时期,金元四大家的理论变革,温病学派的创新思维,都加深了中医对体质的认识与理解,为中医体质学理论体系的构建打下充分的应用基础。

（三）中医体质现代研究

由于《黄帝内经》体质理论偏重于"气质"方面的阐述,不便于临床应用,历代著名医家虽然有相关应用方面的论述,但是亦未形成理论体系。20 世纪 70 年代,随着中医理论整体研究的深入,中西文化在新时代的交融影响,中医体质学说的研究出现了崭新的突破。以王琦为代表的一批学者,不仅对历代医家有关体质的论述做了系统的挖掘和整理,而且在理论研究、社会调查、临床实践、实验研究等方面对体质的形成及其基本原理、体质的差异规律及类型、分类方法、体质构成要素、体质与病证等多项内容进行了深入的探讨和研究,并发表相关论文。

1978 年,王琦、盛增秀第一次明确了"中医体质学说"的概念,并于 1982 年主编出版了第一部中医体质学专著——《中医体质学说》,该书从基本概念、学术原理等方面构建了中医体质学说的理论体系,标志着这一学说的正式确立。2005 年出版《中医体质学》创新教材,在全国高等中医药院校使用,标志着中医体质学从学说走向学科。2008 年、2011 年又相继出版《中医体质学 2008》《中国人九种体质的发现》学术著作,系统总结了近年中医体质学研究成果,受到中医学术界广泛关注与肯定。2012 年,中医体质学正式成为教育部自主设置二级学科,标志着中医体质学成为一门新兴学科。

二、体质的分型

将体质进行分类是进一步把握不同体质类型特征的重要手段。研究者根据阴阳五行、脏腑、气血津精等不同角度对体质进行了分类。主要有阴阳分类法（四分法、五分法）、五行分类法、脏腑分类法、体型分类法、心理特征分类法（勇怯分类法、形志苦乐分类法）等。

（一）常用体质分类及其特征

在众多体质分类中较常见的、影响较广的有以下几种:

1. 三分法

三分法将体质分为阴阳平和质、偏阳质、偏阴质。阴阳平和质,为功能较协调的体质。偏阳质,为偏于亢奋、偏热、多动等特性的体质。偏阴质,为偏于抑制、偏寒、多静等特性的体质。

2. 九分法

九分法将体质分为平和质、气虚质、阳虚质、阴虚质、痰湿质、湿热质、瘀血质、气郁质、特禀质。

3. 阴阳分类法

阴阳分类法将体质分为太阴、少阴、太阳、少阳、阴阳和平五种类型。太阴人，脸色阴沉黑暗，身材高大但喜故作卑躬屈膝状，性格贪婪，得失心较重，自私。少阴人，行为鬼祟，走路时身体前倾，谨慎细心，稳重，耐受性好，嫉妒心强。太阳人，趾高气扬，昂首挺胸，性格傲慢，做事易冲动，喜夸大事实，但有进取心，对于自己认定的目标会努力实现。少阳人，喜动少静，自尊心强，做事仔细，心思细腻，性格开朗，善交际，善变。阴阳和平人，举止大方，对人和善，目光慈祥，办事有条不紊，性情和顺，具有较好的领导才能。

4. 五行分类法

五行分类法将体质分为木型、火型、土型、金型、水型五种类型。木型人，皮肤颜色偏青，头小脸长，两肩宽阔，体格小，体质较弱，动作灵活，机灵，较易忧郁。火型人，皮肤颜色偏红，头小脸尖，背部肌肉宽厚，手足偏小，走路步履稳健，脾气较急躁，疑心较重。土型人，皮肤颜色偏黄，头大脸圆，肩背肌肉厚，腿部壮实，步履稳健，性格开朗。金型人，皮肤颜色偏白，头小脸方正，肩背、手足偏小，脾气较急躁，办事果断。水型人，皮肤颜色偏黑，头大，体型较清瘦，手足好动，脾气暴躁。

（二）九分法

1. 平和质

总体特征：阴阳气血调和，以体态适中、面色红润、精力充沛等为主要特征。体型特征：体型匀称健壮。常见表现：面色、肤色润泽，头发稠密有光泽，目光有神，鼻色明润，嗅觉通利，面色红润，不易疲劳，精力充沛，耐受寒热，睡眠良好，胃纳佳，二便正常，舌色淡红，苔薄白，脉平缓有力。心理特征：性格随和开朗。发病倾向：平素患病较少。对外界环境适应能力：对自然环境和社会环境适应能力较强。是以体态适中，面色红润，精力充沛，脏腑功能状态强健壮实为特征的一种体质状态。

2. 气虚质

总体特征：元气不足，以疲乏、气短、自汗等气虚表现为主要特征。体型特征：肌肉松软不实。常见表现：平素语音低弱，气短懒言，容易疲乏，精神不振，易出汗，舌淡红，舌边有齿痕，脉弱。心理特征：性格内向，不喜冒险。发病倾向：易患感冒、内脏下垂等病；病后康复缓慢。对外界环境适应能力：不耐受风、寒、暑、湿邪。是以气息低弱，脏腑功能状态低下为特征的体质状态。

3. 阳虚质

总体特征：阳气不足，以畏寒怕冷、手足不温等虚寒表现为主要特征。体型特征：肌肉松软不实。常见表现：平素畏冷，手足不温，喜热饮食，精神不振，舌淡胖嫩，脉沉迟。心理特征：性格多沉静、内向。发病倾向：易患痰饮肿胀、泄泻等病；感邪易从寒化。对外界环境适应能力：耐夏不耐冬；易感风、寒、湿邪。是以形寒肢冷等虚寒现象为特征的体质状态。

4. 阴虚质

总体特征：阴液亏少，以口燥咽干、手足心热等虚热表现为主要特征。体型特征：体型偏瘦。常见表现：手足心热，口燥咽干，鼻微干，喜冷饮，大便干燥，舌红少津，脉细数。心理特征：性情急躁，外向好动，活泼。发病倾向：易患虚劳、失眠不寐等病；感邪易从热化。对外界环境适应能力：耐冬不耐夏；不耐受暑、热、燥邪。是以阴虚内热为主要特征的体质状态。

5. 痰湿质

总体特征：痰湿凝聚，以形体肥胖、腹部肥满、口黏苔腻等痰湿表现为主要特征。体型特征：体型肥胖，腹部肥满松软。常见表现：面部皮肤油脂较多，多汗且黏，胸闷，痰多，口黏腻或甜，喜食肥甘甜黏，苔腻。心理特征：性格偏温和、稳重，多善于忍耐。发病倾向：易患消渴、中风、胸痹等病。对外界环境适应能力：对梅雨季节及湿重环境适应能力差。是以黏滞重浊为主要特征的体质状态。

6. 湿热质

总体特征：湿热内蕴，以面垢油光、口苦、苔黄腻等湿热表现为主要特征。体型特征：体型中等或偏瘦。常见表现：面垢油光，易生痤疮，口苦口干，身重困倦，大便黏滞不畅或燥结，小便短黄，男性易阴囊潮湿，女性易带下增多，舌质偏红，苔黄腻，脉滑数。心理特征：容易心烦急躁。发病倾向：易患疮疖、黄疸、热淋等病。外界环境适应能力：对夏末秋初湿热气候，湿重或气温偏高环境较难适应。是以湿热内蕴为主要特征的体质状态。

7. 瘀血质

总体特征：血行不畅，以肤色晦暗、舌质紫黯等血瘀表现为主要特征。体型特征：胖瘦均见。常见表现：肤色晦暗，色素沉着，容易出现瘀斑，口唇黯淡，舌黯或有瘀点，舌下络脉紫黯或增粗，脉涩。心理特征：易烦，健忘。发病倾向：易患癥瘕及痛证、血证等。对外界环境适应能力：不耐受寒邪。是以血瘀表现为主要特征的体质状态。

8. 气郁质

总体特征：气机郁滞，以神情抑郁、忧虑脆弱等气郁表现为主要特征。体型特征：体型瘦者为多。常见表现：神情抑郁，情感脆弱，烦闷不乐，舌淡红，苔薄白，脉弦。心理特征：性格内向不稳定、敏感多虑。发病倾向：易患脏躁、梅核气、百合病及郁证等。对外界环境适应能力：对精神刺激适应能力较差；不适应阴雨天气。是以性格内向不稳定，忧郁脆弱，敏感多疑为主要表现的体质状态。

9. 特禀质

总体特征：先天失常，以生理缺陷、过敏反应等为主要特征。体型特征：过敏体质者一般无特殊；先天禀赋异常者或有畸形，或有生理缺陷。常见表现：过敏体质者常见哮喘、风团、咽痒、鼻塞、喷嚏等；患遗传性疾病者有垂直遗传、先天性、家族性特征；患胎传性疾病者具有母体影响胎儿个体生长发育及相关疾病特征。心理特征：随禀质不同情况各异。发病倾向：过敏体质者易患哮喘、荨麻疹、花粉症及药物过敏等；遗传性疾病如血友病、先天愚型等；胎传性疾病如五迟（立迟、行迟、发迟、齿迟和语迟）、五软（头软、项软、手足软、肌肉软、口软）、解颅、胎惊、胎痫等。

三、北方地区人们体质特点

由于人体体质不仅禀赋于先天的因素，而且在更大的程度上依赖于后天的获得和修正，与生活习惯、饮食、营养状况密切相关。在先天禀赋与体质关系上，《黄帝内经》认为："人之生也，有刚有柔，有弱有强，有短有长，有阴有阳。"（《灵枢·寿夭刚柔》）"人之寿夭各不同。"（《灵枢·天年》）"筋骨之强弱，肌肉之坚脆，皮肤之厚薄，腠理之疏密，各不同。""肠胃之厚薄坚脆亦不等。"（《灵枢·论痛》）在体质形成与后天因素的关系上，《黄帝内经》认为，首先是地理环境与气象因素对形成不同体质的影响，指出"人以天地之气生，四时之法成""从而温凉，高者气寒，下者气热""阴精所奉其人寿，阳精所降其人夭"的不同地理条件的体质特征（《素问·五常政大论》）；其次是饮食因素，不仅有五方地域饮食结构对体质的影响，而且认为还存在"数食甘美而多肥也"（《素问·奇病论》）"味过于酸，肝气以津，脾气乃绝，味过于咸，大骨气劳，短肌，心气抑"（《素问·生气通天论》）等饮食偏嗜因素对体质形成的影响；再次是性别、年龄因素与体质变化规律，《黄帝内经》认为"人之肥瘦、大小、寒温，有老壮少小"（《灵枢·卫气失常》）的不同，"老壮不同气……壮者之气血盛，其肌肉滑，气道通……老者之气血衰，其肌肉枯，气道涩"（《灵枢·营卫生会》）"婴儿者，其肉脆血少气弱"（《灵枢·逆顺肥瘦》），在《素问·上古天真论》和《灵枢·天年》篇中，又分别对不同年龄阶段的体质变化特征做了比较全面的论述。这些因素对体质的强弱有一定的影响，不同的生活条件形成不同的体质，在疾病的状况下影响着疾病的发展、转归，故在治疗时要考虑到患者的生活条件，判断他们的体质状况，给予适当的治疗，才能取得较好的临床效果。

（一）北方地区人们体质与气候的关系

中国北方核心区域气候的高度趋同，地形起伏的高度一致，总属于中温带，属于温带划分中的一个分支，气候特点为夏季温暖、冬季寒冷，冬季长达 5 个月左右。年均温度在 2~8℃，干温湿季分明，加上纵横交通的贸易通道，带来了农业社会的飞速发展和早期部落国家的产生。北方冬季较为寒冷的气候，使得人们倾向于储蓄粮食过冬，而不是即时消费，晚上猫在家里，因为天气寒冷，保暖措施不当或在外劳作等，寒气易侵袭人体而伤及人体阳气，而导致阳虚体质。冬天有取暖期，室内供暖非常好，温度能达到 25℃ 以上，室内温暖干燥，而部分北方的农村或城郊地区，取暖方式还是传统的火炕和电褥子，睡觉时过热的环境会煎熬人体营血津液会导致人体大量出汗，从而导致阴虚体质。

（二）北方地区人们体质与饮食的关系

饮食、营养状况不同，长期的饮食偏嗜可导致机体体质的改变。每种食物各有不同的成分或性味特点，而人的五脏六腑，也各有所好。脏腑的精气阴阳，需五味阴阳和合而生。长期的饮食习惯和固定的膳食品种，可导致体内某些成分的增减等变化从而影响体质。如饮食不足，影响精气血津液的化生，可使体质虚弱；饮食偏嗜，使体内某种物质缺乏或过多，可引起人体脏气偏盛或偏衰，形成有偏颇趋向的体质。如《素问·生气通天论》曰："味过于酸，肝气以津，脾气乃绝；味过于咸，大骨气劳，短肌，心气抑；味过于甘，心气喘满，色黑，肾气不衡；味过于苦，脾气不濡，胃气乃厚；味过于辛，筋脉沮弛，精神乃央。"嗜食膏粱厚味者，日久酿积，多为痰湿或湿热之质而发病。如《素问·生气通天论》所说："高粱之变，足生大疔。"中国北方地区人们嗜好肥甘，痰湿内聚，清浊不分，平素摄食动物脂肪过量，饮酒每日在 1~2 次，高脂血症，体型肥胖超过标准体重者居多，并且大多有吸烟嗜好，冬天温度偏低导致人们户外活动减少，缺少体育锻炼。随着人们生活水平的提高，摄食过多和活动量的减少导致脂肪细胞的肥大与数量增加而形成单纯性肥胖者日益增多。中医对肥胖的机制认为"肥人多湿""肥人多痰"。饮食不节、嗜食肥甘损伤脾胃，水液运化失常，生湿生痰，从而导致痰湿体质。嗜食辛辣食物则易化火灼津，形成阴虚火旺体质，北方冬天有腌制冬菜的习惯，需要用到大量的盐，过食咸味食物则胜血伤心，形成心气虚弱体质。北方地区夏天炎热，降水量少，人们贪凉，易吃凉食，过食生冷寒凉食物会损伤脾胃，产生脾气虚弱体质，饮食无度，久则损伤脾胃，可形成气虚体质。北方地区冬天寒冷气温低，人们多喜饮酒御寒，贪恋醇酒佳酿，酒为谷物粮食发酵而来，谷物在发酵的过程中会产生很大的热量，所以，酒里也就蕴含了大量的热。在《本草衍义补遗》中说酒"湿中发热近于相火"，堪称湿热之最，易伤肝脾。所以，经常喝酒的人很容易形成湿热体质。

四、体质与高血压的关系

中医古籍原无"高血压"病名的记载，但是它与中医学中眩晕、头痛极为相似，故多将高血压归为眩晕、头痛及肝风等中医学范畴。不同体质都可引起高血压，而且每种体质引起高血压的特点都各不相同，体质壮实、阳气偏盛之人，易感受热邪，病多从热化，即使感受寒邪，也易转化成热证、实证；反之，易为寒证、虚证，其所表现的症状也大不相同。高血压可导致多种严重的心脑肾并发症，是心脑血管疾病中最严重的危险因素之一。

（一）痰湿体质与高血压关系

朱丹溪素来主张"无痰不作眩"，可见痰湿是高血压主要证型之一。汉代张仲景认为，痰饮是眩晕的重要致病因素之一。《金匮要略·痰饮咳嗽病脉证并治》说："心下有支饮，其人苦冒眩，泽泻汤主之。"金元时期，张子和从"痰"立论来认识眩晕；李东垣在《兰室秘藏》中也论及"脾胃气虚，痰浊上逆之眩晕"；而《丹溪心法·头眩》中则强调"无痰则不作眩，痰因火动，又有湿痰、火痰者"，提出"眩晕多主于痰""肥人眩晕是湿"。如果个人体质过胖，长期酗酒吃肉，一定会滋生秽浊，熏蒸是火，从而生成痰，变生诸疾，可见痰湿对高血压的发生发展有重要影响。痰湿体质者因其身体脂膏偏多，火不生土，脾阳不足，气化不行，湿浊停滞。湿为阴邪，内停脏腑、组织间隙，痹阻皮毛、肌腠、经脉，阻遏经气，痰湿内蕴，阻碍气血的正常运行，日久挟瘀，清阳不升，浊阴上逆；或气虚不运，津血不能上承，以致脑失濡养；或痰郁化热，上扰清窍；或因情志不遂，肝风挟痰，上扰清窍等皆可产生眩晕。无论血瘀、气虚、挟风、挟热都是以痰湿内蕴为基础，朱丹溪所谓"无痰不作眩"，即说明痰湿体质是眩晕产生的基础。痰湿体质者因其身体脂膏偏多，而使痰湿内蕴，阻碍气机的正常运行，日久挟瘀，清阳不升，浊阴上逆出现眩晕；或气虚不运，津血不能上承，以致脑失濡养；或痰郁化热，上扰清窍；或因情志不遂，肝风挟痰，上扰清窍等皆可产生眩晕；或因湿为阴邪，易损伤阳气，肾阳为一身之阳，又称"元阳"，肾中阳气对水液代谢具有蒸腾气化作用，阳虚痰凝肾阳虚，气化不行，不能运化水湿，转化为痰饮。痰浊内停，气机升降失调，清阳不升，浊阴不降，阴阳气血紊乱，可使外周血行阻力增大，痰饮即成，还可流于脏腑组织间隙，引起身体肥胖，水液代谢失常，导致湿聚成痰，上扰清空形成眩晕，痰湿阻滞脉络，脉道失柔，脉壁增厚，血管狭窄，外周阻力增大，导致血压升高。

（二）阴虚体质与高血压关系

阴虚体质是由于体内精血津液等阴液亏少，表现为以阴虚内热为主要特征的体质类型，《丹溪医论选》曰："人之生也，体质各有所偏……偏于阴虚，脏腑燥热，易感温病。"其表现多为头晕目眩，胸胁隐痛，两目干涩，耳鸣健忘，腰膝酸软，失眠多梦，口燥咽干，五心烦热，或低热颧红，男子遗精，女子月经量少，舌红少苔，脉细数。多因久病失调，或情志内伤，或房事不节，或温病日久等耗伤肝肾之阴，肝肾阴虚，阴不制阳，虚热内扰所致。肝肾阴虚，水不涵木，肝阳偏亢，上扰清窍，故头晕目眩；肝阴亏虚，肝络失滋，故胸胁隐痛；肝肾阴虚，不能上达，目失濡养，则两目干涩；肾精不足，不能濡养清窍，髓海失养，则耳鸣健忘；肾阴不足，腰膝失养，故腰膝酸软；虚火上扰，心神不安，故失眠多梦；虚火扰动精室，精关不固，则见遗精；阴精不足，血海不充，冲任失养，则月经量少。口燥咽干，五心烦热，或低热颧红，舌红少苔，脉细数等皆阴虚失濡，虚热内炽之征。后天饮食偏嗜辛辣，嗜酒好烟，伤津化火；长期劳作过度、房事过度、五志过极、皆可引动相火，煎耗真阴，导致机体阴阳失衡，阴亏于下，阳亢于上，肝失所养，肝风内动上扰清窍，发为头痛、眩晕。肝肾不足、肝阳上亢可导致眩晕在《黄帝内经》中已经认识到，《灵枢·海论》中记载："脑为髓之海。"因肾主骨生髓，脑髓由肾精化生，若肾精不足，则阴精亏虚，髓海不足，故"髓海不足，则脑转耳鸣，胫酸眩冒，目无所见，懈怠安卧"，发为眩晕之状。究之肾为肝母，肾主藏精，精虚则脑海空虚而头重，故《黄帝内经》以肾虚及髓海不足立论也，其言虚者，言其根源，其言实者，言其病象，理本一致。

（三）阳虚体质与高血压关系

《素问·阴阳应象大论》指出"阳化气，阴成形"，阳虚无以制阴，"阴成形"太过，痰湿瘀血等阴邪内生元阳亏虚化气不足，阳虚阴寒盛也。此阴寒盛，非外入之客寒，乃阳虚所生之内寒。外寒可收引凝泣，内寒亦可收引凝泣。诚如《素问·举痛论》所云："寒气客于脉外则脉寒，脉寒则缩蜷，缩蜷则脉绌急，绌急则外引小络，故卒然而痛。"血脉收引凝泣、绌急，脉象即呈痉挛状态，为弦紧拘滞之脉，吾谓之痉脉。寒实者，脉痉有力；阳虚者，脉痉无力，以沉取有力无力别之。脉收引凝泣，则血行阻力必然增高，致血压升高。在《黄帝内经》对肝阳虚及肝气虚的认识如《素问·四气调神大论》曰："……逆之则伤肝，夏为寒变，奉长者少。"《素问·上古天真论》曰："七八，肝气衰，筋不能动。"《灵枢·天年》曰："五十岁，肝气始衰，肝叶始薄，胆汁始减，目始不明。"肝为阳之气，内寄相火，若肝阳虚则机体生化困乏，疏泄不及，临床表现为一系列脏腑机能低下的病理变化。如《相火论》曰："天非此火不能生物，人非此火不能有生。"肝阳虚清，阳不得升发，清窍失于温养，则眩晕耳鸣，视物不清，甚或头冷痛，木不能生火，则心阳不足，故可见失眠多梦，精神抑郁寡欢，甚或胆怯，善惊惕，肝阳虚疏泄不及，则脾土不运，而见腹满便溏，不思饮食，四肢无力。《素问·至真要大论》云："诸寒收引，皆属于肾。"指出肾阳不足，阴寒内盛，筋脉收引而挛急，气血凝滞，血络不畅，外周阻力增大，可致血压升高。《素问·生气通天论》云："阳气者，精则养神，柔则养筋。"肾阳是全身阳气的根本，肾阳中的精气，上养于头，供养精神活动。肾阳不足，温煦失职，头目失养，可致高血压常见的头目眩晕等症；肾阳中的柔和物质，化生津液，以濡养筋脉。津液不足，筋脉失养而挛急，虚风内动，可引起震颤、拘急、麻木、口眼㖞斜、半身不遂等症类似高血压的临床表现。加之肾阳虚容易出现的腰膝酸冷、四肢逆冷、小便清长，大便溏稀等表现，即可诊断为肾阳虚型高血压。《素问·生气通天论》载："阳气者若天与日，失其所则折寿而不彰。"阳气对于人体而言正如太阳与万物的关系，其具有温煦五脏六腑、推动气血津液运化的作用。人体生命活动的进行是由五脏六腑调控的，只有五脏六腑得温，其气化功能正常，气血津液得以正常运行，人方能立命。

（四）湿热体质与高血压关系

"湿热"一词首见于《黄帝内经》，《景岳全书》中提出："凡肥甘酒醴，辛热炙煿之物，用之过当，皆能致浊。此湿热之由内生者也。"这恰符合当今时代湿热证患者的病因由来。肥甘厚味，滋腻脾胃，导致脾胃运化水谷精微、调畅升降之机的功能失常，津液失于输布，湿浊中生。酒为辛热之品，嗜食辛辣或长期饮酒，暗耗阴液，久则生热生燥，湿热相合，湿遏则热伏，热蒸则湿动，湿热固结难化更加重水湿浊邪壅于中焦，困顿脾气，壅滞日久，酿生湿热。《症因脉治·眩晕总论》云："饮食不节，水谷过多，胃强能纳，脾弱不能运化，停留中脘，有火者则锻炼成痰，无火者则凝结为饮。中州积聚，清明之气窒塞不伸，而为恶心眩晕之症矣。肝主疏泄，若情志不遂，肝失疏泄，肝气郁结，克犯脾胃；或忧思过度，脾气郁结，均可致脾胃升降失司，脾失健运，则津液不能正常输布，津液停滞化为水湿之邪，水湿浊邪积聚日久，郁而化热，又形成湿热。部分患者长期使用激素或温补类药，此类药物性味多偏温燥，易于助阳生热《丹溪心法》有言"肥人多痰饮""痰火致眩"，"无痰不作眩"，提出眩晕的发病病机关键是"痰""火"。《临证指南医案》云："凡论病，先论体质，形象脉象，以病乃外加于身也。夫肌肤柔白属虚，外似丰溢，里真大怯，盖阳虚之体，惟多痰多湿。"痰湿型体质者多体型肥胖，体内膏脂较多，更容易形成痰湿，痰湿聚集体内，聚而化热，阻滞中焦，中焦为人体之枢纽，中焦受阻，则阻碍全身气机运行，或痰浊上蒙脑窍，导致清阳不升，浊阴不降，而出现眩晕头痛。肾主水，主藏精，燥热耗伤元阴元阳，肾之气化失常，津液失于输布，津液停蓄化为湿邪，加之温燥郁而化热，热与湿相合而成湿热。湿易阻碍气机，为有形之阴邪；热易伤津耗气，为无形之阳邪，湿热之邪不得泄越，湿阻则清阳不升，清窍失养，热盛则生风动血，气机逆乱，上冲于脑，此皆可发为眩晕。考虑与气候、地域特点，饮食、生活习惯及生活、工作压力改变有关，湿热体质患者除头晕、头痛外，更多的表现头昏沉，头重如裹，胸闷、脘腹胀满及肢体困重，倦怠乏力，汗出上半身为甚，口苦、口黏腻，大便黏腻不爽等现象。

（五）瘀血体质与高血压关系

瘀血是指体内运行失常的血液，包括凝滞内结之血与离经之血。凝滞内结之血指的是因各种原因引起脉道流通受阻，血液运行不畅，从而凝结成瘀血，阻塞脉道。离经之血则是血液溢于脉外，既不能在脉中运行又没有及时排出体外，从而停留积聚在体内，正常血液功能丧失，日久形成瘀血。隋代巢元方的《诸病源候论》提出："血之在身，随气而行，常无停积，血行失度，积聚不散，皆成瘀血。"有"瘀血停蓄，上冲作逆，亦作眩晕"之说，《医学正传》云："外有因坠损而眩运者，胸中有死血迷闭心窍而然，是宜行血清经，以散其瘀结。"说明瘀血停滞经络导致经气闭塞，因而清阳受阻是导致眩晕的重要原因。《医宗金鉴》中记载："瘀血停滞，神迷眩运，非纯用破血行血之剂不能攻逐荡平之。"如《丹溪心法》言："气血冲和，百病不生，一有怫郁，诸病生焉。"指出了调和气血，活血化瘀的重要性。现代医学研究认为血瘀证实质是血液黏稠度增高从而导致血流缓慢，血液处于"浓、黏、聚、凝"的高凝状态，表现为血流量减少，外周血流阻力的增加以及微循环障碍，而这些改变与高血压的严重程度成正相关。汪机在《医宗必读》中论及"瘀血停蓄，上冲作逆，亦作眩晕"，阐述了瘀血致眩病机。现代研究发现，长期高血压的患者，不仅有唇舌紫暗、舌下脉络迂曲，有瘀丝、瘀斑、瘀点等临床表现，同时存在内皮细胞受损，血小板凝集等病理表现。在高血压漫长的病理演变过程中，存在着多种生瘀的基础，而瘀血一旦形成，阻滞脉道，郁遏气机，气机逆乱，上扰清明，则可出现眩晕、头痛、脉络瘀血、肢体麻木等症状。

现代医学认为，瘀血是器官或局部组织静脉血液回流受阻，血液瘀阻积滞在小静脉和毛细血管内，血液运行不畅而瘀阻于脉道，杨仁斋《仁斋直指方论》则曰："瘀滞不行，皆能眩晕。"这正是高血压发生的病理基础。瘀血阻于脉络，气血运行受阻，如此恶性循环而至脉内压力升高，继而发生高血压。

（六）气郁体质与高血压关系

人体之气是生命运动的动力。生命活动的维持，必须依靠"气"。人体各种生理活动，实质上都是"气"在人体内运动的具体体现。"气"在人体的经脉中像流水一样不停地循环流动。人体"气"的流动、运行不顺畅，中医叫"气机不畅"，会形成"气郁"，例如经常有的"真郁闷""气不顺""这口气实在咽不下去""堵心"等感觉和情绪都属于气郁。中医认为，气郁多由忧郁烦闷、心情不舒畅所致。长期气郁会导致血液循环不畅，严重影响健康。中医认为，人体内的"气"的运行主要靠肝的调节，气郁主要表现在肝经所经过的部位气机不畅，所以又叫作"肝气郁结"。肝经主要分布在人体从小腹向上经过胸胁两侧，再从颈项两侧向上到头顶的部位，气堵在咽喉部就会觉得咽中梗阻，如有异物；气堵在头部就会头痛、头晕。失眠、多梦也是气郁常见的症状。我们有时讲某人"失魂落魄"，实际上魂魄都属精神情绪范畴，白天的情绪活动属于"魄"，夜晚的精神活动，如做梦属于"魂"，"魂"藏在肝中，肝气郁结，神魂不定，就容易失眠多梦。肝气郁结还容易影响胃肠道的消化功能，出现胃脘胀痛，泛吐酸水，呃逆嗳气；或者腹痛肠鸣，大便泄利不爽。肝气郁结日久，可循经上逆，引血上行，气血逆乱，或化火伤阴，引起脏腑失衡。其次，肝失疏泄不仅影响脾的升清功能，上则为眩晕，引起头痛头晕等高血压症状，下则为飧泄，而且还影响到胃的降浊功能，上为嗳气恶逆，中为腹胀纳呆。

气郁多与肝脏关系密切，而肝为刚脏，恶抑郁，长期精神状态不协调必然导致肝气郁滞，气机不畅，三焦气化失常，加重机体气血津液的代谢失衡而致痰、浊、瘀、水等病理产物潴留。肝失疏泄，肝气郁结，心情抑郁，或疏泄太过，心情急躁易怒。周学海在《读医随笔》中总结肝脏的功能时写道，"凡脏腑十二经之气化，皆必藉肝胆之气化以鼓舞之，始能调畅而不病"，而气机不畅，又多为诸病的开始。故元·朱震亨指出："人身诸病，多生于郁。"气郁的患者多伴随形体消瘦，面色苍暗或萎黄，从脉象上看，一般都是弦脉，这是气郁的典型脉象。如果气郁时间长了，随着气一起运行的血和津液也会随之郁积在局部，继而发生高血压及其他病证。

（七）气虚体质与高血压关系

气虚质是由于元气不足所致的以气息低弱、脏腑功能状态低下为主要特征的一种体质状态，常由久病失养，或劳倦过度，忧思日久，使元气耗损；或因先天不足、后天失养，而使元气生成匮乏；或因年老体弱，大病初愈，调养失慎，脏腑机能衰退等所致。具有语声低怯、气短懒言、肢体容易疲乏、精神不振、易出汗等特点，各种原因引起的肺、脾胃、肾等脏腑功能低下，是气虚体质形成的重要病理基础。气虚证临床上有心气虚、脾气虚、肺气虚、胃气虚、肾气虚等。常见症状有：头晕目眩，少气懒言，呼吸气短，声低气怯，神疲乏力，自汗，活动劳累后诸症加重，舌质淡嫩，脉虚弱无力等。脾气虚则还伴有腹胀纳少，食后腹胀加重，大便溏薄，体型消瘦，面色萎黄，或有体型肥胖、水肿等症。胃气虚则伴有受纳腐熟功能减退、胃失和降。中气虚弱，症见头目眩晕，精神倦怠，四肢乏力，食少便溏，恶心欲吐等。脾气主升，胃主降。脾气不升，清阳之气不能上荣于清窍，头目失养，故见头晕目眩；脾气虚弱，不能充养肢体，肢体失其矫健之性，故见精神倦怠，四肢乏力；胃不受纳，脾失运化，故见食少便溏；胃气不降而反上逆，故见恶心欲吐。此乃中气虚弱。《黄帝内经》载："年四十而阴气自半也。""上气不足，脑为之不满，耳为之苦倾，目为之眩。"随着年龄的增长，机体各脏器逐渐出现虚损而呈现气虚征象，从而发为眩晕。《丹溪心法》载："淫欲过度，肾家不能纳气归元，使诸气逆奔于上，此气虚眩晕也。"张介宾明确提出无虚不能作眩，并进一步说明"眩晕，掉摇惑乱者，总于气虚于上而然"。气虚是眩晕（高血压）发病的重要病理基础，气虚体质患者宜早期预防和治疗，防止疾病严重化。

（八）特禀体质与高血压关系

特禀体质人的高血压可归类为我们常说的遗传性高血压，多因先天禀赋不足，父母的遗传因素是体质形成的重要先天因素，《灵枢·天年》有"以母为基，以父为楯"的说法。先天禀赋对后天体质形成有重要影响，其先天实质主要由父母双方所传递的遗传信息及母体孕育生命体所存在的环境；而后天表现在于先天遗传的心态、性格等和体质的内在形成可反应外在疾病及身体素质。

五、中医辨证分型

（一）体质与发病的关系

疾病的发生、发展、变化与人体体质有着密切的关系，体质的强弱决定疾病的发生与否，体质的特殊性很大程度上也左右着病证类型。体质属于内因范畴，致病邪气为外因，致病因子只有通过机体内部因素（体质状态）的联合作用，才能导致疾病的发生。正气指人体的生理功能，主要指其对外界环境的适应能力、抗邪能力和康复能力。《黄帝内经》发病观认为疾病的发生，致病因素虽然是重要的条件，但很大程度上取决于正气的强弱，正气与邪气斗争的胜负决定着发病与否。体质壮者，正气充实，腠理致密，抗邪有力，不易发病；体质弱者，正气不足，腠理疏松，抗邪无力，易生疾病。而勇怯状态对疾病的发生与否有重要影响。

《黄帝内经》强调正气强弱在发病中的重要作用，《素问·刺法论》曰："正气存内，邪不可干。"《素问·评热病论》曰："邪之所凑，其气必虚。"若正气强盛，抗邪力强，正邪相搏，正胜邪退则不发病；正气不足，抗邪力弱，正邪相搏，邪胜正退则发病。此外，《素问·八正神明论》曰："以身之虚而逢天之虚，两虚相得，其气至骨，入则伤五藏。"《灵枢·百病始生》曰："卒然逢疾风暴雨而不病者，盖无虚，故邪不能独伤人。此必因虚邪之风，与其身形，两虚相得，乃客其形。"《素问·八正神明论》提出"虚邪"与"正邪"的概念，强调了内外相应的发病观。李捷等认为，这两种概念，一方面指出正气的强与弱对发病的影响，另一方面指出由于邪气的强弱不同则发病有轻有重，"正邪"是正常气候，故致病轻浅；"虚邪"是异常气候，则伤人较重；若正气虚弱又逢"虚邪"，两虚相得，发病更重。

人的体质，禀承于父精母血，"以母为基，以父为楯"（《灵枢·天年》），充养、强壮于后天水谷精微。由于先天禀赋的差异以及环境条件、饮食结构等的不同，决定了个体体质千差万别。"有刚有柔，有弱有强，有短有长，有阴有阳""形有缓急，气有盛衰，骨有大小，肉有坚脆，皮有厚薄"等，但不外乎阴阳、表里、寒热、虚实。体质壮实、阳气偏盛之人，易感受热邪，病多从热化，即使感受寒邪，也易转化成热证、实证；反之，易为寒证、虚证。《素问·通评虚实论》说："邪气盛则实，精气夺则虚。"《素问·风论》所言："其人肥则风气不得外泄，则为热中而目黄；人瘦则外泄而寒，则为寒中而泣出。"指出虽同样感受风邪，因肥瘦有别，而发为"热中""寒中"两种性质截然相反的病证。《灵枢·五变》则类比指出："一时遇风，同时得病，其病各异……论以比匠人。匠人磨斧斤，砺刀，削斫材木……坚者不入，脆者皮弛，至其交节，而缺斤斧焉。夫一木之中，坚脆不同，坚者则刚，脆者易伤，况其材木之不同，皮之厚薄，汁之多少，而各异耶。夫木之蚤花先生叶者，遇春霜烈风，则花落而叶萎；久曝大旱，则脆木薄皮者，枝条汁少而叶萎；久阴淫雨，则薄皮多汁者，皮溃而漉；卒风暴起，则刚脆之木，枝折机伤；秋霜疾风，则刚脆之木，根摇而叶落。凡此五者，各有所伤，况于人乎！"这就说明了疾病产生的各种内外因素，体现出一种人与环境互动的人地关系观。

疾病的易感性，是指某种特殊性的体质对某种特定性质的邪气特别敏感，一旦受其侵犯最易发生疾病。《灵枢·五变》曰："肉不坚，腠理疏，则善病风。""五藏皆柔弱者，善病消瘅。""骨弱肉者，善病寒热。""粗理而肉不坚者，喜病痹。"这说明体质的差异在一定程度上决定了发病的倾向性。《素问·风论》说："风之伤人也，或为寒热，或为热中，或为寒中，或为病风，或为偏枯，或为风也，其病各异。"同是风邪伤人，为什么会产生寒热、热中寒中、疠风、偏枯等不同病证？其根本原因就在于体质的不同，风邪伤人之后，或从热化，或从寒化等。《灵枢·阴阳二十五人》根据阴阳五行学说，详尽记载了各型人的肤色、体型、禀性，以及在时令节气上的适应性和差异性。《黄帝内经》通过长期临床观察发现了某些体质特征与某些疾病有规律性的联系和倾向性联系，提出由于体质差异而对某些病邪有易感受性的观点，无疑是正确的。说明个体体质结构在一定程度上，决定了疾病的趋向性，如男女在体质上存在着众多的差异，女子多虚弱、偏颇、失调体质，与男子相比，尤以精血不足等虚弱体质为主。也就是说，不同类型的体质对于某些疾病容易感发。有人指出，造成太阳中风和太阳伤寒的根本原因就在于患者原有某些体质差异。而温病的易感性也有这种情况，如有人认为阴虚质者多易患温热类温病，脾虚湿聚者多患湿热类温病等。还有人总结出有关病理体质的六淫易感性规律，即迟冷质者易感寒邪发寒病，燥红质者易感受温燥邪气发燥病，腻滞质者易感湿邪发湿病。

（二）体质与辨证的关系

体质是辨证的基础，体质类型往往决定疾病的证候类型。一方面，感受相同的致病因素或患同一种疾病，因个体体质的差异可表现出不同的证候类型，即同病异证。如同样感受寒邪，素体强壮，正气可以御邪于肌表者，表现为恶寒发热、头身疼痛、苔薄白、脉浮等风寒表证；而素体阳虚，正不胜邪者，一发病就出现寒邪直中脾胃的畏寒肢冷、纳呆食减、腹痛泄泻、脉象缓弱等脾阳不足之证。又如同一地区、同一时期所发生的感冒病，由于邪气性质不同，感邪轻重不同和体质的差异，证候类型往往有风寒、风热、风湿、风燥等不同。可见体质是形成同病异证的决定性因素。另一方面，感受不同病因或患不同疾病的不同个体，若体质类似，常可表现为相同或类似的证候，即异病同证。如阳热体质者，感受暑、热邪气势必出现热证，但若感受风寒邪气，亦可郁而化热而见热证。所以说，同病异证与异病同证，主要是以体质的差异为生理基础，体质是证候形成的内在基础。辨清体质类型对指导临床辨证论治有重要的意义。

体质影响着证的形成，个体体质的特殊性往往导致机体对某种致病因子的易感性。另一方面，体质制约着证的传变与转归。有学者认为，体质的差异导致病证的多变性，疾病相同，体质不同，证亦不同；疾病不同，体质相同，证亦相同，即体质是同病异治、异病同治的基础，在证候诊断方面，提出"据质求因，据质定性，据质明位，据质审势"。证是病变过程中的阶段性反映，疾病的不同发展阶段可表现不同证候。当某些疾病超越体质制约的程度，则又可反过来影响体质的改变。体质的特征伴随着生命自始至终的全过程，具有循着某种类型体质固有的发展演变规律缓慢演化的趋势，体质的这种连续性就使得体质具有可预测性和可调性。临床实践中，既可针对各种体质类型及早采取相应措施，纠正体质的偏颇，以减少个体对疾病的易感性，预防疾病发生；又可针对各种不同的体质类型将辨证与辨体质相结合，因人制宜，提高疗效。

（三）体质分型与临床表现的关系

阳虚质多因机体阳气不足，失于温煦，以形寒肢冷等虚寒现象为主要特征的体质状态。处于此种亚健康状态的人体型多白胖，肌肉不健壮，性格多沉静、内向，喜暖怕凉，不耐受寒邪。一般阳虚体质者易感寒邪为病，或易从寒化，比其他体质的人更容易患痰饮、肿胀、泄泻、阳痿等病。其表现多为面色淡白无华，易自汗出，平素怕冷喜暖，精神不振，四肢倦怠，睡眠偏多；或口唇色淡，口不易渴或喜热饮；或阳痿滑精、宫寒不孕；脉沉迟而弱、舌淡胖；或腰脊冷痛，小便清长或夜尿频多，大便时稀或常腹泻。

气虚质是由于一身之气不足，以气息低弱、脏腑功能状态低下为主要特征的体质状态。该体质者肌肉松软，性格内向。平素体质虚弱，卫表不固，易患感冒；或病后抗病能力弱，易迁延不愈；易患内脏下垂、虚劳等病，不能耐受寒邪、风邪、暑邪。平素气短懒言，语言低怯，精神不振，肢体容易疲乏，易出汗，舌淡，舌体胖大，边有齿痕，脉象虚缓；面色萎黄或淡白，目光少神，口淡，唇色少华，毛发不泽，头晕，健忘，大便正常，或虽有便秘但不结硬，或大便不成形，便后仍觉未尽，小便正常或偏多。

阴虚质是指由于体内津液精血等阴液亏少，以阴虚内热等表现为主要特征的体质状态。该体质者性情急躁，外向活泼好动，体型瘦长，厌恶炎热与夏天，易感温热暑邪为病，难耐秋令燥气，易致肺燥咳嗽。平素易患有阴亏燥热的病变，或病后易表现为阴亏症状。发病与患者熬夜相关。肝藏血、主疏泄，夜不卧则肝藏血失常，肝主疏泄功能失调，导致情志不畅、内郁化火，耗气伤阴，故易气阴亏虚。临床表现多为五心烦热，盗汗，口干舌燥，口渴咽干，体型消瘦，眩晕耳鸣，失眠多梦，大便秘结，小便短赤；或见两目干涩，视物模糊，腰膝酸软，性格急躁；或皮肤弹性差，毛发枯焦，干咳少痰，咽痛音哑；舌质红，苔少，脉细。

痰湿质是由于水液内停而痰湿凝聚，以黏滞重浊为主要特征的体质状态。痰湿体质是一种常见的中医体质类型，该体质者性格偏温和，稳重、恭谦、和达，多善于忍耐，体型肥胖，腹部肥满松软，对梅雨季节及潮湿环境适应能力差，易患湿证，与糖尿病、高血压、冠心病、肥胖、中风等疾病的发生有密切关系。发病与患者高脂（肥甘厚腻）、高盐饮食，锻炼少有关。饮食不节及劳作失常易损及脾胃，导致脾胃虚弱，运化水谷失调，水湿内聚，痰湿内盛。临床表现为面部皮肤油脂较多，多汗且黏，胸闷，痰多；或面色黄胖而暗，眼胞微浮，容易困倦，或舌体胖大，舌苔白腻，口黏腻或甜，身重不爽，脉滑，或喜食肥甘，大便正常或不实，小便不多或微浑。

湿热质是以湿热内蕴为主要特征的体质状态。该体质者性格多急躁易怒，形体偏胖，对夏末秋初湿热气候，湿重或气温偏高环境较难适应。易患疮疖、黄疸、热淋等病证。辛辣饮食、嗜烟酒，导致火热之邪内犯机体，易患湿热质。临床表现面垢油光，易生痤疮，口苦口干，身重困倦，大便黏滞不畅或燥结，小便短赤，男性易阴囊潮湿，女性易带下增多，舌质偏红，苔黄腻，脉滑数。

瘀血质是体内有血液运行不畅的潜在倾向或瘀血内阻的病理基础，从而引起脏腑、组织的血液循环障碍，以血瘀表现为主要特征的体质状态。处于这种体质状态者，瘦者居多，性格内郁，易心情不快甚至烦躁健忘，不耐受风邪、寒邪。易出现肥胖、黄褐斑、痤疮、月经不调、黑眼圈等，易患出血、癥瘕、中风、胸痹、抑郁症等病证。临床表现平素面色晦黯，皮肤干燥，偏黯或色素沉着，易出现瘀斑，口唇黯淡或紫，舌质紫黯，有瘀点或片状瘀斑，舌下静脉可有曲张；或眼眶黯黑，鼻部黯滞，发易脱落。女性多见痛经、闭经，或经血中多凝血块，或紫黑有块、崩漏，或有出血倾向。

气郁质是由于长期情志不畅、气机郁滞而形成的以性格内向不稳定、忧郁脆弱、敏感多疑为主要表现的体质状态。处于这种体质状态者，多见于中青年，以女性多见，性格多孤僻内向，忧郁脆弱，敏感多疑。易为情志及饮食所伤，对精神刺激适应能力较差，不喜欢阴雨天气，易患郁病、失眠、梅核气、惊恐等病症。临床表现面色晦黯或黄，平时容易忧郁寡欢，多烦闷不乐，喜叹息，胸胁胀满，或胸腹部走窜疼痛；喉间有异物感，食量偏少，食后常感胀满不适，多呃逆，睡眠较差，大便多干且无规律，妇女常有月经不调和痛经，经前乳房胀痛，舌质偏黯，苔薄白，脉弦。

特禀质是由于先天禀赋不足或禀赋遗传等因素造成的一种特殊体质，在外在因素的作用下，生理机能和自我调适力低下，反应性增强，其敏感倾向表现为对不同过敏原的亲和性和反应性呈现个体体质的差异性和家族聚集的倾向性。这种体质的人或无特殊，或有畸形，或有先天生理缺陷、遗传性疾病，先天性、家族性特征；易药物过敏，适应能力差，易引发宿疾。临床表现常有先天缺陷，或有和遗传相关疾病的表现。如先天性、遗传性的生理缺陷，先天性、遗传性疾病，过敏性疾病，原发性免疫缺陷等。若为过敏体质者，常表现为对季节气候适应能力差，皮肤易出现划痕，易形成风团、瘾疹等，易患花粉症、哮喘等，并易引发宿疾及药物过敏。

第四节　以疾病为诱因的病因病机及中医辨证分型

一、疾病与高血压的关系

通常一些疾病都可以直接或间接引起高血压的发生，就是我们所说的继发性高血压。继发性高血压是病因明确的高血压，当查出病因并有效去除或控制病因后，作为继发症状的高血压可被治愈或明显缓解。继发性高血压在高血压人群中占 5%～10%，常见病因为肾实质性、肾血管性高血压，内分泌性和睡眠呼吸暂停综合征等，由于精神心理问题而引发的高血压也时常可以见到。继发性高血压患者发生心血管病、脑卒中、肾功能不全的危险性更高，而病因常被忽略以致延误诊断。提高对继发性高血压的认识，及时明确病因并积极针对病因治疗将会大大降低因高血压及并发症造成的高致死及致残率。近年来对继发性高血压的鉴别已成为高血压诊断治疗的重要方面。

二、疾病与高血压的关系

（一）肾性高血压

肾实质性高血压包括急慢性肾小球肾炎、糖尿病性肾病、慢性肾炎、肾盂肾炎、多囊肾和肾移植后等多种肾脏病变引起的高血压，是最常见的继发性高血压。所有肾脏疾病在终末期肾病阶段 80%～90% 有高血压。肾实质性高血压的发生主要是由于肾实质病变，导致水钠潴留和细胞外容量增加，以及肾脏 RASS 激活与排钠激素减少。高血压又进一步升高肾小球内囊压力，形成恶性循环，加重肾脏病变。临床上有时难以将肾实质性高血压与原发性高血压伴肾脏损害区别开来。一般而言，除了恶性高血压，原发性高血压很少出现明显蛋白尿，血尿罕见，肾功能减退首先从肾小管浓缩功能开始，肾小球滤过功能仍可长期保持正常或增强，直到最后阶段才有肾小球滤过降低，血肌酐上升；肾实质性高血压往往在发现血压升高时已经有蛋白尿、血尿和贫血，肾小球滤过功能减退，肌酐清除率下降。如果条件允许，肾穿刺组织学检查有助于确立诊断。

肾血管性高血压是单侧或双侧肾动脉主干或分支狭窄引起的高血压。常见病因有多发性大动脉炎、纤维肌性发育不良和动脉粥样硬化，前两者主要见于青少年，后者见于老年人。肾血管性高血压的发生是由于肾血管狭窄，导致肾脏缺血，激活 RASS。早期解除狭窄，可使血压恢复正常；后期解除狭窄，因为已经有高血压维持机制参与或肾功能减退，血压也不能恢复正常。凡进展迅速或突然加重的高血压，均应怀疑本症。本症大多有舒张压中度、重度升高，体检时在上腹部或背部肋脊角处可闻及血管杂音。大剂量快速静脉肾盂造影、多普勒超声、放射性核素肾图有助于诊断，肾动脉造影可明确诊断和狭窄部位。分侧肾静脉肾素活性测定可预测手术治疗效果。

原发性醛固酮增多症。本症是由肾上腺皮质增生或肿瘤分泌过多醛固酮所致。临床上以长期高血压伴低钾血症为特征，少数患者血钾正常，可有肌无力、周期性瘫痪、烦渴、多尿等症状。血压大多为轻度、中度升高，约三分之一的患者表现为顽固性高血压。实验室检查有低钾血症、高钠血症、代谢性碱中毒、血浆肾素活性降低、尿醛固酮增多。血浆醛固酮/血浆肾素活性值增大有较高的诊断敏感性和特异性。超声、放射性核素、CT 可确定病变性质和部位。

嗜铬细胞瘤。嗜铬细胞瘤起源于肾上腺髓质、交感神经节和体内其他部位嗜铬组织，肿瘤间歇或持续释放过多的肾上腺素、去甲肾上腺素与多巴胺。临床表现变化多端，典型的发作表现为阵发性血压升高伴心动过速、头痛、出汗、面色苍白。在发作期间可测定血或尿儿茶酚胺或其代谢产物 3-甲氧基-4-羟基苦杏仁酸（VMA），如有显著增高，提示嗜铬细胞瘤。超声、放射性核素、CT 或磁共振可行定位诊断。嗜铬细胞瘤大多为良性，约 10% 的嗜铬细胞瘤为恶性，手术切除效果好。

（二）肥胖性高血压

高血压的发病与肥胖有一定的相关性，即肥胖者不一定都有高血压，但肥胖者中高血压发生率相对较高。从当时全国的社会状况看，城市的生活相对优于乡村，营养好于乡村，肥胖者也相对多于乡村，我国高血压患病率，城市明显高于乡村。从临床观察高血压患者中多是体胖粗壮型或肥胖超重型，而体瘦者明显少，前者几乎占 2/3 或更多。因此，肥胖者要预防高血压发生。应适当节食，注意运动，重视减肥。

高血压伴肥胖者，通常可以出现以下一些相关的生理病理变化：高血压患者，其交感神经和（或）体内各种内因，一般都比较活跃，当受情绪激动、脑力劳动过累、失眠以及气候时令季节或昼夜时差影响时，血压极易波动，说明周身血管常处于收缩、痉挛或舒缩失衡状态，其血管顺应性差，周身小血管总阻力增加，心脏负荷加重。心脏为了克服周围血管的总阻力，必须加强收缩，才能将血液运送至全身各部，因此，随着心脏加强收缩排血时，除了增加心脏收缩负荷外，其血液对血管壁的冲击力或撞击力也随之增大，这样就使血管内膜，尤其是血管分叉处或弯曲部的内膜更易受损，使血管内膜变得粗糙或破损，且肥胖者多伴有高脂血症，如甘油三酯、低密度脂蛋白和胆固醇增加，就容易使血管内膜粗糙或在受损处沉积，久之可形成粥样斑块或粥样硬化，使血管腔狭窄，从而又加重了周围血管的总阻力，导致心脏负荷进一步加重，并增进了高血压的病理进程。

高血压伴肥胖者（主要指单纯性肥胖），特别是家族性自幼发胖者，常与遗传有关。患者通常会有血脂高，除脂质成分组合异常外，常与细胞膜上的不同脂质受体异常有关，或脂质代谢相关酶异常有关，从而产生脂质代谢紊乱。脂质不仅在血管内壁沉积，还可沉积于皮下组织或肌肉纤维间隙与各个器官或细胞内——即脂肪浸润。这样不但破坏了器官的正常结构，加速其玻璃样变，使其退变或老化，影响其正常功能，还减少了周身或脏器的血管床，造成了各脏器的供血不足或缺血；同时，又加重了心脏的负荷。当患者进入老年后，随着血管的老化硬化或血管床的减少，其收缩压慢慢增加，脉压差也逐渐变大。当脏器供血不足或缺血，尤其肾脏缺血时，又干扰了正常的肾素-血管紧张素-醛固酮系统，使其调节失衡。心脏血管缺血，还可影响血管皮质素、心钠素等。

高血压伴肥胖者通常体内醛固酮相对较体瘦者占优势，由于醛固酮可使肾小管吸钠排钾，故不少体胖者，平日摄入食盐并不多，但由于肾排出少，体内的钠盐相对较多，且钠盐有潴水作用，因此，体胖者体内水总量较体瘦者明显增多，总血容量亦多，血管充盈压高。所以，在中年或老年前期，往往以舒张压增高为主，收缩压并不太高，脉压差小，心脏容量负荷较重，使左室明显受累。

另外，高血压、高血脂还可引起胰岛素抵抗，使患者发生糖尿病；高血糖又可明显影响血液黏度或血流动力学，从而加速血管硬化，加速心、脑、肾等器官的退变或老化。

以上这些变化，可互为因果，相互影响，最终导致高血压性心脏病、冠心病、高血压性肾病、水电解质失衡、各种心律失常、心脏扩大、主动脉瓣和（或）二尖瓣相对封锁不全、心功能不全或心力衰竭、血管内血栓形成或闭塞、脑卒中、夹层动脉瘤等各种并发症，由此而影响患者健康与寿命。

从临床症状与体征看：高血压伴肥胖者，常主诉头晕，头重脚轻，上楼爬坡或中度体力活动或负重，即感心悸胸闷或气促，体力比同龄人相对较差，尤其进入中年后更为明显。由于心脏容量负荷过重，左心室肥大往往出现较早，其血压在老年前期，多以舒张压高为主，脉压差较小，50 岁以后，不少患者出现两小腿凹陷性水肿。进入老年后，则脉压差明显增大，收缩压也随之增高。

从诊断学看：对高血压伴肥胖者应注意排除继发性高血压：①柯兴综合征。患者除肥胖、血压高外，面形呈满月脸，身体呈向心性肥胖，即牛颈背，躯干及腹部、上臂、大腿部明显胖，前臂与小腿部，即向远心端则逐渐变细；腹部与大腿部有皮肤紫纹。只要注意以上体征，即可明确诊断。至于病因尚需进一步检查肾上腺、脑垂体等才能明确。②原发性醛固酮增多症。在肥胖者高血压患者中，此症虽然不多，但也绝非罕见，其误诊或漏诊已屡见不鲜。

关于肥胖症的诊断：在诊断肥胖症时，必须明确究竟是单纯性肥胖，还是继发性肥胖。继发性肥胖，常见的主要有：脑垂体瘤、下丘脑瘤、肾上腺皮质亢进或肿瘤，这些病症不仅可导致肥胖，也可引起高血压，其他如甲状腺功能低下（黏液性甲状腺肿）、性腺疾病等亦可致肥胖，但一般不引起血压高。至于单纯性肥胖，应注意是自幼肥胖，还是成年后开始发胖（即获得性肥胖）。前者多有遗传家族史，后者一般无或极少部分有家族遗传史。

（三）内分泌性高血压

垂体病变，垂体位于颅底蝶鞍垂体窝内，是机体内最重要的内分泌腺，分泌激素并调控其他内分泌腺。垂体分为神经垂体（垂体后叶）和腺垂体（垂体前叶）。神经垂体又可分为中间部及神经部。垂体经垂体柄与下丘脑相连，构成下丘脑，神经垂体系统。

腺垂体主要的内分泌细胞有 5 种，分泌 7 种不同的激素，包括生长激素（OH）、促甲状腺激素（TSH）、促肾上腺皮质激素（ACTH）、促卵泡激素（FSH）、黄体生成素（LH）、催乳素（PRL）、促黑素（MSH）等。各种垂体的疾病，造成激素分泌异常或颅内压力增高，均可引起血压增高。

生长激素（GH）异常，GH 是腺垂体合成量最多的一种蛋白质激素，正常成人垂体含 $5 \sim 10mg$。垂体和循环中的 GH 的分子形式是非均一的包括多种形式的单体，同源或异源单体的聚合体，分子的片段和单体与其结合蛋白的复合体等。其中最主要的 GH 形式是分子量为 22124 的单体（22kDa GH），由 191 个氨基酸残基组成。22kDa GH 约占垂体 GH 的 $70\% \sim 75\%$，而只占循环 GH 的 43%。其次较丰富的 GH 单体是 20kDa 的 GH。第三类 GH 单体分子是酸性的 GH。在垂体和循环中还有二 H 聚合体，这些聚合体是同种或异种单体 GH 分子 $2 \sim 5$ 个聚合体。GH 以脉冲方式分泌入血，受下丘脑生长激素释放激素（GHRH）和生长激素抑制激素（GIH）的双重调节。循环血中的胰岛素样生长因子-1（IGF-1）和 GH 也对垂体 GH 分泌和下丘脑 GHRH/G1H 分泌有反馈抑制作用或调控影响。

泌乳素（PRL）异常，PRL 是垂体催乳素细胞合成和分泌的一种多肽激素，含有 199 个氨基酸，相对分子量为 $23 \sim 24kDa$。PRL 在垂体 PRL 细胞内生成后在高尔基体内被糖基化，并包装为分泌颗粒，与嗜铬粒蛋白和分泌粒蛋白等一起被浓缩为不溶性聚合物。PRL 不需通过靶腺而直接引起生物学效应，它的生理作用极为广泛，包括渗透压调节、泌乳、生殖和免疫调节等。PRL 与卵巢靶细胞膜受体结合后，抑制卵泡的生长和发育（通过干扰 FSH 受体作用）。血清 PRL。水平在不同生理情况及各种应激下波动很大。基础分泌一般均 $<25\mu g/L$。PRL 的分泌有昼夜变化并呈脉冲性分泌，分泌规律是夜间比白天高。入睡后逐渐升高，清晨醒来前 1 小时左右最高，醒后渐渐下降。青春期后血清 PRL。水平始终比

青春期儿童和同龄男性水平高，月经中期相当于排卵时，PRL 水平可能有短暂轻微升高。妊娠妇女在第三个月起升高，在妊娠末期可高达 $200\sim500\mu g/L$，但睡眠伴随的升高和脉冲性分泌仍然存在。产后血清 PRL 水平逐渐下降，不论是否哺乳，产后 4~6 周恢复到妊娠前的正常水平，产后乳汁分泌仍然保持。而哺乳的刺激能引起显著、快速 PRL 释放。PRL 的分泌受下丘脑 PRL 分泌释放因子 PRF 和 PRL 分泌释放抑制因子（PIF）的双重调节。正常情况下以 PIF 抑制性影响为主，下丘脑病变，垂体柄阻断或自身垂体移植到身体其他部位，都使 PRL 分泌增加，因 PIF 抑制性调节受到削弱。PRL 的生理作用极为广泛，包括渗透压调节、泌乳、生殖和免疫调节等。PRL 与卵巢靶细胞膜受体结合后，抑制卵泡的生长和发育（通过干扰 FSH 受体作用）。

库欣综合征：下丘脑、垂体、肾上腺反馈途径中任何一环节异常引起的皮质醇产生过多，以及由于异位 ACTH 分泌增加或肾上腺腺瘤或癌肿的自主性释放激素，这些均可导致库欣综合征。各种原因的糖皮质激素增多而产生库欣综合征时，常有血压增高，可表现为血压轻度高于正常或严重高血压，后者常并发心血管和肾脏病变。皮质醇除了抗炎作用外，尚有一定程度的潴钠作用。在成人肾上腺切除后，每日给予 5mg 可的松，能提供足够的盐皮质激素的活性，以维持钠平衡。但是，除了异位 ACTH 分泌和肾上腺癌外，多数库欣综合征患者 24 小时皮质醇的产生量低于 75mg，因此盐皮质激素增多的表现如血钠增高、血钾降低、肾脏排钾时代谢性碱中毒。

（四）甲状腺性高血压

甲状腺的疾病有可能会引起高血压，甲状腺从功能上如果出现了甲状腺激素分泌过高叫作甲亢，甲状腺激素分泌减少或生物效应不足，会出现甲状腺功能减退。甲状腺激素能调节人体的新陈代谢，如果甲状腺功能过高，甲状腺激素会作用在心脏，使得心肌收缩力加强，甚至甲状腺激素和儿茶酚胺、肾上腺素、去甲肾上腺素共同的作用使得血管收缩，会造成血压增高。

促甲状腺素（TSH）异常，TSH 为含有 2 个糖蛋白亚基的肽链组成，分子量约 2528kDa，α 链与 FSH、LH 和 HCG 的 α 链相同，β 链则各异。α 链基因位于第 6 号染色体上。TSH 生理作用包括：①促进甲状腺增生肥大。②促进甲状腺激素释放。③促进甲状腺激素合成，包括甲状腺上皮细胞由血浆摄取碘，碘化酪氨酸、三碘和四碘原氨酸的合成以及水解甲状腺球蛋白。④增进甲状腺组织的能量代谢。⑤促进脂肪溶解，释放游离脂肪酸。甲状腺激素抑制 TSH 的分泌和阻断 TRH 对垂体的作用。缺乏 TSH 则甲状腺萎缩、甲状腺激素合成及释放减少，引起垂体性甲减，可造成血压增高；TSH 增多则引起垂体性甲亢，可造成收缩压增高。

甲状腺功能减退，由于代谢减慢，血脂水平增高，患者会出现缺血性心脏病，也可能出现动脉硬化。动脉硬化导致血管弹性降低，会影响患者的血压，特别是低压有可能增高。甲状腺功能亢进或甲减的患者通过正确的治疗，高血压都能得到有效的控制。

（五）绝经期综合征

绝经期高血压又叫作更年期高血压。绝经期卵巢功能退化，促性腺激素及促甲状腺激素反而增加，肾上腺髓质也高度活动，神经不稳定，感情易激动，可出现阵发性潮红与流汗、皮肤瘙痒有蚁走感、心动过速、心悸等症状，血压增高的波动性较大，还容易受精神紧张、体力劳动的影响。绝经期妇女往往发生代谢性变化，使体型肥胖，特别以腰、腹、臀部为主，有可能出现糖尿或血压增高及不同程度的水钠潴留、骨质疏松症状。绝经期外生殖器也开始萎缩，阴道黏膜变薄，局部抵抗力降低并容易发生阴道炎，子宫、输卵管、卵巢及乳腺也逐渐萎缩。以收缩压上升为主临床发现，本病患者一般以收缩压上升为主，舒张压改变较少或没有改变。血压水平不稳定，血压随头晕头痛、潮热、失眠等症状的加重而波动，并进一步加重症状。但从人群看，血压水平的高低与症状的严重程度没有绝对联系。伴有自主神经功能紊乱证候如头痛、眩晕、性情急躁、阵发性潮热、自汗盗汗、心悸、失眠、腰膝酸软、月经紊乱等。总之，绝经期高血压可能和卵巢功能减退，雌激素对大脑皮质、自主神经的调节减弱，对垂体的抑制减弱有关。所以需要相当长的时间进行调整。

（六）药物性高血压

药物性高血压是常规剂量的药物本身或该药物与其他药物之间发生相互作用而引起血压升高，当血压>130/80mmHg 时即考虑药物性高血压。涉及的药物主要包括：激素类药物、中枢神经类药物、非类固醇类抗炎药物、中草药类及其他。原则上，一旦确诊高血压与用药有关，应该尽量停用这类药物，换用其他药物或者采取降压药物治疗。

1. 交感神经胺类

部分患者服用拟交感神经胺类药物（如肾上腺素、麻黄碱、苯丙胺等）后出现血压升高超过正常范围，其作用机制为交感神经胺类直接作用于肾上腺素 α 和（或）β 受体而使血压升高。使用交感神经胺类药物后出现的药源性继发性高血压，由药物的不良反应使原血压正常患者发生了高血压，有时可部分或完全抵消降压药物的作用，导致顽固性（难治性）高血压，严重者易出现致命性心律失常、急性冠脉综合征、脑血管意外、猝死等并发症。

2. 单胺氧化酶抑制剂

单胺氧化酶抑制剂主要通过抑制单胺氧化酶，表现出抗抑郁作用，主要包括肼类的苯乙肼、异烟肼和非肼类的反苯环丙胺等。但新近研究表明，非选择性的单胺氧化酶抑制剂有致高血压作用，尤其是同时应用交感神经能药，或摄入奶酪等其他富含酪胺的食物时，甚至出现高血压危象。故单胺氧化酶抑制剂不宜用于高血压患者抑郁症的治疗。

3. 避孕药和雌激素

长期服用避孕药的妇女，有些人的血压呈不同程度的升高。其中约半数合并轻度高血压，其发生率较非服用的人高 2.6 倍，以饮酒、吸烟、高血压家族史，妊娠高血压史和钠盐摄入量多者多见。我国关于健康妇女中复方炔诺酮避孕药的研究结果表明长期服用低剂量复方口服避孕药有升高血压的作用，连续使用低剂量复方口服避孕药 15 年以上患高血压的风险增加。常见的避孕药包括孕三烯酮、去氧孕烯、炔雌醇、复方雌二醇、尼尔雌醇、结合雌激素片（倍美力）等。口服避孕药和雌激素，可使 5%~20% 妇女发生高血压，多在用药第 1 年内出现，但可在停药后 3~6 个月恢复正常。长期使用口服避孕药妇女，随着使用时间的延长，血压有相应增高的趋势，血压每升高 10mmHg，心血管疾病的发生率上升 30%，且长期使用避孕药会使高血压妇女舒张压发生明显增高。

4. 糖皮质激素

长期大剂量使用糖皮质激素，如泼尼松、地塞米松等可使血压升高甚至导致高血压危象。这主要是由于糖皮质激素类药物可使肾素–血管紧张素–醛固酮系统的升压效应增强，末梢血管对儿茶酚胺的敏感性增强。使水钠潴留，还能促进脂肪分解，引起高脂血症和动脉硬化等。临床使用糖皮质激素时应严格掌握适应证，避免长期大量使用，必要时可加用利尿剂。临床多见血压升高，多数患者血压超过正常范围，而高血压患者食用糖皮质激素后血压进一步升高。水肿、低钾血症、血糖升高、向心性肥胖、多毛等表现。

5. 非甾体抗炎药相关高血压

非甾体抗炎药（NSAIDs）包括水杨酸类（如阿司匹林等）、乙酰苯胺类（如对乙酰氨基酚等）、吡唑酮类（如安乃近等）、邻氨苯甲酸类（如氟芬那酸等）和吲哚类（如吲哚美辛等）可导致机体水钠潴留、RAS系统激活，因而导致血压增高。这类药物如长期或大量应用，有引起或加重高血压的危险。其可能通过抑制环氧化酶活性、阻碍前列腺素的合成，抑制前列腺素直接扩张血管的作用、促进近端肾小管的钠重吸收等引起血压升高。吲哚美辛、吡罗昔康、布洛芬可抑制体内前列腺素的形成，长期或大量应用，可引起或加重高血压。此类药与抗高血压药物合用会削弱降压药物的作用。一旦停用此类药物，又可出现反跳性血压升高或低血压。因此，在长期大量使用非甾体抗炎药期间，应监测血压。

6. 促红细胞生成素相关高血压

部分患者使用促红细胞生成素后出现血压增高，其机制可能与遗传有关，具有AGT235TT型的患者在应用促红细胞生成素后易患高血压。血管内皮功能损害，使用促红细胞生成素后内皮依赖的舒张功能失调；另外内皮素转化酶在促红细胞生成素引起的高血压中起到间接作用。使用促红细胞生成素后产生的主要副作用如高血压、头晕、癫痫发作，但高血压是主要表现，较用药前升高超过正常范围或在原有高血压基础上进一步升高。

（七）妊娠高血压

妊娠高血压是以妊娠20周以后高血压、蛋白尿、水肿为特征。严重影响母婴健康。是引起孕产妇和围产儿死亡的重要原因之一。妊娠高血压疾病发病机制目前尚不十分明确，但是，在临床工作中确实发现有些因素与妊高征的发病有密切的相关性，称之为易发因素。种族差异，如居美国的非洲裔或西班牙裔发病率多高于白人。精神过分紧张者；年轻初产妇（年龄约20岁）或高龄初产妇（年龄≥35岁）者；有慢性高血压、慢性肾炎、糖尿病等病史的孕妇；营养不良，例如严重贫血、低蛋白血症者；体形矮胖，体重指数>24者；子宫张力过高，例如多胎妊娠、羊水过多、巨大胎儿等，有家族高血压史者。

由于妊娠高血压疾病尚无明确病因，目前有几种学说考虑与妊娠高血压疾病发病有关。免疫机制：众所周知，妊娠是成功的半非己的同种异体移植物，妊娠得以维持有赖于母儿间的免疫平衡。一旦免疫平衡失调，即可引起免疫排斥反应而导致妊娠高血压疾病。有证据表明：①妊娠高血压疾病患者的HLA-DR抗原频率、母胎HLA-DR抗原共享率均较正常增加，导致母体对HLA-D区抗原的免疫反应，即封闭抗体，一种IgG亚类HLA抗体的作用遭破坏，免疫平衡失调，最终导致妊娠高血压疾病。②重度妊高征患者TS减少接近非孕妇水平，同时功能降低，而rH/TS比值上升。说明妊娠高血压疾病时母胎免疫失衡，防护反应减弱。胎盘缺血缺氧学说：正常妊娠时，固定绒毛滋养细胞沿螺旋小动脉逆行浸润，逐渐取代血管内皮细胞，并使血管平滑肌弹性层为纤维样物质取代，使血管腔扩大、血流增加，以便更好地供给胎儿营养，这一过程称血管重铸，入侵深度可达子宫肌层内1/3。妊娠高血压疾病时，绒毛层侵袭仅达蜕膜血管层，也不发生血管的重铸，导致早期滋养层细胞缺氧，影响胎儿发育。

妊娠高血压的基本病变是全身微血管痉挛，中医理论所说"瘀血阻络"为本病的重要病机之一。本病多因脏气本虚，受孕后愈虚，或因素体脾肾阳虚、肝脾失调、不能温煦、运化水湿，以致水湿停滞、泛于肌肤、四肢，肝旺脾虚。胎体渐长，则可阻碍气机升降，水道不利，水湿泛于肌肤发为子肿碍气机升降。如若素体肝肾阴虚、精血不足、妊娠后血聚以养胎精血愈虚、阴血不敛阳。肝阳上亢谓之"子晕"。甚则肝失所养、肝风内动，或挟痰火上、或虚风上扰清窍而成"子痫"。

（八）动脉硬化

动脉血管壁分三层：①外膜由胶原、糖蛋白、少量成纤维细胞等构成。②中层由10~40层斜行排列的平滑肌细胞构成，并有弹力纤维、糖蛋白等参与。③内膜即血管最里面的一层膜，由单层的内皮细胞和皮下层构成，皮下层为疏松的结缔组织、胶原纤维和少量的平滑肌细胞，皮下层与中层之间有带有小孔的内弹力板隔着。

动脉硬化包括小动脉硬化、动脉中层硬化、动脉粥样硬化等。动脉粥样硬化是一种起始于动脉内膜的动脉硬化，动脉内膜细胞与细胞之间的间隙为20~40nm，高密度脂蛋白胆固醇可以自由进出，低密度脂蛋白胆固醇体积较大，不易进出。一旦血管内皮细胞受损，低密度脂蛋白胆固醇进入皮下层，损伤的内皮细胞招来血液里的单核巨细胞，吞噬低密度脂蛋白胆固醇后留在动脉内膜下，使动脉弹性减弱，形成动脉硬化；黄白色、质软的脂肪像粥一样，故名动脉粥样硬化。动脉硬化在青少年时期亦可发生，中老年时期加重、发病。动脉粥样硬化导致血管口径变小，流过的血液减少，阻力变大，血压升高，心、脑、肾诸重要器官血供不足，引起冠状动脉粥样硬化性心脏病、脑动脉硬化症、肾动脉硬化症。而动脉粥样硬化斑块破裂会引发凝血反应，形成以脂质为核心的血块，导致血管堵塞。动脉硬化使血压升高，可使血管不耐压力而破裂，引起出血。

（九）心血管病变

一系列先天性及后天性大血管疾病，尤其是累及主动脉的血管病变，由于机械性血流障碍，常可导致血压显著升高，较为常见的包括主动脉缩窄、大动脉炎、主动脉夹层等。部分动静脉瘘、动脉导管未闭、主动脉关闭不全、大动脉硬化等血流异常性疾病也常伴有血压升高，且多以收缩压升高为主。

1. 主动脉缩窄

主动脉缩窄是先天性大血管疾病的一种类型，国外发病率较高，我国偏低。主动脉缩窄的病变部位绝大多数位于主动脉弓远端与降主动脉连接处，即主动脉峡部。根据缩窄位于动脉导管或动脉韧带的之前或之后，主动脉缩窄分导管前型和导管后型，以后者为常见。导管后型多以单纯的主动脉缩窄为特征，而导管前型多合并心内畸形，多数婴幼儿期即死亡。主动脉缩窄还常合并有动脉导管未闭、主动脉瓣二瓣化畸形等。导管后型主动脉缩窄婴幼儿期多无临床症状，仅在体检时发现上肢血压升高，股动脉搏动减弱或消失，同时可伴有心脏杂音。较大儿童或成人可因高血压出现头痛、头晕、头颈部血管搏动等症状，部分病例由于下肢供血减少，呈现下肢怕冷、行走乏力，甚或间歇性跛行。检查上肢血压显著高于下肢血压。缩窄段病变累及左锁骨下动脉的病例，右上肢血压显著高于左上肢。主动脉缩窄如未经治疗，绝大多数死于高血压导致的心、脑、血管并发症，尤其是脑出血、心力衰竭和主动脉夹层或主动脉瘤破裂。

主动脉缩窄的诊断主要依据临床表现，确诊依赖影像学检查，包括心血管超声、CT、MR、主动脉造影等。主动脉缩窄一旦确诊，均应考虑手术治疗，不宜过于推迟。

2. 大动脉炎

大动脉炎是指主动脉及其主要分支、肺动脉的慢性进行性非特异性炎症病变。病变位于主动脉弓及其分支者曾称高安病，累及降主动脉者曾称为不典型主动脉缩窄。本病较为常见，发病尤以我国、日本等东方人种多见，多数为女性。

大动脉炎的发病机制与自身免疫有关，属于自身免疫性疾病。遗传因素也是重要的发病因素，尤其是 HLA 基因与多发性大动脉炎的关系密切。大动脉炎可在主动脉全长任何部位发生，并可累及所有主要大分支，部分患者肺动脉也可累及。但以头臂动脉（尤以左锁骨下动脉）、肾动脉、胸腹主动脉为多发。多发性大动脉炎为节段性动脉壁的全层炎症。临床表现及分型：40 岁以下女性常见，早期多数患者以无力、发热、盗汗、关节痛、纳差、体重下降等全身症状起病，可出现无脉或两侧血压不对称或血管杂音，受累动脉部位可有局部疼痛，随病情进展，大动脉渐趋狭窄，甚至闭塞。根据临床好发部位可分为下列几种类型：头臂型，本型患者的血管病变均在颈总动脉、锁骨下动脉及无名动脉等主动脉弓的大分支上，可以单独一个分支受累，也可以同时累及各支。由于颈总动脉、无名动脉、颈动脉、椎动脉的狭窄或闭塞导致脑供血不足的症状，如头晕、头痛、记忆力减退、嗜睡或失眠、多梦、耳鸣、视物模糊等。

3. 胸腹主动脉型

该型患者的病变主要发生在胸主动脉和（或）腹主动脉，大多导致胸腹主动脉的狭窄、闭塞或瘤样扩张，主动脉外膜与纵隔粘连较明显，可导致上肢高血压、下肢低血压，临床上主要表现为头颈、上肢的高血压和下肢供血不足的症状，如头晕、头痛、下肢发凉。行走后双下肢酸麻无力、间歇性跛行。肾动脉的狭窄或闭塞常见，引起肾缺血性高血压、肾衰竭，可出现一系列肾性高血压的症状及体征。上肢血压可明显升高，用常用降压药不易控制，严重者出现主动脉瓣关闭不全，甚至心力衰竭。高血压是胸腹主动脉型大动脉炎的突出表现，约占 60% 以上，以舒张压升高明显，肾动脉狭窄越严重，舒张压越高。高血压的发生与狭窄部位关系密切。混合型存在两种类型以上病变为混合型，混合型的患者其血管受累的范围较广，其中肾动脉同时受累者最多。病理生理改变因病变部位而不同，但较复杂、严重。

4. 肺动脉型

病变可累及肺动脉主干，叶、段动脉，产生广泛性、节段性狭窄。以右肺上叶、左肺下叶动脉最多见，可引起狭窄，近段肺动脉、右心室压力增高，甚至出现顽固的右心衰竭。

三、北方人民易得疾病与高血压的关系

北方地区人群血压水平和高血压患病率与钠盐平均摄入量显著有关，摄盐越多，血压水平和患病率越高，我国北方人每天吃盐量平均为 10~20g，远高于南方人。高钠必然使血液中水分增加、血容量加大，血压也就升高了。有专家指出：多吃盐的过程就是慢性中毒的过程，少吃盐就是高血压的一种治疗手段。但是同一地区人群中个体间血压水平与摄盐量并不相关，摄盐过多导致血压升高主要见于对盐敏感的人群中。钾摄入量与血压成负

相关。饮食中钙摄入对血压的影响尚有争议。多数人认为饮食低钙与高血压发生有关。高蛋白质摄入属于升压因素，动物和植物蛋白质均能升压。饮食中饱和脂肪酸或饱和脂肪酸与不饱和脂肪酸比值较高也属于升压因素。饮酒量与血压水平线性相关，尤其与收缩压，每天饮酒量超过 50g 乙醇者，高血压发病率明显增高。烟和酒中的成分损害动脉血管壁的内皮细胞，导致动脉硬化加速，可使血压升高。如果是经常酗酒而烟瘾很大的人，其患高血压的概率会更高。

肥胖也是高血压最重要的病因，北方人肥胖率明显高于南方地区，和平时饮食特点有极大相关性，比如内蒙古地区人民食用牛羊肉在日常饮食中占据绝大部分，再比如东北地区杀年猪还有有名的杀猪菜，农村地区每到年底农村家家户户都会杀头猪，其中大部分肥肉都会在接下来的几个月被吃掉，再就是杀猪菜将大量猪肥肉熬炼成猪油，然后炖酸菜里面再放些煮好的肥肉片，造成了高脂饮食，每到过春节前期高血压导致的一系列症状比如头晕头胀的发病率明显提升，询问其近期饮食大多数都会与吃杀猪菜有关。其中内脏型肥胖（即肚子胖，俗称将军肚）患高血压的风险是正常人的 4 倍。肥胖往往与高血脂同时存在，高血脂是动脉硬化的基础，高血脂还会使血黏度升高，肥胖可导致体内血容量增加，这些因素都会造成高血压的发生。肥胖相关性高血压的发病机制，高胰岛素血症和胰岛素抵抗在肥胖患者中极常见，二者可能是血压升高的原因。高胰岛素血症可通过不同机制引起高血压，如增加交感神经系统活性、促进肾对钠的重吸收、促进血管平滑肌细胞增殖和肾素–血管紧张素–醛固酮（RAAS）系统的改变。过度的体重增加通过上述机制加大了心血管疾病的危险，如高血压、糖尿病、血脂异常、动脉粥样硬化和慢性肾功能障碍，其中许多机制是相互依赖的。虽然体重过度增加是多数患者的发病原因，但这一疾病症候群常被称为"代谢综合征"。在以往，虽然肾脏疾病未被公认为代谢综合征或肥胖的主要结果，但毋庸置疑，过度的体重增加是高血压和 2 型糖尿病的主要病因，二者可共同解释约 70% 的终末期肾病（ESRD）。越来越多的证据证实，即使是非糖尿病性肥胖患者也有一定程度的肾功能障碍，长期肥胖使代谢和血流动力学紊乱加重，可引起更严重的肾损害。

过度的体重增加（用 BMI、腰臀比、腹围和其他肥胖指数评估）是高血压发生的最佳预测因子之一。BMI 和收缩压、舒张压间几乎呈线性相关，这一相关关系可见于全世界不同人群。并且，BMI 和动脉血压间的关系不仅见于肥胖高血压患者，也见于非肥胖正常血压人群。总之，从极瘦至极胖人群 BMI 和动脉血压间的关系似乎是连续的。然而，不同种族的 BMI 和血压间关联的强度是有区别的，可能是由于体内脂肪分布不同，或其他影响血压的因素对体内脂肪增加高血压易感性的作用不同。从横断面的人群研究中难以估计肥胖对高血压的全面影响，因为随着肥胖时间的延长和出现各种靶器官受损，肥胖对血压的影响更为明显。另外，非线性的协同关系可存在于肥胖的多重影响中（如高血脂、葡萄糖耐量异常、高血压），这种协同关系可增加罹患心血管和肾病的风险。虽然在人群研究中难以评估肥胖的这些复杂的时间依赖性效应，约 78% 的男性和 65% 的女性高血压患者可归因于肥胖。另据临床研究证实，对于许多原发性高血压患者来说，肥胖是使血压升高的重要病因，减重降血压的治疗价值已在正常血压和高血压肥胖患者中得以证实。基线体重即使轻度下降 5%～10%，也可降低血压并减少所需抗高血压药量。临床试验还证实了减肥对高血压一级预防产生的效果。然而减肥并非使肥胖高血压患者的血压完全正常化，因为长期过度肥胖会发生许多病理变化。例如，严重肥胖可导致肾小球受损、功能性肾单位丢失、肾脏–压力尿钠排泄功能重调定，因而使血压更高。

四、不同表现特点的疾病可以归纳为哪种中医辨证分型

（一）肾性高血压

肾性高血压的中医辨证与原发性高血压是显著不同的，一般高血压的发病规律是：阳亢—阴虚阳亢—阴虚—阴阳两虚—阳虚，而肾性高血压单纯阳亢症状少见，既有头晕、口干、心烦、失眠等阳亢之证，也有眩晕、腰酸、腿软、耳鸣、蛋白尿、夜尿等肾阴不足以阴虚为主要表现，水不涵木，也可出现阳虚。急性肾炎在临床上一般分为两个阶段，即病变发展期和恢复期，病变发展期指有外感表证及水肿，小便少或肉眼血尿等，属于中医的水肿，风水，肾风、溺血等范畴。而恢复期指外邪已解，水肿退，但小便化验仍有红细胞或蛋白，在其发展过程中始终存在或多或少"湿"和"瘀"的见证。多因先天禀赋不足，或烦劳过甚或房劳过度，或久病及肾，导致肾精亏耗，肾阴虚损，水不涵木，以致阴虚阳亢，髓海失养，清窍受扰。久病不愈，耗伤气血，或脾胃虚弱，气血生化乏源，以致清空失养。久病入络，瘀血阻滞，清窍失养。

（二）围绝经期高血压

女性围绝经期高血压，指女性在围绝经期（更年期）这一特殊时期，性激素水平变化导致的，以血压波动、血压水平偏高为特征的疾病。本病常伴情绪烦躁、阵发性潮热、头痛眩晕、失眠等症状，严重影响患者的工作、生活和身体健康。根据其临床表现，现代中医学将其归属于"眩晕""头痛""脏躁""百合病"等范畴。《素问·上古天真论》曰："女子七七任脉虚，太冲脉衰少，天癸竭，地道不通，故形坏而无子。"围绝经期阶段，女子肾气衰退，天癸衰少，冲任亏虚，精血不能灌溉五脏，滋养诸经，致脏气不和，阴阳失调，从而导致本病。《素问·阴阳应象大论》曰："人年四十而阴气自半也，起居衰矣。"女子经、带、产、乳，数伤于阴，故半百之时"阳常有余，阴常不足"，且逢天癸将竭，尤以肾阴不足为甚，表现为腰膝酸软、五心烦热、盗汗等。"女子以肝为先天"，肝主情志，喜条达而恶抑郁，围绝经期阶段的一系列情绪症状与肝密切相关。"乙癸同源"，肾阴不足则水不能涵木，导致肝肾阴虚，阴虚日久，阴损及阳则致阴阳俱虚，使病情更加复杂。可见，本病与肝肾关系最为密切，调理肝肾是治疗本病的重要环节。

（三）心血管病变

心血管系统由心脏和血管组成。心脏是血液循环的动力器官，依靠节律性搏动，推动血液不断地在血管中流动，通过动脉将血液运输到全身各个器官和组织，经过毛细血管时，血液与组织或细胞间完成物质交换和气体交换，最后各器官的血液汇入静脉回流到心脏。心血管系统疾病是当今严重威胁人类健康的常见的重要疾病，由于机械性血流障碍，常可导致血压显著升高，较为常见的包括主动脉缩窄、大动脉炎、主动脉夹层等。部分动静脉瘘、动脉导管未闭、主动脉关闭不全、大动脉硬化等血流异常性疾病也常伴有血压升高，且多以收缩压升高为主，多可归为血瘀与痰湿范畴，多因血液循环受阻所导致。表现多有眩晕，头痛，重者即刻昏不识人，移时苏醒，醒后自觉头晕目眩，伴头痛，恶心，呕吐，经治疗或休息之后，恶心呕吐消失，但仍头晕目眩，伴头痛如刺，善忘，失眠，舌质黯淡，或有瘀点瘀斑，脉沉涩。血瘀眩晕的记载，当首推南宋杨士瀛《仁斋直接附遗方论》。其云："瘀滞不行，皆能眩晕。"虞抟《医学正传·卷四·眩晕》云："外有因呕血

而眩冒者，胸中有死血迷闭心窍而然，是宜行血清心自安。"提出"血瘀致眩"的论点及治法。瘀血阻滞，气血不得上荣，脑髓失养，故眩晕时作，头痛如刺；瘀血不去，新血不生，心神失养。舌质黯淡或有瘀点瘀斑，脉象沉涩皆为血瘀之明征。重者表现为突然昏倒，不省人事，或伴有四肢逆冷，发作后一般常在短时间内逐渐苏醒，醒后无偏瘫、失语、口眼喎斜等后遗症。血瘀眩晕发作严重者，有与厥证相似的欲仆或晕眩仆倒现象，但一般无昏迷及不省人事的表现。

（四）动脉硬化

动脉硬化是动脉的一种非炎症性血管病变。本病往往随着年龄的增长而出现，通常是在青少年时期出现至中老年时期加重、发病，在血管病变过程中，动脉管内壁开始增厚、变硬、失去弹性、管腔变狭小。人体有三处最危险的动脉硬化区，即心脏动脉硬化、脑动脉硬化和颈动脉硬化。心脏动脉硬化诱发心肌梗死，脑动脉硬化可诱发脑出血，颈动脉硬化则可造成脑组织缺血、缺氧，使人头晕目眩，思维能力下降，长时间则会导致脑萎缩、偏瘫、失明等。动脉粥样硬化的特点是血管壁中富含脂质的斑块形成，外观呈黄色粥样，所以称为动脉粥样硬化。其损伤从血管内膜开始，出现脂质沉积、灶状纤维化、粥样斑块形成，并伴有平滑肌细胞和胶原纤维增生，致管壁变硬、管腔狭窄，引起相应器官缺血性改变。长期粥样斑块压迫还可引起中膜萎缩变薄、弹性下降、发生动脉瘤等并发症。梗死，斑块内组织坏死崩解，并与沉积的脂质混成为粥样物质。可以将其归类为痰湿阻滞，痰湿体质者因其身体脂膏偏多，火不生土，脾阳不足，气化不行，湿浊停滞。湿为阴邪，内停脏腑、组织间隙，痹阻皮毛、肌腠、经脉，阻遏经气，痰湿内蕴，阻碍气血的正常运行，中医所说之"痰"有狭义、广义之分。狭义之痰指呼吸系统的分泌物，性质稠浊，肉眼可见，即有形之痰。广义痰指由机体内的体液在致病因素的影响下，失去了正常的运行途径和规律，逐步停蓄凝结块，伏藏在体内产生病变，无具体形态，肉眼不可见，为无形之痰，但善行易动，周达全身，见症多端。故有"百病多由痰作祟"之说。随着生活质量的改善以及经济发展所带来的社会压力，过度进食高热量、高脂肪食物以及缺乏基本的身体锻炼等不良的生活习惯可使脾胃受损，不能行使正常的运化功能，从而导致水湿膏脂停聚生成痰饮，阻滞清阳，引起眩晕。

第六章 北方高血压中医治疗

　　高血压这一病名在中医学理论中并无记载，但依据其临床表现，可归属于"眩晕""头痛"等范畴，其病机可以归纳为阴阳平衡失调、阴虚为本、阳亢为标、本虚标实，病因有痰、瘀、风、火、虚等五个方面，病位在脑，病变与五脏均有关。中医学对其的研究有着悠久历史，病因病机最早可追溯到《黄帝内经》，"诸风掉眩，皆属于肝""而上气不足，髓海不足"，与此同时《灵枢·卫气》对眩晕的病因病机做了补充，提出"上虚则眩"。由此可见，古人常认为"眩晕"多与虚症及肝风上扰有关，这也是古人对于"眩晕"的最早论述。随着中医学不断发展，后世医家对于"眩晕"又有了新的认识。巢元方曾在《诸病源候论》中提到了"风头眩者，由血气虚，风邪入脑，而引目系故也"，认为眩晕的产生多因肝肾不足，进而引起气血亏虚、血虚生风，从而风邪内动，产生"眩晕"。张仲景发现了"痰饮"对于眩晕的产生有着很大影响，认为痰饮阻塞气机、蒙蔽清窍，进而产生眩晕，这一观点也让后世医家对于眩晕有了新的认识。

　　整体观念和辨证论治是中医理论体系的基本特点，也是中医诊疗疾病的基础。相较于西医治疗高血压手段和药物的相对单一，中医在对高血压的治疗上更加开放灵活，整体观念则更加体现了中医学与现代医学的差异及优势。中医治疗高血压将人、时、地统一为一个整体，善于分析疾病的发生、发展与转归，以"三因制宜"为基础，从现象看本质，着重于辨证论治。中医学治疗高血压更加追求"个体化"，结合患者不同体质，根据气候条件、地域特点，辨证施治，制定出详细的与证相适应的治疗原则和诊疗方案。

　　古往今来，在高血压的治疗方面，传统医学积累了丰富的经验。在药物疗法中，单味药包括天麻、钩藤、石决明、夏枯草、牛膝等。经验方包括肝火上炎型的龙胆泻肝汤、大黄黄连泻心汤；肝阳上亢型的天麻钩藤饮、羚角钩藤汤；瘀血阻络型的血府逐瘀汤、通窍活血汤；痰湿中阻型的半夏白术天麻汤、泽泻汤；阴阳两虚型的地黄饮子、益气聪明汤等。各种外治疗法在高血压的临床上疗效显著，与其他疗法相比具有独特的优势。针灸治疗选用人迎、太冲、合谷、曲池、足三里等，耳穴治疗选用降压沟、耳尖、神门等穴位。中医药膳对于高血压的预防和治疗具有良好的效果，中医善于运用简单易得的食材预防和治疗疾病。

第一节 高血压常用中药

　　我国幅员辽阔，南北方地理环境气候复杂，各地区自然资源、气候条件、饮食习惯各有不同，这些因素在一定程度上影响着我国不同地域人群的脏腑生理功能、机体代谢，导致我国高血压在各地区证候类型有所差别。《素问·异法方宜论》曰："北方者，天地所闭藏之域也，其地高陵居，风寒冰冽，其民乐野处而乳食，脏寒生满病。"第一个因素，从地理环境气候而言，我国北方地区地势较高，气候干燥寒冷，故高血压在北方地区多见寒凝血瘀之证。第二个因素，从先天禀赋而言，北方人群形体多壮实，体气敦厚，且脾气相对直爽暴躁，故患病多为肝火上炎之证。且根据《血证论·肝脏病机论》中记载："木

（肝）气冲和条达，不至遏抑，则血脉得畅。"北方寒气易伤及肝阳升发之气，阴无阳化，故导致肝阳上亢之证。第三个因素，就饮食习惯的影响，北方人群食用肉类较多，烹饪方法加入调味料较多，口味较重。《本草经疏》中记载："饮啖过度，好食油面猪脂，浓厚胶固，以致脾气不利，壅滞为患，皆痰所为。"过食肥甘厚味，易影响脾胃功能，导致脾失健运，痰湿阻滞，因而北方高血压患者多见痰湿中阻之证。北方人群嗜咸，基于"咸伤肾"理论，北方高血压可见肾阳虚衰之证。根据对北方高血压的病因病机的探究，临证时应根据不同证型加以治疗，同时需注意各证型间的相互夹杂，不能千篇一律地进行治疗，应当注重辨证论治，随证加减，多方兼顾，力求方证结合。

一、常用降压中药

现代药理研究证实，很多单味中药在动物实验中都表现出了显著的降压效果，一些单味中药应用于临床治疗高血压，并且已经取得了良好的疗效。本书详细介绍常用的降压专药有：钩藤、天麻、石决明、夏枯草、羚羊角、牛膝、罗布麻叶、杜仲、葛根、地龙等。

（一）钩藤

【药性】甘，凉。归肝、心包经。

【功用】具有清热平肝，息风止痉作用。治疗肝火上炎或肝阳上亢之头胀、头痛、眩晕、目赤等症疗效较好。

【文献记载】

（1）《本草纲目》："大人头旋目眩，平肝风，除心热，小儿内钩腹痛，发斑疹。"

（2）《本草征要》："舒筋除眩，下气宽中。"

（3）《本草纲目》："钩膝，手、足厥阴药也。足厥阴主风，手厥阴主火，惊厥眩晕，皆肝风相火之病，钩藤通心包于肝木，风静火熄，则诸症自除。"

（4）《本草新编》："钩藤，去风甚速，有风症者必宜用之。"

【用法用量】煎服，3~12g；入煎剂宜后下。

【药理研究】现代药理研究证明，钩藤对实验动物的正常血压和高血压均具有降压作用。其降压机制复杂，首先与其能改善维生素和氨基酸代谢有关，其次能通过改善下丘脑中的神经递质失衡并抑制肾素-血管紧张素系统和交感神经系统的过度活化；再次可显著抑制氧化型低密度脂蛋白诱导的氧化应激，缓解由 oxLDL 诱导内皮细胞的自噬损伤，并改善内皮依赖性血管舒张功能。另外，钩藤发挥血管舒张作用的信号传导途径包括一氧化氮/可溶性鸟苷基环化酶/环鸟苷单磷酸、前列腺素 I_2（PGI_2）、G 蛋白偶联的 M3 和 β_2 受体，以及钙通道和钾通道等。

【使用注意】钩藤煎剂以煎 20min 为宜，久煎降压作用减弱。

（二）天麻

【药性】甘，平。归肝经。

【功用】具有息风止痉，平抑肝阳，祛风通络作用。为治疗头痛、眩晕之要药，凡肝风内动、肝阳上亢之头痛眩晕，不论寒热虚实，均可配伍使用。

【文献记载】

（1）《神农本草经》："久服益气力，长阴，肥健，轻身，增年。"

（2）《本草纲目》："天麻，乃肝经气分之药。"

（3）《黄帝内经·素问》："诸风掉眩，皆属于肝。故天麻入厥阴之经而治诸病。"

（4）《本草新编》："天麻，能止昏眩。"

【用法用量】煎服，1~3g。研末冲服，每次 1~1.5g。

【药理研究】现代药理研究证明，天麻的有效成分天麻素能显著降低自发性高血压大鼠的收缩压，同时显著降低血清中的血管紧张素Ⅱ（AngⅡ）和醛固酮（ALD）水平，明显下调心肌组织的血管紧张素 1 型受体（AT1R）的蛋白和 mRNA 水平，还增加心肌组织中过氧化物酶体增殖物激活受体 γ（PPARγ）的蛋白质合成和 mRNA 表达。说明天麻素的降压机制可能与有效地干预肾素-血管紧张素-醛固酮系统（RAAS）和 PPARγ 有关。也有研究表明，天麻素可激活蛋白激酶 A（PKA）和随后打开平滑肌 ATP 敏感性钾通道（KATP）发挥血管舒张作用。天麻的乙酸乙酯提取物抑制血管内皮细胞 Ca^{2+} 内流和细胞内 Ca^{2+} 释放，引起血管舒张。此外，天麻的乙酸乙酯提取物还能显著增加血管内皮细胞中一氧化氮（NO）的产生和提高内皮 NO 合酶的活性。

【使用注意】天麻及天麻制剂在临床使用中偶发生口干、头晕、胃部不适，以及荨麻疹药疹、过敏性紫癜、过敏性休克等症状，大剂量炖服可致急性肾功能衰竭及昏迷。出现不良反应症状时应及时对症处理。

（三）石决明

【药性】咸，寒。归肝经。

【功用】平肝潜阳，清肝明目。具有清肝泻热、镇潜肝阳、清利头目的作用，为凉肝、镇肝之要药。适用于肝肾阴虚，肝阳上亢之头痛、眩晕。另亦可治疗肝火上炎或肝阳上亢所致目赤、翳障、视物昏花。

【文献记载】

（1）《医学衷中参西录》："石决明味微咸，性微凉，为凉肝镇肝之要药。肝开窍于目，是以其性善明目。研细水飞作敷药，能治目外障；作丸、散内服，能消目内障。为其能凉肝，兼能镇肝，故善治脑中充血作疼作眩晕，因此证多系肝气，肝火挟血上冲也。"

（2）《名医别录》："主目障翳痛，青盲。"

（3）《山东中草药手册》："镇肝、明目，治眩晕。"

【用法用量】内服：煎服，3~15g，先煎；或入丸、散。外用：煅用、水飞点眼。

【药理研究】石决明中含有碳酸钙，无机盐，及镁、铁、钙等微量元素。碳酸钙可影响降低血清中游离钙含量，由此可见石决明对钙离子及钙通道有一定影响，从而使用石决明治疗高血压引起的头昏眩晕等症。石决明还具有抗菌、抗氧化、中和胃酸的作用。

（四）夏枯草

【药性】辛，苦，寒。归肝、胆经

【功用】清热泻火，明目，散结消肿。具有良好的清泻肝火作用，常用于治疗高血压肝火上炎证之目赤肿痛、头痛眩晕、失眠多梦等症状。

【文献记载】

（1）《神农本草经》："夏枯草，味苦辛寒、治寒热瘰疬、鼠瘘头痛、破症、散瘿结气、脚肿湿痹、轻身。"

（2）《本草纲目》："夏枯草治目疼，用砂糖水浸一夜用，取其能解内热、缓肝火也。楼全善云：夏枯草治目珠疼，至夜则甚者，神效。或用苦寒药点之反甚者，亦神效。盖目珠连目本，即系也，属厥阴之经。夜甚及点苦寒药反甚者，夜与寒亦阴故也。夏枯草禀纯阳之气，补厥阴血脉，故治此如神，以阳治阴也。"

（3）《滇南本草》："祛肝风，行经络，治口眼㖞斜。行肝气，开肝郁，止筋骨疼痛、目珠痛，散瘰疬、周身结核。"

（4）《现代实用中药》："为利尿药，对淋病、子宫病有效；并能治高血压，能使血压下降。"

【用法用量】煎服，9~15g，或熬膏服。

【药理研究】夏枯草的水浸出液、乙醇–水浸出液和30%乙醇浸出液，对麻醉动物有降低血压作用。煎剂对实验动物有良好的降压作用，并作用持久。夏枯草茎、叶、穗及全草均有降压作用，穗的作用最强。夏枯草煎剂具有一定抗菌作用，且抗菌谱较广。夏枯草还具有抗肿瘤、降血糖、降血脂的作用，临床上应用广泛。

【使用注意】

（1）脾胃虚弱者慎用。

（2）忌长期服用。

（五）羚羊角

【药性】咸，寒。归肝、心经。

【功用】平肝息风，清肝明目，清热解毒。善于治疗肝阳上亢所致高血压之头痛眩晕、烦躁失眠、头痛如劈。还可治疗热毒炽盛之高热、神昏、手足抽搐，为治疗惊厥抽搐要药，急热惊风者尤为适用。

【文献记载】

（1）《神农本草经》："主明目，益气起阴，去恶血注下，安心气。"

（2）《本草纲目》："平肝舒筋，定风安魂，散血下气，辟恶解毒，治子痫痓疾。"

（3）《本草再新》："定心神，止盗汗，消水肿，去瘀血，生新血，降火下气，止渴除烦。"

（4）《食疗本草》："伤寒热毒下血，末服之。又疗疝气。"

【用法用量】煎服，1~3g，宜单煎2小时以上；磨汁或研粉服，每次0.3~0.6g。

【药理研究】羚羊角可以降低血压，降压作用可能与中枢神经有关。并且羚羊角具有解热抑菌、抗惊厥和抗炎的作用。

【使用注意】羚羊角性寒，脾虚慢惊者忌用。

（六）牛膝

【药性】苦，甘，酸，平。归肝、肾经。

【功用】活血通经，补肝肾，强筋骨，利水通淋，引火（血）下行。牛膝分为川牛膝和怀牛膝，川牛膝善于活血通络；怀牛膝善于补肝肾，强筋骨。牛膝常用于高血压肝阳上亢所致头痛头胀、眩晕等证。

【文献记载】

（1）《名医别录》："疗伤中少气，男肾阴消，老人失溺，补中续绝，填骨髓，除脑中痛及腰脊痛，妇人月水不通，血结，益精，利阴气，止发白。"

（2）《药性论》："治阴痿，补肾填精，逐恶血流结，助十二经脉。"

（3）《日华子本草》："治腰膝软怯冷弱，破癥结，排脓止痛，产后心腹痛并血运，落胎，壮阳。"

（4）《本草备要》："酒蒸则益肝肾，强筋骨，治腰膝骨痛，足痿筋挛，阴痿失溺，久疟，下痢，伤中少气，生用则散恶血，破癥结，治心腹诸痛，淋痛尿血，经闭难产，喉痹齿痛，痈疽恶疮。"

【用法用量】煎服，6~15g。活血通经，利水通淋，引火（血）下行宜生用；补肝肾，强筋骨宜酒炙用。

【药理研究】牛膝煎剂和醇提液对实验动物的血压迅速下降，但降压作用持续时间较为短暂，虽有血压回升，但回升后血压水平仍低于给药前的血压水平。牛膝还有增强机体免疫功能、抗炎、抗骨质疏松、保护神经、降血压和血脂的作用。

【使用注意】牛膝引火（血）下行，故妇女月经过多、妊娠者禁用。中气下陷，脾虚泄泻，下元不固，梦遗滑精者慎用。

（七）罗布麻叶

【药性】甘，苦，凉。归肝经。

【功用】平抑肝阳，清热利尿。罗布麻叶既可平抑肝阳，又可清肝泻热，广泛适用于肝阳上亢和肝火上炎的高血压伴有头痛、眩晕、烦躁易怒、耳鸣、失眠等症状。

【文献记载】

（1）《中国药植图鉴》："嫩叶，蒸炒揉制后代茶，有清凉去火，防止头晕和强心的功用。"

（2）《陕西中草药》："清凉泻火，强心利尿，降血压。治心脏病，高血压，神经衰弱，肾炎水肿。"

（3）《新疆中草药手册》："味甘苦，性平，有小毒。"

【用法用量】煎服，6~12g；或浸泡代茶饮。

【药理研究】罗布麻叶提取液降压作用疗效确切，见效较快。罗布麻叶中黄酮类有降肝火的作用，其降血压机制可能是黄酮类成分金丝桃苷和异槲皮素共同发挥作用，单独静脉注射金丝桃苷只能暂时降血压，而单独静脉注射异槲皮素则没有降压效果。罗布麻叶降压作用温和，能显著地改善眩晕、心悸、失眠多梦和水肿等症状。罗布麻叶不会降低正常血压，还会对血压偏低的患者起到升高血压的作用。

【使用注意】脾虚慢惊者慎用。

（八）杜仲

【药性】甘，温。归肝、肾经。

【功用】补肝肾，强筋骨，安胎。治疗各种腰痛，肾虚腰痛尤宜。杜仲亦治疗胎动不安，习惯性流产、高血压。

【文献记载】

（1）《神农本草经》："主腰脊痛，补中益精气，坚筋骨，强志，除阴下痒湿，小便余沥。"

（2）《药性论》："治肾冷臀腰痛，腰病人虚而身强直，风也。腰不利加而用之。"

（3）《玉楸药解》："益肝肾，养筋骨，去关节湿淫。治腰膝酸痛，腿足拘挛。"

【用法用量】煎服，10~15g。

【药理研究】杜仲可以双向调节血压。杜仲中的木脂素和提取物具有抗高血压的作用，其机制是通过抑制 cAMP、钙离子内流、调控 NO 含量、肾上腺素-血管紧张素系统、舒张血管、增加冠脉血流量来产生降压作用。槲皮素是杜仲中主要的降压成分。槲皮素根据浓度高低的不同，其降压机制也不同。在低浓度时，槲皮素的舒张血管作用具有内皮依赖性，通过促进内皮细胞释放 NO 从而舒张血管；在高浓度时，槲皮素通过抑制血管平滑肌细胞的 Ca^{2+} 通道等途径舒张血管。

杜仲的炮制与剂型对降压作用有一定影响，煎剂作用强于酊剂，炒杜仲的降压作用较生杜仲为大。

【使用注意】

（1）本品炒用效果较生用强。

（2）杜仲为温补之品，故阴虚火旺者慎用。

（九）葛根

【药性】甘、辛、凉。归脾、胃经。

【功用】解肌退热，透疹，生津止渴，升阳止泻。用于治疗表证发热。项背强痛，无论风寒与风热均可使用，治疗麻疹初起，疹出不畅，亦可治疗热病津伤口渴。葛根可很好治疗高血压患者"项紧"的症状。

【文献记载】

（1）《神农本草经》："主消渴，身太热，呕吐，诸痹，起阴气，解诸毒。"

（2）《名医别录》："疗伤寒中风头痛，解肌，发表，出汗，开腠理。疗金疮，止痛，胁风痛。""生根汁，疗消渴，伤寒壮热。"

（3）《本草拾遗》："生者破血，合疮，堕胎，解酒毒，身热赤，酒黄，小便赤涩。"

（4）《医学启原》："除脾胃虚热而渴。"

【用法用量】煎服，9~16g。解肌退热，透疹，生津止渴宜生用，升阳止泻宜煨用。

【药理研究】葛根素具有 β 受体阻滞作用，通过抑制 β-肾上腺素达到降血压的效果。葛根素能显著下调肝脏中 ET-1 含量，显著上调肝脏、肾脏与血管 eNOS mRNA 的表达，说明葛根素对内皮活性物质的表达调控是其对自发性高血压大鼠产生降压作用的重要原因。葛根素还对肾脏有抗纤维化作用，机制可能与葛根素减少肾脏局部 ANG Ⅱ 含量及降压作用有关。研究发现葛根素下调 TGF-β_1 和 Smad3 mRNA 的表达，上调 Smad7 mRNA 的表达，具有保护心肌的作用。

（十）地龙

【药性】咸，寒。归肝、脾、膀胱经。

【功用】清热息风，通络，平喘，利尿。适用于高血压早期伴气滞血瘀、血脉不畅、肢体麻木等症状。亦可治疗热极生风所致的神昏谵语、抽搐痉挛、小儿惊风、邪热壅肺之喘息哮喘及小便不利，癃闭等症。

【文献记载】

（1）《本草拾遗》："疗温病大热，狂言，主天行诸热，小儿热病癫痫。"

（2）《本草纲目》："性寒而下行，性寒故能解诸热疾，下行故能利小便，治足疾而通经络也。""主伤寒疟疾，大热狂烦，及大人小儿小便不通，急慢惊风，历节风痛。"

（3）《山东中草药手册》治高血压："活蚯蚓 3~5 条，放盆内排出污泥后切碎，鸡蛋2~3 个，炒熟吃，隔天吃一次，至血压降至正常为止。"

【用法用量】煎服，4.5~9g，鲜品 10~20g。研末吞服，每次 1~2g。外用适量。

【药理研究】地龙脂质含有类血小板活性因子（PAF）是重要的降压成分。地龙常用于治疗原发性高血压，其降压机制可能与它直接作用于脊髓以上的中枢神经系统或通过某些内感受器，反射性地影响中枢神经系统，引起部分内脏血管的扩张，容积增大产生降压作用。有实验研究表明，地龙耐热蛋白还可降低高血压大鼠血浆、心肌和肾脏中血管紧张素 Ⅱ 水平，心肌细胞膜、胞浆以及肾脏局部 AT1 受体的表达也显著下调；同时还可降低高血压大鼠血浆和肾脏醛固酮水平，升高血浆和肾脏 6-酮-前列腺素-F1α（6-Keto-PGF1α），说明地龙有效缓解高血压造成的心脏和肾脏损害。

【使用注意】

（1）地龙口服用量过大可致中毒，主要症状为：头痛、头晕、血压先升高后降低、心悸、腹痛、纳差、呼吸困难等现象。过敏性皮疹可在停药后消失，复方地龙注射液肌注可引起过敏性休克。

（2）地龙使用应注意：①掌握用药剂量。②注意加工炮制。③过敏体质忌用。④血压低者禁用。

（3）地龙中毒救治：地龙制剂引起过敏反应时，可按照过敏反应常规处理。

中医疗法：①中毒后立即服用 1 杯盐水，立即可解。②葱 3 根，甘草 15g，水煎服。

二、降压中药的选用与配伍

中医学中没有记载"高血压"这一病名，根据高血压的症状可以将其归属于"头痛""眩晕""肝风"等范畴，在选用中药时虽可以根据患者的症状选用降压中药，但仍具有一定的局限性。现代药理研究进一步探讨了中药的降压作用及降压机制，从现代医学角度丰富了中药的作用功效。在临床上，应以中医理论为基础，根据患者的症状，注重辨证论治，综合选用对证的中药进行治疗。

中药的单味药一般只适用于简单的疾病，临床在治疗高血压时往往有选择地将两种以上的中药配伍应用。在《神农本草经·序例》中将各种药物的配伍关系概括为"有单行者，有相须者，有相使者，有相畏者，有相恶者，有相反者，有相杀者，凡此七情，合而视之"。高血压常表现出表里同病、虚实相兼及寒热错杂等复杂病情，多种药物配伍使用不仅可以相互协同，提高药效，扩大药物应用范围，适应复杂病情，还可以降低或消除毒副作用，抑其所短，专取所长。

三、中药的用药禁忌

近年来，使用中药治疗高血压得到了国内外广泛的认可。然而，关于中药的不良反应与用药禁忌也越来越受到公众关注。为了确保中药的用药安全与疗效，避免产生毒副作用，医者使用中药治疗时必须注意用药禁忌。中药的用药禁忌主要包括四个方面：配伍禁忌、证候禁忌、妊娠禁忌和服药饮食禁忌。

（1）配伍禁忌：是指某些中药合用会产生剧烈的毒副作用或降低和破坏药效，因此应避免这些药物的配合应用。首先应当避免"十八反""十九畏"的应用，1936 年版《中国药典》中明确规定："注明畏、恶、反，系指一般情况下不宜同用。"临床用药应采取慎重严谨的态度，对于无充分把握的药物最好不使用，以免发生意外。

（2）证候禁忌：由于药物的药性不同，其作用和适用范围各有不同，因此，临床用药有所禁忌，称为"证候禁忌"。除了药性极为平和者无须禁忌外，一般药物均有证候禁忌，临床应用时应注意用药安全。

（3）妊娠禁忌：一些中药具有损害胎元以致堕胎的副作用，因此作为妊娠的用药禁忌。根据药物对胎元的损害程度，可分为慎用和禁用两类。慎用的中药包括通经去瘀、行气破滞及辛热滑利之品，如桃仁、红花、肉桂等；禁用的中药包括毒性较强或药性猛烈之品，如麝香、巴豆、地龙等。

（4）服药饮食禁忌：在服药期间，对有些饮食有所禁忌，也就是通常所说的"忌口"。一般服药期间用忌食生冷、油腻、腥膻、刺激性的食物。同时，根据病情的不同，饮食禁忌也有所差别。如热性病，应忌食辛辣、油腻、腥膻、煎炸性食物；肝阳上亢，头晕目眩，烦躁易怒应忌食胡椒、辣椒、大蒜、白酒等辛热助阳之品。此外，古代文献记载也应在服药饮食禁忌参考之列，如甘草、黄连、桔梗、乌梅忌猪肉，常山忌葱等。

第二节　高血压经验方

一、经方

（一）肝阳上亢型

1. 羚角钩藤汤

【出处】《通俗伤寒论》

【组成】羚角片（先煎）4.5g，双钩藤（后入）9g，霜桑叶6g，滁菊花9g，鲜生地15g，生白芍9g，川贝母（去心）12g，淡竹茹（与羚羊角先煎代水）15g，茯神9g，生甘草3g。

【用法】水煎服，每日1剂，早晚分服。

【功效】凉肝息风，增压舒筋。

【适应证】治疗肝热生风证。适用于高血压，充血性头胀、头痛、眩晕、胸闷、身热烦躁，舌绛而干，脉弦数等证。

【临证加减】若热盛者，可加大青叶、板蓝根、夏枯草、决明子等以增强清肝之效；若热邪内闭，神志昏迷者，可配紫雪丹、安宫牛黄丸等清热开窍之剂；若高热不退耗伤津液较甚者，可酌加玄参、天门冬、石斛、阿胶等滋阴增液之品；若神昏痰鸣者，可加天竺黄、竹茹、姜汁，以清热豁痰；若抽搐甚者，可加全蝎、蜈蚣、僵蚕、蝉蜕等息风止痉药；若热邪偏于气分者，可加石膏等以清气热；若热邪偏于营血者，可加犀角、牡丹皮以清营凉血。

【使用注意】阴虚及血虚风动者不宜使用本方。

2. 天麻钩藤饮

【出处】《中医内科杂病证治新义》

【组成】天麻9g，钩藤（后下）12g，石决明（先煎）18g，栀子9g，黄芩9g，川牛膝12g，杜仲9g，益母草9g，桑寄生9g，夜交藤9g，朱茯神9g。

【用法】水煎服，每日1剂，早晚分服。

【功效】平肝息风，清热活血，补益肝肾。

【适应证】治疗肝阳偏亢，风火上扰证。适用于肝阳上亢型高血压，症见头痛、眩晕、耳鸣、失眠、腰膝酸软、四肢麻木，舌红苔黄，脉弦。

【临证加减】若眩晕头痛剧者，可酌加羚羊角、龙骨、牡蛎等，以增强平肝潜阳息风之力；若肝火盛，口苦面赤，心烦易怒，可加龙胆草、夏枯草，以加强清肝泻火之功；若脉弦而细者，宜加生地、枸杞子、何首乌以滋补肝肾。

【使用注意】肝经湿热头痛者不宜使用本方。

3. 镇肝熄风汤

【出处】《医学衷中参西录》

【组成】怀牛膝 30g，生赭石（轧细）30g，生龙骨（捣碎）15g，生牡蛎（捣碎）15g，生龟板（捣碎）15g，生杭芍 15g，玄参 15g，天门冬 15g，川楝子（捣碎）6g，生麦芽 6g，茵陈 6g，甘草 4.5g。

【用法】水煎服，每日 1 剂，早晚分服。

【功效】镇肝息风，滋阴潜阳。

【适应证】治疗肝阳上亢，气血上逆证。适用于高血压伴头目眩晕、耳鸣眼花、头痛脑热、心中烦热、面红目赤，舌红，脉弦长有力等证。

【临证加减】若兼夹胃热，心中热甚者，可加生石膏 30g；兼夹痰热，胸闷有痰者，可加胆南星、川贝母；若肾水亏虚，尺脉重按虚者，可加熟地黄、山萸肉；若肝热上冲，头痛脑热重者，可加夏枯草、菊花；若大便不实者，去龟板、赭石，加赤石脂。

【使用注意】热急动风者不宜使用本方；脾胃虚弱者慎用；因血虚、气虚、肾虚、痰湿所致的眩晕及肾阴阳俱虚的高血压不宜用。

4. 柴胡龙骨牡蛎汤

【出处】《伤寒论》

【组成】柴胡 60g，龙骨 24g，黄芩 24g，生姜 24g，铅丹 24g，人参 24g，桂枝（去皮）24g，茯苓 24g，生半夏 30g，大黄 30g，牡蛎（熬）24g，大枣（擘）6 枚。

【用法】上十二味，以水八升，煮取四升，内大黄，切如碁子，更煮一两沸，去滓，温服一升（现代用法：上药十二味，除大黄外，以水 1600mL，煮取 800mL，再纳大黄，更煮一二沸，去滓，每次温服 200mL）。

【功效】和解清热，镇静安神。

【适应证】适用于肝阳上亢型高血压伴头痛眩晕、烦躁易怒；面红目赤、失眠健忘、口干口苦、腰膝酸软、五心烦热，舌质红，舌苔黄腻，脉弦数。

【临证加减】患者症见血压偏高，伴轻度头晕一般直接用上方；早期高血压，其血压多随情志变化而波动，证候偏于肝郁气逆，合四逆散；肝阳上亢证，症见目胀烘热，烦躁易怒，脉弦有力者，加珍珠母、夏枯草、茺蔚子等；肝风上扰证，症见肢麻体颤，眩晕耳鸣者，加僵蚕、蝉蜕、地龙等；肝肾阴虚证，症见手足心热，腰酸目涩，舌红少苔者，加制首乌、旱莲草、干地黄等；肝火上炎证，症见口苦口干，尿黄便结，舌红苔黄，脉弦数者，加龙胆草、黄芩、山栀子等。兼失眠者，加酸枣仁；视物模糊者，加密蒙花、菊花；肢体麻木者，加豨莶草；兼头痛者，加地龙、蔓荆子；便结者，加决明子；目胀痛者，加茺蔚子、谷精草。合并高脂血症，素嗜肥甘，兼体胖、苔腻者，加橘红、竹茹、山楂等；

合并冠心病，兼胸闷胸痛、心悸者，加丹参、远志、蒲黄；合并慢性支气管疾患，兼咳嗽、气促者，加紫菀、百合、远志。

（二）肝火上炎型

1. 龙胆泻肝汤

【出处】《太平惠民和剂局方》

【组成】龙胆草（酒炒）6g，黄芩（炒）9g，栀子（酒炒）9g，泽泻12g，木通9g，车前子9g，当归（酒洗）3g，生地黄（酒炒）9g，柴胡6g，生甘草6g。

【用法】水煎服，每日1剂，早晚分服。亦可用丸剂，每服6~9g，每日2次，温开水送服。

【功效】泻肝胆实火，清下焦湿热。

【适应证】既可治疗肝胆实火上炎证，亦可治疗肝经湿热下注证。适用于高血压肝火亢盛、目赤肿痛、头痛头晕、口干口苦、烦躁易怒、失眠多梦、耳鸣耳聋、胸胁胀痛，舌红苔黄，脉弦数等证。

【临证加减】病位在上，若一次头部胀痛者，多由肝郁化火上炎所致，治疗时加重黄芩、栀子剂量，再加入丹皮、夏枯草以清泻肝火；若以眼痒、结膜或角膜红赤，眼眶肿痛、视物模糊等目系疾病为主症，常重用车前子30~60g，再加入清肝明目的决明子、谷精草、青葙子、密蒙花、大青叶等。病位在中，若以右胁胀痛或隐痛为主要表现的患者，多因平素饮酒过量或喜食肥甘厚味至湿热内生所致，可加虎杖、赤芍、郁金、川楝子、延胡索，有结石者可再加金钱草；以目黄身黄、尿黄者，可加用茵陈；若患有带状疱疹，可加蒲公英、连翘、苦参、白鲜皮，以清热解毒，利湿清热止痒。病位在下，常见尿频、尿急、尿痛、尿灼热者，可加蒲公英、滑石、瞿麦、黄柏、海金沙等药；若有白带异常表现者，可加土茯等；伴有外阴痛痒者，可加苦参；病久者，再加入芡实、山药和薏苡仁等，以健脾利湿，固涩止带。

【使用注意】本方不宜多服久服，脾胃虚弱者慎用。

2. 大黄黄连泻心汤

【出处】《伤寒论·辨太阳病脉证并治》

【组成】大黄15g，黄连9g，黄芩6g。

【用法】上二味。用麻沸汤200mL渍之，须臾绞去滓，分二次温服（现代用法：本方不必煎煮，以沸水浸泡片刻，然后绞汁去渣，即可服用。每日1剂，分2次温服）。

【功效】泻火解毒。

【适应证】泻三焦实火，适用于肝火上炎型高血压。症见头胀头痛、目赤肿痛、口苦咽干、两胁胀痛，舌红苔黄，脉弦数。亦可治疗因三焦实火或火郁证及无形热邪内迫诸证。

【临证加减】若治疗溃疡病出血，用生大黄、黄芩、生赭石、花蕊石、黄连、乌贼骨，用药至大便潜血转阴为止。若上消化道出血，用以大黄、黄连、黄芩、白芍、陈皮炭为基本方；若恶心呕吐者，可加竹茹、旋覆花；若心烦、急躁易怒者，加牡丹皮、栀子；若头晕、汗出、心悸者，加党参、麦门冬、五味子。

3. 丹栀逍遥散

【出处】《内科摘要》

【组成】柴胡 10g，当归 12g，白芍 30g，白术（炒）12g，茯苓 15g，炙甘草 6g，牡丹皮 12g，焦栀子 10g。

【用法】水煎服，每日 1 剂，早晚分服。

【功效】疏肝清热，养血健脾。

【适应证】治疗肝郁化火兼脾虚证，适用于高血压伴烦躁易怒、自汗盗汗，头痛目涩、口干口苦、面红目赤，兼小腹坠胀，小便涩痛等症。

【临证加减】若乳胀痛有结，可加夏枯草、川楝子；若头痛甚者，可加川芎、白芷；若烦躁不安，加珍珠母、代赭石、石菖蒲、郁金、竹叶；若心肾不交，加黄连、肉桂、酸枣仁；若心火妄动，加甘草、大枣、百合；若腰痛，加杜仲、续断；若失眠，加夜交藤、合欢皮。

【使用注意】阴虚阳亢者慎用。

4. 左金丸

【出处】《丹溪心法》

【组成】黄连 180g，吴茱萸 30g。

【用法】上药为末，水丸或蒸饼为丸，白汤下五十丸（现代用法：为末，水泛为丸，每服 3g，温开水吞服。亦可用作汤剂，水煎服，用量按原方 6∶1 比例酌定）。

【功效】清肝泻火，降逆止呕。

【适应证】治疗肝火犯胃证。适用于高血压伴胸胁胀痛，嘈杂吞酸，呕吐口苦，脘腹痞闷，嗳气，舌红苔黄，脉弦数等证。

【临证加减】胁肋痛甚者，可与四逆散同用，加延胡索、川楝子以疏肝理气止痛；吞酸重者，可加乌贼骨、瓦楞子以制酸止痛。

5. 当归龙荟丸

【出处】《中国药典》

【组成】当归（酒炒）100g，龙胆（酒炒）100g，芦荟 50g，青黛 50g，栀子 100g，黄连（酒炒）100g，黄芩（酒炒）100g，黄柏（盐炒）100g，大黄（酒炒）50g，木香 25g，麝香 5g。

【用法】水丸剂：每 20 粒重 3g，成人每次 6~9g，每日 2 次空腹服。7 岁以上儿童服成人 1/2 量，3~7 岁儿童服成人 1/3 量。汤剂：每日 1 剂水煎服。

【功效】泻火通便。

【适应证】适用于高血压伴肝胆火旺，心烦不宁，头晕目眩，耳鸣耳聋，胁肋疼痛，脘腹胀痛，大便秘结等证。

【使用注意】孕妇禁用。

6. 黄连解毒汤

【出处】《肘后备急方》

【组成】黄连 9g，黄芩 6g，黄柏 6g，栀子 9g。

【用法】水煎服，每日 1 剂，早晚分服。

【功效】泻火解毒。

【适应证】本方治疗三焦火毒热盛之证。适用于肝火亢盛型高血压，眩晕，头痛头胀，面红目赤，口苦咽干，小便黄赤，舌红苔黄，脉弦数有力。

【临证加减】加石膏、淡豆豉、麻黄，主治表证未解、里热已炽；加大黄，则主治肺胃热盛。

【使用注意】本方不可久服；津液受损较重者，不宜使用。

（三）痰湿中阻

1. 半夏白术天麻汤

【出处】《医学心悟》

【组成】半夏 9g，天麻 6g，茯苓 6g，橘红 6g，白术 18g，甘草 3g。

【用法】生姜 3 片，大枣 2 枚，水煎服（现代用法：加生姜 1 片，大枣 2 枚，水煎服，每日 1 剂，早晚分服）。

【功效】燥湿化痰，平肝息风。

【适应证】本方多用于脾湿生痰，风痰上扰之证。适用于痰湿中阻型高血压，痰湿中阻，风痰上扰，蒙蔽清窍，故见头痛、眩晕；痰阻气滞，胃失和降，故见胸膈痞闷、恶心、呕吐，舌苔白腻，脉象弦滑。本方亦可治疗肝风夹痰之证，燥湿化痰，平肝息风。

【临证加减】风痰较甚，眩晕较重者，可加僵蚕、胆南星；风邪上扰，头痛较重者，可加蔓荆子、菊花；肝经湿热，目赤口苦者，可加菊花、夏枯草。

2. 泽泻汤

【出处】《金匮要略》

【组成】泽泻 15g，白术 6g。

【用法】上药二味，以水 300mL，煮取 150mL，分温再服。

【功效】利水除饮，健脾制水。

【适应证】本方主治饮停心下，头目眩晕，胸中痞满，咳逆水肿。适用于高血压痰湿壅盛之证，当前人们生活方式的改变，过量摄取肥甘厚味，故而导致脾胃受损，脾虚失运，湿浊内生，上蒙清窍，出现眩晕、头痛、胸闷等症。舌苔白、厚腻，脉象弦滑。

【临证加减】痰热盛者，可加半夏、生姜、黄连；脾虚明显者，可加陈皮、生姜；由于饮邪和肝火共同所致高血压，而成肝火夹水饮之气上冲脑窍者，治疗中多加用夏枯草、天麻、钩藤等；治疗良性阵发性位置性眩晕时可配合针灸推拿手法复位治疗。

3. 温胆汤

【出处】《三因极一病证方论》

【组成】半夏（汤洗七次）6g，竹茹 6g，枳实（麸炒）6g，陈皮 9g，甘草（炙）3g，茯苓 4.5g。

【用法】上锉为散。每服 12g，水一盏半，加生姜五片，大枣一枚，煎七分，去滓，食前服（现代用法：加生姜 5 片，大枣 1 枚，水煎服，用量按原方比例酌减，每日 1 剂，早晚分服）。

【功效】理气化痰，清胆和胃。

【适应证】本方治疗胆胃不和，痰热内扰之证。适用于痰湿壅盛型高血压，症见头痛头晕，胆怯易惊，恶心呕吐，苔腻微黄，脉弦滑。

【临证加减】心神不宁，虚烦不眠较重者，可重用茯苓，另加酸枣仁、远志、石菖蒲；热邪偏重，心烦口苦者，可加黄连、茵陈；湿热留滞三焦，寒热起伏，见胸痞腹胀，小便黄赤者，可加藿香、茵陈、通草；痰浊中阻，肝气上逆，见眩晕呕恶者，可加菊花、僵蚕；癫痫之痰浊壅盛，肝风上扰者，可加白矾、郁金、石菖蒲，宜可加全蝎、钩藤。

【使用注意】心肝血虚之烦悸者不宜使用。

4. 黄连温胆汤

【出处】《六因条辨》

【组成】黄连9g，竹茹6g，枳实（麸炒）6g，半夏（汤洗七次）6g，陈皮9g，甘草（炙）3g，生姜6g，茯苓5g。

【用法】水煎服，每日1剂，早晚分服（成人常用剂量：5剂）。

【功用】清热除烦，燥湿化痰。

【适应证】适用于高血压痰热扰心之证，症见眩晕虚烦，失眠，恶心呕吐，口苦，头重如裹，胸闷，耳鸣，心悸不安，舌苔黄腻，脉弦滑数。

【临证加减】睡眠不佳者，加远志、酸枣仁；眩晕严重者，加天麻；心悸严重者，加生龙骨。

5. 二陈汤

【出处】《太平惠民和剂局方》

【组成】半夏（汤洗七次）15g，橘红15g，白茯苓9g，甘草（炙）5g。

【用法】为末，每服4钱，用水一盏，生姜七片，乌梅一个，同煎至六分，去滓，热服，不拘时候（现代用法：加生姜3g，乌梅1个，水煎温服，每日1剂，早晚分服）。

【功用】燥湿化痰，理气和中。

【适应证】本方善于治疗痰湿证。适用于痰浊上蒙型高血压，症见头痛，眩晕，心悸不安，舌苔白腻，脉滑。

【临证加减】咳嗽痰多，兼见恶风发热者，可加苏叶、前胡、荆芥；肺热见痰黄黏稠者，可加胆南星、鱼腥草、瓜蒌；肺寒见痰色白清晰者，可加干姜、细辛、五味子；风痰上扰见头晕目眩者，可加天麻、僵蚕。

【使用注意】

（1）燥痰者慎用。

（2）阴虚血弱者忌用。

（四）寒凝经脉

1. 葛根汤

【出处】《伤寒论》

【组成】葛根12g，麻黄（去节）9g，桂枝（去皮）6g，生姜（切）9g，甘草（炙）6g，芍药6g，大枣（擘）12枚。

【用法】上七味，以水1升，先煮麻黄、葛根，减至800mL，去上沫，纳诸药，再煮取300mL，去滓，每次温服150mL，覆取微似汗。

【功效】发汗解表，升津舒筋。

【适应证】适用于高血压寒凝经脉之证，天气寒冷，寒邪侵袭经络，体表温度降低，导致肌肉紧张、僵硬，进而血管拘挛，症见项背僵硬、肩背酸冷、肌肉紧张、畏寒、便溏、畏风。本方为发表之剂，治疗太阳病，项背几几，无汗恶风。亦治太阳阳明合病下利。

【临证加减】本方除麻黄，名桂枝加葛根汤，治前证汗出恶风者；本方加半夏，名葛根加半夏汤，治太阳阳明合病，不下利，但呕；本方加黄芩，名葛根解肌汤，治发热恶寒，头痛项强，伤寒温病；若无汗而口渴者，为热入阳明之腑，加知母；自汗而口渴者，加石膏、人参；自汗而口不渴者，乃阳明经中风，可去苏叶，加桂枝；若春夏之交，唯恐夹温暑之邪，不便用桂枝，可加白术。

【使用注意】

（1）表现为倦怠乏力、腰膝酸软、头晕耳鸣等证属肾阴或者肾气亏虚者禁止应用。

（2）饮食功能减弱、恶心呕吐、食后腹胀、伴有大便稀溏等证属脾气亏虚者禁止应用。

（3）对于有心慌心悸、胸闷气短，以及发热盗汗，或者浑身大汗淋漓，属于阳气虚脱者禁用。

（4）对于草药或者食物等易于过敏者禁止应用，或者在医生的指导下应用。

2. 麻黄附子细辛汤

【出处】《伤寒论》

【组成】麻黄（去节）5g，附子（炮）3g，细辛 3g。

【用法】上三味，用水 1L，先煮麻黄，去上沫，纳诸药，煮取 300mL，去滓，分二次温服（现代用法：水煎温服，每日 1 剂，早晚分服）。

【功效】温经解表。

【适应证】本方适用于高血压寒邪凝滞血脉，外有表寒影响腠理开阖，闭塞不通，清阳不能上养清窍，辨证为寒凝脉痉证者，临床表现为头痛，头懵，偏怕冷，头身疼痛，舌淡，舌下络脉屈曲瘀紫，脉沉弦而涩滞。此证多见于老年高血压患者。

【临证加减】若患者四肢厥逆，恶寒嗜卧，下利腹痛，脉沉弱，可合用四逆汤；若患者身体酸痛，日晡微发热，局部关节（多为肩关节）活动不利，怕风畏寒，舌淡苔白滑，可合用麻杏苡甘汤。

【使用注意】若少阴阳虚而见下利清谷、四肢厥逆、脉微欲绝等症，应遵循张仲景"先温其里，乃攻其表"的原则，否则误发其汗，必致亡阳危候。

3. 当归四逆汤

【出处】《伤寒论》

【组成】当归 12g，桂枝（去皮）9g，芍药 9g，细辛 9g，甘草（炙）5g，通草 3g，大枣（擘）9 枚。

【用法】上七味，以水八升，煮取三升，去滓，温服一升，日服三次（现代用法：水煎服）。

【功效】温经散寒，养血通脉。

【适应证】本方治疗血虚寒凝经脉证。适用于高血压伴头痛头晕，手足厥冷，腰、股、腿、足疼痛等症。

【临证加减】腰、股、腿、足疼痛属血虚寒凝者，可酌加川续断、牛膝、鸡血藤、木瓜等活血祛瘀之品；若加吴茱萸生姜，又可治本方证内有久寒，兼有水饮呕逆者；若用治妇女血虚寒凝之经期腹痛，及男子寒疝、睾丸掣痛、牵引少腹冷痛、肢冷脉弦者，可酌加乌药、茴香、良姜、香附等理气止痛；若血虚寒凝所致的手足冻疮，不论初期未溃或已溃者，均可以本方加减运用。

4. 吴茱萸汤

【出处】《伤寒论》

【组成】吴茱萸（汤洗七遍）6g，人参9g，生姜18g，大枣（擘）4枚。

【用法】上四味，以水七升，煮取二升，去滓，温服七合，日服三次（现代用法：水煎2次，分2次服）。

【功效】温胃暖肝，降逆止呕。

【适应证】本方治疗胃气虚寒或肝寒犯胃证，适用于高血压伴四肢冰凉、畏寒、眩晕、胃脘痛、头痛、呕吐痰涎、胸部痞满、面色灰暗发青等临床症状，舌苔白腻；在冷空气影响下，晨起、夜间及食用冷食后有干呕、眩晕、头痛及恶心等临床表现。

【临证加减】胃气不降，呕吐较甚者，可加半夏、白豆蔻；寒凝气滞，胃脘疼痛较重，可加高良姜、香附；吐酸甚者，可加瓦楞子、海螵蛸；气血失和，头痛甚者，可加川芎、当归；少阴吐利，手足厥冷者，可加附子、干姜。

【使用注意】

（1）肝胃郁热之呕吐者，本方忌用。

（2）本方辛苦甘温，对热性呕吐、头痛、胃腹痛不宜使用。

（3）服本方汤剂后，常觉胸中难受，头痛增剧或眩晕，但半小时左右反应即消失，故服药后可稍事休息，以减轻反应。

（五）瘀血痹阻

1. 血府逐瘀汤

【出处】《医林改错》

【组成】桃仁12g，红花9g，当归9g，生地黄9g，牛膝9g，川芎5g，桔梗5g，赤芍6g，枳壳6g，甘草6g，柴胡3g。

【用法】水煎温服，每日1剂，早晚分服。

【功效】活血祛瘀，行气止痛。

【适应证】本方善于治疗胸中血瘀证，适用于瘀血阻络型高血压，症见眩晕、头痛、手足麻木、口唇发绀兼胸闷、胸痛、失眠，舌质暗或有瘀斑、脉细涩或结代。

【临证加减】若患者出现痰瘀互结的症状，可与半夏白术天麻汤合用；胸中瘀痛甚者，可加乳香、没药以活血止痛；兼青紫肿胀者，可加青皮、香附以行气止痛；兼气质胸闷者，可加瓜蒌、薤白以理气宽胸；血瘀经闭、痛经者，可去桔梗，加香附、益母草以活血调经止痛；瘀热甚者，可重用生地黄、赤芍，加牡丹皮以凉血退热。

2. 桃红四物汤

【出处】《医垒元戎》

【组成】川当归9g，川芎9g，白芍药9g，熟地黄9g，桃仁9g，红花6g。

【用法】水煎温服，每日1剂，早晚分服。

【功效】行血化瘀，养血活血。

【适应证】本方加减处理后，适用于高血压伴眩晕头痛，痛如针刺而有定处，或心烦失眠，舌质暗红或有瘀斑，脉涩等血瘀之症。

【临证加减】若患有脑梗死，可加葛根15g、水蛭10g、黄芪50g；若伴随面神经麻痹，可与牵正散合用，另加制半夏30g、胆南星15g；若伴随偏头痛，可加生地黄15g。

【使用注意】①孕妇禁用。②气血两虚之月经病慎用。

3. 大黄䗪虫丸

【出处】《金匮要略》

【组成】大黄（蒸）300g，䗪虫 30g，水蛭 60g，虻虫 45g，蛴螬 45g，干漆 30g，黄芩 60g，甘草 90g，桃仁 120g，杏仁 120g，芍药 120g，干地黄 300g。

【用法】上十二味，末之，炼蜜和丸小豆大，酒饮服 5 丸，每日三服（现代用法：共为细末，炼蜜为丸。每服 3~6g，每日 1~3 次，温开水送服。亦可用作水煎剂，用量按原方比例酌情减量）。

【功效】活血消癥，祛瘀生新。

【适应证】本方善于治疗正气虚损，瘀血内停之证。适用于难治性高血压伴形体羸弱，腹满不能食，肌肤甲错，两目黯黑，或潮热，妇女经闭不行，舌质紫暗，或有瘀斑，脉象沉涩。

【临证加减】若脾虚便溏者，可合用四君子汤、补中益气汤等益气补中；若气血两虚者，可合用归脾汤、八珍汤等补益气血；若妇人癥积腹痛，可合用温经汤、少腹逐瘀汤等温经活血；若胁下癥块胸胁胀痛者，可合用四逆散、逍遥散等疏肝理气、活血止痛。

【使用注意】

（1）孕妇禁用。

（2）有出血倾向者慎用。

4. 补阳还五汤

【出处】《医林改错》

【组成】黄芪（生）120g，归尾 6g，赤芍 5g，川芎 3g，红花 3g，桃仁 3g，地龙 3g。

【用法】水煎温服，每日 1 剂，早晚分服。

【功效】补气活血通络。

【适应证】本方善于治疗气虚血瘀证。适用于气虚所致瘀血痹阻型高血压，症见头晕头痛，胸闷心悸，肢麻偏瘫，倦怠乏力，腰酸，舌质淡，或淡而紫暗，或淡而红嫩，舌苔白润，脉弦缓无力，或沉细无力。

【临证加减】若脾胃虚弱而见乏力食少者，可加党参、白术以补气健脾；若痰多者，可加制半夏、天竺黄以化痰；若见舌窍阻滞而语言不利者，可加石菖蒲、郁金、远志以开窍化痰。

【使用注意】阴虚血热者忌用。

5. 通窍活血汤

【出处】《医林改错》

【组成】赤芍 3g，川芎 3g，桃仁 9g（研泥），红枣 7 个（去核），红花 9g，老葱 3 根（切碎），鲜姜 9g（切碎），麝香 0.15g（绢包）。

【用法】用黄酒 250mL，将前七味煎至 150mL，去滓，将麝香入酒内，再煎二沸，临卧服。

【功效】活血化瘀，通窍活络。

【适应证】适用于瘀血痹阻型高血压，症见头痛，痛有定处，眩晕，胸痛心悸，舌暗淡有瘀点瘀斑，脉细涩。

【使用注意】原书云："方内黄酒，各处分两不同，宁可多60mL，不可少，煎至150mL，酒亦无味，虽不能饮酒之人亦可服。方内麝香最要紧，必买好的方妥，若买当门子更佳。"

（六）阴阳两虚

1. 地黄饮子

【出处】《圣济总录》

【组成】熟干地黄（焙）30g，巴戟天（去心）30g，山茱萸（炒）30g，肉苁蓉（酒侵，切，焙）30g，附子（炮裂，去皮，脐）30g，石斛（去根）30g，五味子（炒）30g，肉桂（去粗皮）30g，白茯苓（去黑皮）30g，麦门冬（去心，焙）15g，远志（去心）15g，菖蒲15g。

【用法】附子先煎30分钟，加生姜三片，大枣二枚（擘破），再煎20min，共煎煮2次，分别取汁200mL左右，两次药汁相和，食前温服，每日2次。

【功用】滋肾阴，补肾阳，开窍化痰。

【适应证】本方治疗喑痱。舌强不能言，足废不能用，口干不欲饮，足冷面赤，脉沉细弱。适用于阴阳两虚型晚期高血压，症见眩晕、头痛、腰酸、膝软、畏寒肢冷、兼见耳鸣、心悸、气短、夜尿频、舌淡苔白、脉沉细弱。

【临证加减】以阴虚为主，痰火偏盛者，去附子、肉桂，加浙贝母、竹沥、胆南星等清化痰热之品；兼气虚神疲乏力者，加黄芪、人参等益气补虚之品。

【使用注意】

（1）本方若治疗中风，仅适用于纯属肾之阴阳气虚（以阴虚偏重）者，不适用于肝阳亢极导致的类中风、脑出血，更不适用于六经形证的真中风。

（2）气火上升，阴虚肝阳偏亢之突然舌强足废者，本方均不可用。

（3）有心血管、肺、肝、血液等系统疾病者用本方时宜慎用。

2. 益气聪明汤

【出处】《东垣试效方》

【组成】黄芪30g，茯苓15g，党参30g，陈皮10g，黄柏5g，法半夏15g，白芍15g，升麻5g，葛根30g，蔓荆子10g，炙甘草5g。

【用法】水煎服，每日1剂，早晚分服。

【功用】益气补血，补肾助阳。

【适应证】本方主治饮食不节、清阳不升所气虚兼阴阳两虚型高血压。症见头痛、眩晕、耳鸣、腰膝酸软等症状。

【临证加减】若兼见胸闷或胸痛者，可加红花、赤芍等药物以活血化瘀；若兼见头脑昏沉、纳呆腹胀者，可加白术等药物以化痰祛湿；若兼见心悸怔忡者，可加合欢皮、夜交藤等药物以养心安神。

二、名家经验方

1. 降压三草汤

【出处】刘渡舟方

【组成】夏枯草10g，龙胆草3g，益母草10g，白芍10g，甘草6g。

【用法】水煎服，每日1剂，早晚分服。

【功效】清肝泻火，行血通经，缓急解痉。

【适应证】本方适用于肝火上炎型高血压，肝郁化火上炎，见头痛头晕，急躁易怒，口干口苦，面红目赤等证。

2. 三味小方

【出处】仝小林方

【组成】葛根30~60g，桂枝15~30g，白芍15~30g。

【用法】水煎服，每日1剂，早晚分服。

【功用】散寒解肌，通阳舒筋。

【适应证】本方适用于天气寒冷，寒邪侵袭经络的寒凝经脉型高血压，症见项背僵硬、肩背酸冷、肌肉紧张、畏寒、便溏、畏风等寒象。

3. 寒凝汤

【出处】李士懋方

【组成】麻黄10g，细辛6g，炮附片10~15g（先煎），全蝎10g，蜈蚣5~8条。

【用法】附子须炮制，且须先煎1小时以上，以减少毒副作用，每日1剂，早晚分服。

【功效】温阳散寒，解痉止痛。

【适应证】本方适用于高血压伴头痛，眩晕，恶寒，颈部、背部拘紧疼痛，舌淡红、苔薄白，脉沉弦拘紧。

4. 二仙汤

【出处】《中医方剂临床手册》

【组成】仙茅15g，淫羊藿15g，巴戟天9g，知母9g，黄柏9g，当归9g。

【用法】水煎服，每日1剂，早晚分服。

【功用】补肾泻火，调理冲任。

【适应证】本方适用妇女绝经前后诸症，现代临床使用本方治疗相火偏旺，肾精不足所致高血压，症见头目昏眩，胸闷心烦，少寐多梦，烘热汗出，焦虑抑郁，腰酸膝软，舌红，脉沉细弦。对糖尿病并发高血压取得满意疗效。

5. 温补肾气汤

【出处】乔科梅方

【组成】山茱萸118g，干地黄238g，山药118g，泽泻90g，茯苓90g，牡丹皮90g，炮附子28g，桂枝28g。

【用法】水煎服，每日1剂，早晚分服。

【功用】温补肾阳，兼补肝肾之阴。

【适应证】本方适用于肾性高血压或阴阳两虚型高血压。症见眩晕，腰膝酸软，少腹拘急，形寒肢冷，或小便频数，耳鸣，舌质淡，舌体胖大，苔白，脉虚弱，尺部微沉。

6. 茅牛龙夏海汤

【出处】高云艳方

【组成】白茅根20g，牛膝15g，龙胆草10g，生龙骨30g，夏枯草20g，海藻15g，丹参30g。

【用法】水煎服，每日1剂，早晚分服。

【功用】镇肝息风、平肝潜阳。

【适应证】本方适用于肝阳上亢型高血压。症见头痛眩晕、烦躁易怒、失眠多梦，舌暗红，脉弦数。

7. 平肝方

【出处】欧阳锜方

【组成】煅石决明 15g，蒺藜 12g，苦丁茶 15g，钩藤 15g，白芍 15g，桑椹 15g，郁金 12g，葛根 12g，甘草 1.5g。

【用法】水煎服，每日 1 剂，早晚分服。

【功效】平肝息风，养阴柔肝。

【适应证】适用于用于原发性高血压肝阳上亢证，症见头晕胀痛，颈项僵硬，耳鸣，四肢发麻，心悸，烦躁失眠，脉多弦实。

第三节　高血压针灸疗法

针灸学以中医理论为指导，以经络学说作为辨证论治理论依据，运用针灸防治疾病，具有悠久的历史。《黄帝内经》中详细论述了经络的循行、腧穴、针灸方法及针灸学原理和临床治疗等，是现存最早最完整的中医经典著作，标志着针灸学理论体系的形成。高血压是临床较为常见的一种慢性疾病，其主要病理特点为血压异常升高，机体长期处于血压异常状态，可造成脑、心脏、肾脏等器官受到不同程度病理性改变，从而严重影响患者的身体健康与生活质量。针灸可调节气血经络，保持人体气机通畅，从而能够平衡阴阳。现代医学证实，针灸疗法应用于高血压治疗中，可以有效调节机体神经系统及体液系统，促使血管扩张，从而达到控制血压水平的治疗效果。针灸疗法治疗疾病疗效显著、应用方便、经济安全，已被国内外很多国家纳入治疗高血压的医疗手段。

一、针刺疗法

高血压在中医学中可归属于"头痛""眩晕""肝风"等范畴。针灸可以疏通经络，调和气血，平衡阴阳，对改善高血压的症状具有明显效果。早在《黄帝内经·灵枢》中记载："经脉者，所以能决生死，处百病，调虚实，不可不通。"说明了经络系统在防治疾病方面是至关重要的。选取特定穴位，针刺到一定深度后捻转并留针，可迅速达到降压效果，并且可以有效控制人体清晨血压高峰，调节人体血压的昼夜节律。针刺疗法的降压效果确切，操作简便，费用低廉，不良反应较少，所以在临床中得到广泛认可。实验和临床研究证实，针刺疗法不仅可以降低血压，还可以有效缓解高血压导致的靶器官损害，改善人体心脏以及肾脏功能，改善血管内皮功能。

（一）单穴

1. 太冲

【定位】位于足背，第 1、2 跖骨结合部之前凹陷中。

【主治】太冲为足厥阴肝经的腧穴，原穴，是肝气留止经过之处，故具有疏肝气，抑肝阳，解肝郁、滋肝血的作用。高血压常见不寐、面红、口苦、口干、晕眩等症，证候类型也以肝阳上亢、肝风内动、肝火亢盛频次最高。《素问·阴阳离合论》中有："肾脉与冲脉合而盛火，故名太冲。" 冲脉为十二经脉之海，能调节十二经脉；肾又为元阴元阳之根、脏腑阴阳之本，故太冲可通达全身气血阴阳。由此以太冲为治疗高血压的首要考虑穴位之一。

【操作方法】太冲：直刺 0.8~1 寸，捻转泻法 1min。

【现代研究】研究发现针刺太冲可升高血清一氧化氮（NO）含量，降低血浆内皮素–1（ET–1）水平，从而起到降压的效果。

2. 曲池

【定位】曲池位于屈肘成直角，在肘横纹外侧端与肱骨外上髁连接中点处。

【主治】曲池为手阳明经合穴，足三里为足阳明经合穴，也是人体主要保健穴之一。阳明经多气多血，针刺曲池可行气活血，通调经络，同时本穴五行属土，土乃火之子，泻之具有清泻之用。

【操作方法】直刺 0.5~1 寸。

【现代研究】在降压机制方面，针刺曲池穴可抑制"肾素–血管紧张素–醛固酮"系统，正向调整大脑血流，改善胰岛抵抗、降低血脂，保护肾脏；同时激活多个脑区，通过多个脑区之间相互作用而实现降压作用。

3. 太溪

【定位】太溪为足太阴肾经原穴、俞穴。位于内踝高点与跟腱后缘连线的中点凹陷处。

【主治】《素问·金匮真言论》言："肾藏精，病在溪。"对于由肾阴虚导致阴虚阳亢、阴阳两虚而产生的高血压眩晕症状，针刺太溪可补肾气，调和阴阳而取效。

【操作方法】直刺 0.5~0.8 寸。

【现代研究】现代研究提示，针刺太溪能明显降低延髓和海马组织中白介素–6（IL–6）的表达水平，改善血管炎症反应。

4. 合谷

【定位】合谷位于手背第 1、2 掌骨间，当第 2 掌骨桡侧的中点处。简便取穴法：以一手的拇指指间关节横纹，放在另一手拇指、食指之间的指蹼缘上，当拇指尖下是穴。

【主治】合谷为手阳明大肠经之原穴。合谷与太冲合为四关穴，合谷主气，太冲主血，调节气血。

【操作方法】直刺 0.5~1 寸，针刺时手呈半握拳状。

【使用注意】孕妇不宜针。

【现代研究】研究发现针刺合谷穴，能降低脑血管的紧张性，改善动脉弹性，提高搏动性、血液供应量，从而改善高血压。针刺合谷、太冲能有效改善高血压患者的焦虑状态，并降低肾素–血管紧张素–醛固酮系统（RAAS）基本物质的含量。

5. 三阴交

【定位】内踝尖上 3 寸，胫骨内侧面后缘。

【主治】三阴交属足太阴脾经，又为肝、脾、肾三经交会穴，因此针刺三阴交穴具有促进肝疏泻与藏血功能，调节脾胃运化，补肾填精的功效，对高血压具有良好的降压效果。

【操作方法】直刺 1~1.5 寸。

【现代研究】现代研究证实，针刺三阴交可以有效调节 Rac1–MR 通路，可以降低大鼠肾上腺皮质中 Rac1 以及 MR 的 mRNA 的含量以及和蛋白的含量，进而降低肾脏对钠离子的重吸收作用，减少肾脏水钠潴留，从而减少高盐摄入对于肾脏的损伤，进而起到对盐敏感性高血压的调节作用。针刺三阴交还可以有效降低血浆中醛固酮的含量，进而起到减少肾脏对钠离子的重吸收作用，减少肾脏水钠潴留，从而起到对血压的调节作用。

【使用注意】孕妇禁针。

6. 足三里

【定位】在小腿前外侧，当犊鼻下 3 寸，距胫骨前缘一横指。

【主治】足三里是足阳明胃经的主要穴位之一，足阳明经所入为"合"，脾胃乃后天之本，为人体气机枢纽。针刺足三里可调节胃肠功能，升清降浊，运化水湿，增强免疫系统功能，改善高血压进展，是人体调节机体免疫力、增强抗病能力的重要穴位。

【操作方法】直刺 1~2 寸。

【现代研究】现代医学认为针刺足三里可降低血管的外周阻力，主要是通过其对去甲肾上腺素能系统（交感）的抑制而发挥其降压作用。动物实验表明针刺足三里穴能有效地使 SHR 大鼠血压下降，而对大鼠正常血压和心率无影响，这种降压效应与针刺强度有关，轻度针刺不出现重度针刺伊始所具有的较大、较快的降压效应。

7. 人迎

【定位】位于喉结旁 1.5 寸，在胸锁乳突肌前缘，颈总动脉之后。

【主治】人迎，最早载于《灵枢·本输》，是足阳明胃经经穴，为"足阳明少阳之会"，是"气海"所出之门户，通过针刺人迎可以调畅气海，从而调节血压。

【操作方法】避开颈总动脉，直刺 1~1.5 寸，捻转补法 1min。

【现代研究】现代研究表明，人迎解剖位置在颈动脉窦附近，颈动脉窦是一种牵张压力感受器，是血压调节系统的重要组成部分。针刺人迎可刺激颈部压力感受器和化学感受器，以调节自主神经功能和心脑血管的舒缩。

8. 风池

【定位】胸锁乳突肌与斜方肌上端之间凹陷处。简便取穴法：正坐，举臂抬肘，肘约与肩同高，屈肘向头，双手置于耳后，掌心向内，指尖朝上，四指轻扶头（耳上）两侧。大拇指指腹位置的穴位即是。

【主治】风池为足少阳胆经与阳维脉之会，少阳为阳气初生之经络，维系全身阳经；肝胆为"风木之脏"，极易动风化火，临床上以肝风内动、肝阳上亢型高血压最常见。而刺风池疏肝利胆，平肝息风。

【针刺方法】针尖微下，向鼻尖斜刺 0.8~1.2 寸，或平刺透风府穴。深部中间为延髓，操作时必须严格掌握针刺的角度与深度。

【现代研究】现代研究认为，针刺风池能调节高血压患者交感神经系统，使其由兴奋转为抑制，从而通过神经体液调节，使患者心率减慢，心肌收缩力有所减弱，使周围小动脉口径扩张。最终导致患者心输出量有所减少，外周阻力有所下降，血压降低。

9. 百会

【定位】后发际正中直上 7 寸，或当头部正中线与两耳尖连线的交点处。

【主治】百会属督脉，督脉为阳脉之海，是人体诸阳之会，且百会位于人体头顶部，《灵枢·五乱第三十四》曰："乱于头，则为厥逆，头重眩仆。"而眩晕头痛正是高血压的症状之一。且百会有"三阳五会"之称,《会元针灸学》有"百会者,五脏六腑奇经三阳百脉之所会"的记载。故针刺此处可以通达阴阳脉络,连贯周身经穴,对于调节机体的阴阳平衡有重要作用。以此可治疗阴虚阳亢等阴阳不平衡导致的高血压。

【操作方法】平刺 0.5~0.8 寸。

【现代研究】研究显示,针刺百会可以降低主动脉 Ang II 的表达,升高 Ang(1-7)的含量,从而起到降低血压,逆转主动脉血管重塑,改善血管功能和保护主动脉血管的作用。

10. 太渊

【定位】太渊位于腕掌侧横纹桡侧,桡动脉的桡侧凹陷中。

【主治】太渊为手太阴肺经原穴,是八会穴之一。《难经》云:"脉会太渊。"原发性高血压是体循环动脉之病,属于百脉之病,故可通过针刺太渊治疗高血压。

【操作方法】避开桡动脉,直刺 0.3~0.5 寸,针随脉搏而动。

【现代研究】临床研究证实,针刺太渊穴有双向调节降压效果,降压幅度与针刺前血压成正相关,且优于西药对照组,针刺太渊穴不良反应更少,作用更持久。

11. 降压穴

【定位】位于足内踝高点下 4cm 处。

【主治】降压穴是王文远教授在临床中摸索出来治疗高血压的经外奇穴,具有平肝阳、清肝热,降血压作用,治疗肝阳上亢型高血压疗效显著。

【操作方法】针刺降压穴不留针、进针到出针一般不超过 3s。

【现代研究】针刺"降压穴"能有效改善高血压亚急症患者的临床症状,其即时降压疗效与西药卡托普利相当。针刺"降压穴"治疗肝阳上亢型原发性高血压疗效确切,短期降压效果肯定,长期针刺治疗可改善患者中医证候、调节血糖、血脂代谢,由于针刺降压穴不留针、进针到出针一般不超过 3s,临床降压疗效确切,操作方便,值得在临床推广应用。

(二)组穴

1. 双侧人迎、合谷、太冲、曲池、足三里

【操作方法】

(1)人迎穴,患者取平卧位,充分暴露颈部,以手触及动脉搏动处,拨开动脉,穴位常规消毒后,垂直进针,缓缓入针 1~1.5 寸,见针体随动脉搏动而摆动。得气后,行补法,捻转时小幅度(捻转幅度小于 90°)、高频率(120~160 次/min)。

(2)合谷、太冲穴均垂直进针 0.8~1 寸,得气后,行泻法。

(3)曲池、足三里穴均垂直进针 1 寸,得气后,行补法。

各穴行针 1min,留针 30min,留针期间再行针 2~3 次。

2. 双侧太溪、降压点

【操作方法】针刺深度 1~1.5 寸,得气后,采用平补平泻法,行针 1min,留针 30min,留针期间再行针 2~3 次。

3. 双侧曲池、风池

【操作方法】

(1)风池穴向鼻尖方向针刺 0.8~1 寸。

（2）曲池穴直刺 1 寸，留针 30min。

各穴采用平补平泻法，行针 1min，留针 30min，留针期间再行针 2~3 次。

4. 太冲、行间、大陵、内关、曲池、太溪、昆仑、复溜

【操作方法】

（1）从太冲进针，透达行间，行针手法为先补后泻。

（2）大陵向上透达内关，行泻法。

（3）曲池直刺 1 寸，行补法。

（4）太溪透昆仑、复溜，行补法。

各穴行针 1min，留针 30min，留针期间再行针 2~3 次。

5. 风池、曲池、内关、足三里、丰隆、太冲

【操作方法】

（1）风池穴向鼻尖方向针刺 0.8~1 寸。

（2）曲池、足三里、丰隆、内关、太冲直刺 1 寸。

曲池、太冲得气后，行提插捻转泻法，捻转频率约为 160r/min；其余各穴得气后，采用平补平泻法，留针 30min，留针期间再行针 2~3 次。

二、艾灸疗法

从古至今，艾灸疗法是一种特色的中医外治疗法。艾灸疗法是以艾绒加某些中药为灸材，通过燃烧艾条产生的温热效应，对全身经络腧穴有良好的调节作用，达到调畅经络，平和气血，平衡阴阳的效果。艾灸治疗高血压具有独特的预防效果，并且可以起到良好的辅助降压作用，是一种逐渐受到推崇的临床方案。但是应当注意，实证、热证及阴虚型高血压并不适用灸法；孕妇的腹部、腰骶部不适宜用灸法；头面五官、阴部及大血管处不适宜瘢痕灸；瘢痕灸形成灸疮应注意清洁和消毒，防止感染。

1. 涌泉

【定位】蜷足，足底 1/3 处有一凹陷，按压有酸麻痛感。

【操作】患者取坐位或卧位，露出足底。采用手持艾条，采用温和灸，距离穴位 3~5cm 处施灸。灸 10~20min，足底局部皮肤有红晕为宜。

2. 百会、丰隆、中脘

【定位】

百会：位于后发际正中直上 7 寸，当头部正中线与两耳尖连线的交点。

丰隆：位于外踝尖上 8 寸，胫骨前嵴外 2 横指。

中脘：位于前正中线上，脐上 4 寸。

【操作】采用温和灸，每穴灸 15~20min，每天 1 次，10 天为 1 个疗程。

3. 足三里、曲池

【定位】

足三里：位于小腿前外侧，当犊鼻下 3 寸，距胫骨前缘一横指。

曲池：位于屈肘成直角，在肘横纹外侧端与肱骨外上髁炎连接中点处。

【操作】采用温和灸，每穴灸 15~20min，每周 2~3 次，10 天为 1 个疗程，连续 2~3 个疗程。

4．足三里、悬钟

【定位】

足三里：位于小腿前外侧，当犊鼻下3寸，距胫骨前缘一横指。

悬钟：位于小腿外侧，当外踝尖上3寸，腓骨前缘。

【操作】采用直接灸，选米粒大小艾炷，直接在穴位上施灸，每穴1~3壮，每周1~2次，每次只在1个穴位的双侧施灸，10次为1个疗程。

5．足三里、悬钟、涌泉、神阙、内关、百会

【定位】足三里：位于小腿前外侧，当犊鼻下3寸，距胫骨前缘一横指。

悬钟：小腿外侧，当外踝尖上3寸，腓骨前缘。

涌泉：蜷足，足底1/3处有一凹陷。

神阙：在脐中部，脐中央。

内关：位于前臂掌侧，当曲泽与大陵的连线上，腕横纹上2寸，掌长肌腱与桡侧腕屈肌腱之间。

百会：位于后发际正中直上7寸，当头部正中线与两耳尖连线的交点。

【操作】采用隔姜灸。把新鲜老姜切成0.2~0.5cm厚的姜片，用三棱针穿刺数个小孔，置于穴位上。选用直径小于姜片的艾炷置于姜片上，灸5~10壮，以局部皮肤潮红为度。每次选2~4个穴位，每日或者隔日1次，7次为1个疗程，间隔3~5天进行下1个疗程。

第四节　高血压推拿疗法

中医认为，采用推、拿、提、捏、揉等手法，作用于人体经络和穴位，通经活络，运行气血，扶伤止痛，驱邪扶正，调和阴阳，可以达到平肝潜阳、镇静安神、行气活血、宁心降压的作用。高血压主要是由于风、火、痰、瘀、虚引起。其中，火包括肝火、心火、胃火、肠火，在高血压的各个阶段均有可能出现；痰饮可积于上、中、下三焦，有水饮证，水饮寒化证和水饮热化证之分；虚多为脾虚和肾虚。高血压的病位与肝脾肾3个脏腑关系密切。推拿疗法常是沿经推拿某些特定部，调和相应脏腑的阴阳，改善其生理功能，维持血压处于正常水平。目前，被广泛研究的是推桥弓、头面部按摩、颈肩部按摩，这些穴位按摩都有很好的临床疗效，可广泛用于临床实践，调控血压。高血压的病机复杂，在使用推拿疗法的同时要注意运用辨证论治的思想，因人而异进行施治，才能使中医推拿在治疗高血压的过程中充分发挥作用，使推拿疗法更好地服务于高血压的治疗过程中，使高血压这一心血管疾病得以控制，让中医推拿获得更多的认可。

一、肝阳上亢

（一）疏通经络，通达气血

取坐位，以揉法在双侧耳背及颈项沿足少阳胆经、足太阳膀胱经循行路线推拿5min。再以三指推法从上而下依次推耳背、足少阳胆经、足太阳膀胱经循行路线，至患者颈部肌肉松软或皮肤潮红微汗为度，最后点按风池穴，以使患者有酸胀痛感，对患者按揉使其局部放松。上述手法1天1次，1次30min，10次为1个疗程。休息3天后，再进行第2个

疗程，第 2 个疗程每 2 天 1 次，1 次 30min，10 次为 1 个疗程。总耗时 33 天。

（二）平肝降逆，调整阴阳

取坐位，第一步，推桥弓，左手扶住患者于患者前额，使其头微微转向左侧；右手，以小鱼际为着力点，从右侧翳风处缓慢推至同侧缺盆。反方向相同操作，各推 30 次。第二步，揉按太阳、攒竹，每穴 60 次，1~2min。指推印堂至发际，分推额部、眼眶部，抹太阳至颞侧 5~8 次，拿揉风池穴 3~5min。第三步，横擦心俞、肝俞、肾俞、命门，以局部透热为度。第四步，按揉双侧曲池 1~2min，点揉双侧三阴交 1~2min；按揉双侧涌泉 1~2min，并擦双侧脚底，以透热为度。第五步，头部做放松叩击手法，结束全套动作。推拿治疗每天治疗 1 次，连续治疗 1 个月。

（三）平肝潜阳，通络安神

第一步，采用推法从印堂至神庭 24 次，分推法从攒竹至太阳 24 次，头顶五指拿法由前向后 10 次，扫散头颞部每侧 30 次。第二步，项部按揉法沿督脉、膀胱经、胆经，每条线 30 次，拿揉肩井每侧 10 次。第三步，推桥弓，每侧 20 次。

二、肝火上炎

（一）清肝泻火

第一步，推桥弓，从右侧翳风处缓慢推至同侧缺盆。反方向相同操作，各推 30 次。第二步，按揉双侧太冲 3~5min，患者有酸麻胀痛感为宜。第三步，按揉双侧内关 3~5min，患者有酸麻胀痛感为宜。上述手法每天 1 次，1 次 30min，10 次为 1 个疗程。

（二）清泻肝火，除烦止呕

头项部推拿：第一步，由两眉头之间向上直推至额上前发际处；用两拇指桡侧自眉心向眉梢做分推；太阳穴位于眉毛末端与眼睛末端的连线中点向后一指宽凹陷处，用两大拇指推运；以两拇指或中指端揉耳后乳突后缘与后发际交界处，以上手法各 30 次，推天柱骨 100~200 次。第二步，按揉印堂、风池各 1min。第三步，拿揉颈项 10 遍。第四步，推桥弓，左右各 1min。第五步，拇指在后，食指在前捏住耳郭，用拇指自上而下按摩耳背降压沟 1~2min。

全身推拿：第一步，摩揉腹部 3min，先掌摩后掌揉。第二步，先按揉腰骶两侧膀胱经 10 遍，可配合点按肾俞、气海俞、大肠俞、关元俞与督脉命门、腰阳关等穴；再用两拳背上下擦腰骶部至温热。第三步，用五指拿揉小腿后面肌群 1min，可配合按揉足三里、丰隆、三阴交。第四步，擦涌泉，即用中三指腹向趾部擦涌泉至热。

三、痰浊中阻

（一）运化痰湿，调畅三焦气机

脏腑推拿选穴取腹部阑门、水分、梁门、中脘、石关等穴位。操作前嘱患者排空膀胱，避免在空腹或进食时进行治疗。第一步，取仰卧位，医者站于患者右侧，用左手大拇指按于阑门，持续旋转向下用力，力度以患者能够忍受为宜；右手大拇指缓慢用力顶住水分穴，两手拇指旋转推按的时间，以指下感气通为止。第二步，右手中指按住中脘，顺时针逆时针方向分别均匀旋转推按，以中脘穴气通为止。第三步，用左手食指和中指抵住左石关和左梁门，右手食指和中指抵住右侧石关及梁门，交替按揉穴位，以局部皮肤微微发红为度。第四步，诸穴操作完毕，两手掌重叠，以肚脐为圆心，肚脐上4寸为半径顺时针揉按腹部5min，而后逆时针揉按腹部5min，手法以能带动皮下组织为度；最后用手掌振腹部肚脐1min后结束操作。每日1次，40次为1个疗程，1个疗程后判定疗效。

（二）调补脾胃，燥湿化痰

第一步，取坐位，医生用指推法从印堂推至太阳穴，重复进行5遍；再用拇指指腹端按揉百会、风池各1min；最后用手指捏拿肩井1min。第二步，取仰卧位，医生用中指端点按天突、膻中各30下；再用掌揉法顺时针揉腹，重点在中脘、神阙、关元；最后用禅推法推足三里、丰隆各1min。第三步，取俯卧位，用掌根自上而下揉背部督脉3遍；再用拇指指腹端按揉风府、大椎、肝俞穴各1min最后用双手捏拿背部肌肉3min。每日1次，30次为1个疗程，1个疗程后判定疗效。

四、瘀血内阻

（一）活血化瘀，调畅经脉

第一步，患者取坐位，医生用一指禅沿颈部两侧膀胱经上下往返治疗3～4min，然后按风池、风府，再抹太阳、攒竹、前额、两侧胆经循行部位；擦前额及两侧太阳部位，以透热为度。第二步，患者取仰卧位，医生按揉太阳、印堂、内关、曲池、合谷、血海、阳陵泉、三阴交，每穴3min。第三步，患者取俯卧位，医生用禅推法推大椎、肓俞、膈俞、肝俞，每穴1min。每日1次，30次为1个疗程，1个疗程后判定疗效。

（二）疏通经络，活血止痛

头面部推拿：嘱患者坐位或俯卧位。医者先用一指禅推法从印堂开始向上沿发际至头维、太阳，往返5～6次。再用拇指分推法从印堂开始经鱼腰、太阳至耳前，反复分推3～5次。然后指按揉印堂、攒竹、鱼腰、阳白、太阳、下关、天冲、率谷、百会、四神聪，每穴约1min。用指尖击法从前额部向后颈部反复叩击1～2min。用五指拿法从前额处发际拿至风池穴处，反复操作3min左右。用梳法从前额发际至后颈发际处，反复操作约1min。

肩颈部推拿：医者用拿法从风池拿至大椎两侧，反复操作3min左右。用一指禅推法沿颈部两侧膀胱经、督脉上下往返治疗3min左右。用拿法拿风池、肩井各约1min。

五、气血亏虚

（一）补益气血，调畅经络

第一步，患者取坐位，医生用拇指分推法从印堂推至太阳穴，再向上推至头维穴，反复5次；再按揉百会、风池2穴，每穴1min。第二步，患者取仰卧位，医生用掌摩法顺时针摩擦中脘、关元，以透热为宜，每穴各60次；按揉内关、合谷、足三里、三阴交，每穴1分钟。第三步，患者取俯卧位，医生使用禅推法推脾俞、胃俞、肾俞、心俞，每穴1分钟。每日1次，30次为1个疗程，1个疗程后判定疗效。

（二）补虚益气，养血通络

患者俯卧医者立于头侧双手从大杼推到胃俞3～5遍；从肺俞推至大肠俞反复3～5遍，然后再改用揉法重复按摩3～5遍。拿揉项部2～4遍，双手拇指点揉风池、风府，每穴2min，肺俞、膈俞、脾俞、胃俞各2min；点揉肺俞、心俞、膈俞、肝俞、脾俞、胃俞、肾俞、三焦俞、大肠俞各1min。然后点压中脘、关元、足三里各1分钟。第二步，患者取仰卧位，医者用双手从印堂分推至太阳 4 遍，再用拇指点揉太阳、头维、印堂、神庭、攒竹、鱼腰、瞳子髎各 2 分钟，百会 3 分钟。然后用大鱼际揉按太阳 1 分钟，用小鱼际揉按百会 3 分钟，再用双手从神庭穴轻推至耳尖处 3 遍，多指捏拿、梳理头皮 2~4 次。然后压中脘 1 分钟，手掌揉颤气海 1min，揉压三阴交 1min。第三步，患者取坐位，术者双手点揉颧髎半分钟，多指拿揉颈项 2~4min，双手按揉风池、肩井、合谷，每穴各 1min。每日 1 次，20 次为 1 个疗程，1 个疗程后间隔 2~3 天进行下 1 个疗程，3 个疗程后判定疗效。

六、寒凝经脉

祛风散寒，温经通脉

第一步，患者取俯卧位，医者站立头部用双手从肩井穴处往下推至肺俞 2~5 遍，然后揉拿颈部肌肉 2~5min，点压风池、风门、肺俞、风府、大椎各 1min。第二步，用双手搓擦大椎 1min，以透热为宜。第三步，患者取坐位，医者揉拿颈部两侧，并重点揉拿风池穴周围 3~5 次。每日 1 次，20 次为 1 个疗程，1 个疗程后间隔 2~3 天进行下 1 个疗程，3 个疗程后判定疗效。

第五节　高血压耳穴疗法

高血压的预防日益受到重视，"三分药疗，七分保健"，用耳穴疗法预防高血压受到广泛关注。耳穴是分布在耳郭上的腧穴，中医认为，耳是人体的缩影，"耳为泉穴之所聚"，十二经脉皆通于耳，表明耳郭能够通过经络作用反映人体某个脏腑或部位的病变。耳穴疗法是通过对耳部穴位进行适度地揉、捏、按、压，并压贴小颗粒植物种子或药物制品，达到畅通经脉、调节阴阳的作用，是防治和治疗疾病的一种中医传统外治疗法。因其取材容易，经济价廉，便于携带，疗效确切，尤其对一些慢性病症疗效较为显著，而且具有安全性好、副作用小等优点，被临床广泛应用。耳穴疗法治疗高血压，主要通过调整阴阳，使机体保持阴阳相对平衡的状态。对于Ⅰ、Ⅱ级高血压，耳穴疗法具有良好的治疗效果，对于Ⅲ级高血压辅助治疗耳穴疗法同样具有良好的疗效。

一、肝火上炎

【选穴】耳背沟、肝、心、皮质下、肾。

【操作】耳郭用 75% 酒精消毒，用耳穴探测仪选取敏感点做出标记，取王不留行籽清洗消毒后，用耳穴专用胶布贴于穴位上，对穴位处稍加按压，使患者有轻微胀痛酸麻感、耳郭微微发热为度，每日按压 2~3 次，配合耳尖放血，双耳交替使用，每隔一日更换 1 次，连续治疗 15 日。

【适应证】适用于肝火上炎型高血压。临床症见头痛、眩晕、烦躁易怒，兼见面红目赤、口干口苦，舌红苔黄，脉弦数。

二、痰瘀互阻

【选穴】：耳尖、神门、内分泌、降压沟、脾、胃、心、肝。

【操作】：耳郭用 75% 酒精消毒，选取敏感点，取粘有王不留行籽的耳穴专用胶布贴于穴位上，每次选取 3~4 个穴位即可。嘱患者每天早、中、晚按压 3~5 次，每穴 1min，按压以热感、肿痛为度，王不留行籽每周更换 1 次，连续贴压 4 周。

【适应证】适用于痰瘀互阻型高血压前期。临床症见头重如裹、头痛如针刺，兼见胸脘痞闷，胸痛心悸，呕恶纳呆，身重乏力，手足麻木，舌质暗红有瘀斑瘀点，苔黄腻或白腻，脉弦数。

三、肝阳上亢

【选穴】主穴选取神门、耳尖、结节、肝、枕穴，若兼见恶心呕吐者可加胃穴；兼见失眠者可加用心穴、肾穴；兼见颈项不适者可加用颈、颈椎穴；兼见手指、足趾麻木者可加用指、趾穴。

【操作】耳郭用 75% 酒精消毒，先选取一侧耳穴，按摩耳郭使其局部变红充血，寻找敏感点，取粘有王不留行籽的耳穴专用胶布贴于穴位上，对埋籽的穴位分别进行按压 20 次，以出现酸麻胀痛为度，每日按压 5 遍，间隔两日更换王不留行籽和胶布，两侧耳穴交替使用，连续治疗 4 周。

【适应证】适用于肝阳上亢型高血压。临床症见头晕头胀、耳鸣耳聋、五心烦热，也可兼见眼干目涩、心悸气短、失眠多梦、颈项强痛、手足麻木等症，舌红，苔黄或少，脉细数。

四、阴阳两虚

【选穴】降压沟、神门、高血压点、降压点、内分泌、心、肾。

【操作】耳郭用 75% 酒精消毒，先选取一侧耳穴，用探棒寻取敏感点，取粘有王不留行籽的耳穴专用胶布贴于穴位上，嘱患者按压穴位每日 4 次，每次按压 3min，以有酸胀感为宜，每日更换王不留行籽和胶布，两耳交替治疗，连续治疗 2 周。

【适应证】适用于阴阳两虚型高血压。临床症见头痛眩晕、腰膝酸软、畏寒肢冷，兼见心悸、耳鸣、倦怠乏力、夜尿频，舌淡苔白，脉沉细弱。

五、原发性高血压

【选穴】：主穴选取心、肝、脾、胃、肾点，配穴选取皮质下、交感点、内分泌、耳神门、失眠穴。

【操作】耳郭用 75% 酒精消毒，按压耳郭找取敏感点，取粘有王不留行籽的耳穴专用胶布贴于穴位上，每次选取 3~4 个穴位即可。采用按摩手法，用食指和拇指轻柔按摩穴位，以患者感受胀痛、酸涩为得气，得气后变换按摩方式，按揉 20s 间歇 10s，主穴持续 7 次，配穴持续 5 次。嘱患者三餐前后、睡觉前揉压穴位。王不留行籽每周更换 1 次，连续治疗 3 周。

【适应证】适用于原发性高血压伴失眠症。临床症见头痛、眩晕、口干口苦、胸胁脘闷，伴入睡困难、梦多易醒。

第六节　高血压降压茶饮与药膳

高血压属于临床常见疾病，治疗方案较多，比如常规西医治疗、中医治疗等，而有关于茶疗对防治高血压同样具有良好的效果。在《中国药典》《中华人民共和国卫生部药品标准》中已经载入茶疗剂，其作为一种辅助疗法，对于改善高血压疾病有着积极的意义。茶疗指的是单味的茶叶及茶叶加适量中药成分或不添加茶叶直接使用和茶配伍的复方茶方，经冲泡茶饮的方式作为预防疾病与养生保健的治疗方案。茶疗属于根植于中医药文化与茶文化基础上的养生方式，以中药原植物叶片结合中药和茶叶炮制而来，兼具中药治疗养生效果、茶叶"色、形、香、道"，有着实效性、享受性、安全性、便捷性等优势。

"药食同源"之说起源于中国古代，《本草求真》中记载："食物入口，等于药之治病，同为一理。"东汉医家张仲景在《金匮要略·禽兽鱼虫禁忌并治篇》中记载："所食之味，有与病相宜，有与身为害，若得宜则益体，害则成疾。"随着国家富强，社会发展，人民生活水平日益提高，这些年来，人们越来越重视药食养生的理论。中医讲求"不治以病治未病"，中医学顺应时代潮流，将中医的饮食、养生、康复理论与实践临床相结合，运用中医"治未病"理论和中医传统的养生保健理论去防治高血压的发生，最后完成三级预防来防治高血压的发生发展。长期以来在临床实践中得出结论，采用中医饮食、养生、康复一系列手段可以有效防治高血压，尽早控制好血压范围，并且能够有效地降低心脑血管疾病以及肝肾相关疾病的发生。由此可以看出，运用"药食同源"理论，积极采取中医药干预治疗高血压有明显的效果。

一、降压茶饮

1. 菊花山楂茶

【组成】菊花6g，山楂10g，枸杞子6g，麦芽10g。

【用法】开水浸泡15min以上，泡两次当天饮用完。

【功用】滋补肝肾，平息肝风。

【适应证】适用于肝肾阴虚，肝阳上亢型高血压。症见头目眩晕，心中烦热，腰膝酸软，面红目赤，舌暗红，脉弦。

2. 白茅根降压茶

【组成】白茅根50g，白蒺藜6g，野菊花6g，决明子3g。

【用法】上药加水煎煮，过滤后服用，每日早晚2次。

【功用】清肝泻火，祛风明目。

【适应证】适用于肝阳上亢型高血压。症见头目眩晕，耳鸣眼花，头痛脑热，心中烦热，面红目赤，脉弦长有力。

3. 松萝菊花茶

【组成】松萝3g，菊花10g，绿茶3g。

【用法】沸水冲泡，代茶饮。

【功用】平肝潜阳，清热明目。

【适应证】适用于肝阳上亢型高血压。症见头痛头晕，视物模糊，舌红，脉弦数。

4. 玉米须杜仲茶

【组成】玉米须2g，杜仲2g，桑叶2g，菊花2g，绞股蓝2g，枸杞子3g，炒决明子5g，山楂8g。

【用法】沸水冲泡10min后饮用，平日代茶饮。

【功用】利尿消肿，补肾强骨。

【适应证】适用于肝肾阴虚型高血压。症见头晕目眩、小便不利、下肢水肿，伴阴虚盗汗、失眠多梦，舌暗红，脉弦细。

5. 槐花山楂茶

【组成】槐花 10g，山楂 10g。

【用法】水煎代茶饮。

【功用】清肝泻火，行血健脾。

【适应证】适用于肝火上炎型高血压。症见头痛头胀、面红目赤、烦躁失眠，舌质红、苔黄，脉弦数有力。

6. 双花茶

【组成】金银花 250g，菊花 250g，山楂 250g，蜂蜜 500mL。

【用法】金银花、菊花、山楂择净，用水泡洗后，一同放在锅内，加入大约 5L 清水，用文火烧沸，煎煮 30min，滤出药汁。将蜂蜜倒入干净的锅中，用文火加热烧至颜色微黄，粘手成丝即可。将加热后的蜂蜜加入药汁中，搅拌均匀，过滤晾凉即可。每次服用 50~100mL，每日 2 次。

【功用】清热疏风、清肝明目。

【适应证】适用于肝火上炎型高血压。症见头痛头胀、眩晕时作、面红耳赤、舌质红、苔黄、脉弦数。

7. 天麻橘皮饮

【组成】天麻 10g，新鲜橘皮 20g。

【用法】新鲜橘皮洗净，与天麻一起放入锅中，水煎过滤后代茶饮。

【功用】平肝息风，健脾化湿。

【适应证】适用于脾虚肝旺，痰浊中阻型高血压。症见头晕目眩、恶心呕吐、胸脘痞闷，舌苔厚腻，脉濡数。

8. 陈皮茶

【组成】橘皮 10g，杏仁 10g，老丝瓜 10g，白糖少许。

【用法】老丝瓜、陈皮洗净，杏仁去皮一同入锅，加适量水，置武火上烧沸，再用文火煮 20~30min，稍凉去渣，加入白糖拌匀。

【功用】祛痰除湿

【适应证】适用于痰湿阻滞型高血压。症见头晕目眩、头胀如裹、恶心呕吐、胸脘痞闷，苔白或厚腻，脉濡数。

9. 香葛茯茶

【组成】香薷 10g，葛根 10g，茯苓 15g。

【用法】水煎代茶饮。

【功用】清热利湿，减肥降脂。

【适应证】适用于痰湿中阻型高血压伴肥胖患者。症见头痛、颈项强痛、口渴、体型肥胖，伴纳呆呕恶、大便不畅，舌苔厚腻，脉弦滑。

10. 山楂麦芽饮

【组成】山楂 10g，麦芽 10g。

【用法】山楂麦芽洗净，放入锅中，加入清水煮沸，过滤后服用。

【功用】健脾和胃，活血化瘀。

【适应证】适用于瘀血阻络，湿浊内蕴型高血压。症见头痛头胀，脾胃不和，伴有高血脂，体型肥胖。

二、降压药膳

1. 芹菜炒瘦肉

【原料】芹菜 200g，猪瘦肉 50g。

【制作】芹菜洗净切段，瘦肉切片，加入适量油翻炒，再加入适量盐、酱油、耗油、鸡精翻炒出锅。

【功用】清热利湿，平肝降压。

【适应证】适用于湿热内蕴，肝火旺盛型高血压。

2. 凉拌苦瓜

【原料】苦瓜 250g（两根），葱花、蒜末、香菜各适量。

【制作】苦瓜洗净后切细丝，与葱花、蒜末、香菜一起，加入适量盐、味精、香油等调味。

【功用】清肝泻火，减脂降压。

【适应证】适用于肝火上炎型高血压患者。

3. 香菇炒菜花

【原料】菜花 300g，香菇 20g。

【制作】菜花、香菇洗净，菜花掰小朵，香菇切小块。菜花和香菇放入锅中，加入沸水焯熟后捞出。锅内加底油，葱花、蒜末爆香后加入焯过的菜花和香菇，加入适量盐、味精、香油等调味。

【功用】健脾开胃，减脂降压。

【适应证】适用于高血压、高血脂、动脉硬化人群。

4. 茯苓粳米发糕

【原料】茯苓 50g，粳米粉 450g，发酵粉 5g。

【制作】茯苓烘干打粉。粳米粉加水揉成面团，加入茯苓粉和发酵粉，揉均匀后静置发酵。发酵后的面团分成小份，放入蒸锅中，大火蒸 10min，取出即可食用。

【功用】健脾利湿，宁心安神。

【适应证】适用于痰湿中阻型高血压伴失眠多梦者。

5. 百合莲子粥

【原料】莲子 50g，百合 200g，冰糖 50g，枸杞子 30g。

【制作】百合、莲子、枸杞子清水洗净后放入锅中，加入冰糖和 500mL 清水，大火烧开后转小火，继续熬煮 30min 即可食用。

【功用】养心安神，滋阴润肺，健脾和胃。

【适应证】适用于高血压、冠心病、高血脂，伴脾胃不和，失眠多梦，心情抑郁者。

6. 桃仁牛血汤

【原料】桃仁 10g，新鲜牛血 200g。

【制作】桃仁洗净,锅中加入牛血和桃仁,加入适量清水煲汤,适量盐、味精调味。

【功用】活血化瘀,宁心安神。

【适应证】适用于瘀血阻络型高血压。

7. 双耳汤

【原料】银耳、黑木耳各 10g。

【制作】银耳和黑木耳用温水泡发,放入碗中,加入适量冰糖和清水。置于锅中蒸 1 小时。

【功用】滋补肝肾,平肝降压。

【适应证】适用于肝肾阴虚型高血压,对有眼底出血者尤为适用。

8. 天麻枸杞子炖鸡蛋

【原料】天麻 10g,枸杞子 10g,鸡蛋 2 个。

【制作】天麻、枸杞子洗净,置入锅中加入适量清水,小火炖 40min。鸡蛋打入锅中煮至入味,可加适量盐、味精调味,吃蛋喝汤。

【功用】补血养心,平肝息风。

【适应证】适用于肝血不足,引动肝风,肝阳上亢型高血压。

9. 何首乌大枣粳米粥

【原料】何首乌 50g,粳米 100g,大枣 5 个。

【制作】先将何首乌水煎过滤,取汁备用。大枣、粳米洗净放入锅中,加入何首乌汁,再加入适量清水,煮熟即可食用。

【功用】补肾益精,乌发生发。

第七章　北方高血压的生活调适与预防

《晏子春秋·内篇杂下》云：“南方为橘，北方为枳。”意思是南方之橘移植淮河之北就会变成枳，比喻同一植物因地域差异而发生变异。地域的差异不光对植物会产生不同的作用，它对万物都有着不同的作用，当然对我们人类也产生不同的作用。俗话说一方水土养一方人，不同的地域环境滋养着生活在不同地域的我们，我们接受着大自然的馈赠，得以繁衍生息，在漫长的适应生活环境的过程中，我们也养成了极具特色的地方习俗，包括饮食习俗，文化习俗等。但同时不同的地理位置产生的不同环境，不同的饮食和生活习惯，对我们身体也产生了不同的作用，从而形成了鲜明差异的疾病特点。中国的东部地区由于地势多为平原，而且最重要的是靠近沿海，这个地区的人们所摄入的盐以及海产类食品比较多，而这些东西吃多了，容易导致中医上所说痈疡病。西部地区由于地势比较高，多高山，气候比较干燥，风沙比较大，而这个地区人们多以游猎为生，所以我们可以发现，西部地区的人，大多身高马大，非常强壮，他们的疾病多是内病。南部地区气候比较潮湿，有的地方甚至四季如春，这个地区的人们多喜欢吃一些酸、辣、腐臭的食物，容易患上抽筋、痉挛、风湿、麻木等疾病。北部地区地势也比较高，气候比较寒冷，这个地区的人们也多以渔猎为生，所以容易患上寒热胀满之证。

高血压是一种“心血管综合征”，我国高血压的患病率逐年升高。高血压呈现较为明显的地域差异，北方高血压发病更多。主要是由于北方居民的饮食偏咸，过度摄入食盐会造成高血压疾病的产生，所以预防高血压一定要控制食盐食用量，高血压患者也要控制食盐。高血压主要和现代人的生活方式以及生活习惯有着密切的联系。改变不良的生活习惯，控盐、戒烟、限酒等都有利于预防和控制高血压的发生。现代社会快节奏的生活方式，使得越来越多的人不注重生活习惯以及饮食习惯。特别是倾向于高糖、高脂肪、高盐等不规律的饮食习惯造成了越来越多的疾病的产生。虽然高血压的发病率和年龄呈现出正比的关系，但是现在高血压不再常发生在老年人的身上，越来越多的年轻人由于巨大的压力、不规律的生活方式和生活饮食习惯加入高血压患者的行列中。

高血压呈现较为明显的地域差异，北方高血压发病更多，影响高血压发病的因素有很多，我国北方地区和南方地区的饮食偏好有着很大的区别。北方居民的饮食偏咸，口味比较重一些，油腻的食物吃得也多；南方居民的饮食偏淡偏甜，口味比较清爽。高盐多油的饮食方式是造成高血压发生的很重要的因素之一。另一方面，北方的冬季时间比较长，天气寒冷会导致人们不愿意出去户外活动，自然运动量就会大大减少。而且寒冷的天气会造成体内的血管更容易收缩。这些都是北方高血压发生频率高的原因。当然疾病的发生致病因素会很复杂，通常是由于多种因素综合作用的结果。

第一节　北方高血压与饮食

一、北方饮食习惯的鲜明特点

北方地区的饮食习惯是中国饮食习惯的重要组成部分，同时也起着丰富中国饮食文化的作用。特别是东北地区的人们，饮食习惯有着鲜明的特点，在漫长的历史进程中形成了自己独特的饮食习惯。东北菜是在满族菜肴的基础上，吸收各地菜系特别是鲁菜、京菜的长处，不断形成和发展出来的。由于容易给人一种粗犷有余、精致不足的印象，所以高档的宾馆酒楼里很少做这种菜，这反而成全了东北菜"市民菜""百姓菜"的形象。东北地区饮食习惯的形成与多种原因有着密切的关系，比如东北地区的气候和主要种植的农作物，以及东北地区人们的性格豪爽，热情好客等有关。

（一）酒和肉是东北地区的饮食中必不可少的

说起东北的饮食特点，人们可能在自己的脑海里出现这样一句话："大碗喝酒，大块吃肉。"由此可见，在人们的印象中似乎东北地区的人非常钟爱酒和肉。究其原因，首先，东北地区由于地处中国的北部地区，冬天的时候气温较低，所以寒冷地区的人就需要食用肉类来抵抗严寒，补充热量。而酒在东北地区被人们所喜爱，一开始的原因也是如此。在东北地区，人们习惯喝酒，尤其是白酒，用酒的辛辣来驱散严寒。后来久而久之，东北地区的人们也就爱上了酒这种可以驱散寒冷的饮品。其次，东北地区的人性格比较豪放、不拘小节。

（二）酱类在东北地区的饮食中很常见

东北地区的餐桌上酱类很常见，这是南方地区的饮食上所没有的特点。原因有很多。

首先，东北地区制作酱料的原材料丰富。东北地区是我国重要的油料：大豆的产地，在东北地区种植大豆的很多，并且因为气候和土壤的原因大豆产量较高。给酱类在东北地区广泛被食用提供了原料基础。在漫长的劳动生活中，东北地区的人们在社会发展的进程中逐渐发现了大豆是可以发酵的，并且发酵的产物可以被用来作为人们餐桌上的一种调味品，这种调味品因为味道偏咸而被人们所喜爱。这种调味后来被人们称为酱。慢慢地东北地区的人们发现了酱的多种食用方法，更加喜欢上了这种调味品。

其次，天气原因。东北地区冬天天气寒冷，不适合农作物生长，所以冬天的食物种类特别少，人们自然而然就喜欢上酱这种调味品。除此之外在夏天的时候，酱也是东北地区人们餐桌上的常备食品，在夏天人们钟爱酱的原因是因为酱可以被人们用各种时令蔬菜蘸着吃。夏天天气炎热，人们的胃口不好，不喜欢油腻的菜肴，这时候用蔬菜来蘸着酱吃就别有一番滋味。比如黄瓜蘸酱、小萝卜蘸酱、小白菜蘸酱等。

（三）腌制蔬菜占据东北地区饮食的重要地位

由于无霜期短，人们吃地产蔬菜的时间只有 6 个月左右，所以在冬天，东北地区人的食物种类单一，几乎很少能吃到新鲜的蔬菜，所以很难补充身体所需的各种营养，所以东北地区的人们就运用了他们的智慧来和气候做斗争。斗争的结果是腌菜这种食物产生了。东北地区的人们会在秋季蔬菜数量较多的时候用盐来腌制蔬菜来作为冬天餐桌上的下饭菜。入秋之时则要大量窖藏白菜、萝卜、马铃薯等越冬蔬菜。同时要大量渍酸菜、腌制品种丰富的各种咸菜。在食物种类较少的冬天腌制的蔬菜成为餐桌上的一道特色的菜肴。随着生活条件的改善，东北地区的人们在冬天也能吃到新鲜的蔬菜，所以腌菜不再是冬天东北地区的人餐桌上的主角，但是它仍然占据着东北地区饮食的一席之地。丰厚的冬贮，是东北地区人们饮食文化的聪明创造。

（四）东北地区饮食口味偏向

东北地区的人们在饮食方面口味上偏向口味重，东北菜以炖、酱、烤为主要特点，形糙色重味浓。粗线条的东北菜，不拘泥于细节，颇像粗线条的东北人，令人胃口大开。酱脊骨、酱猪蹄、酱鸡爪、鸡脖、鸡肝等酱菜，若佐以醇厚的高粱烧酒，便有几分豪气从胃中升腾，充满了关外的味道。无论是酸甜辣咸，只要东北地区的人们能接受这种口味，那么他们一定会在自己能接受的范围内尽可能多放这种可以产生这种口味的调味品。这种口味偏向总体来说与东北地区的人们的性格特点密不可分，豪放的性格特点就影响了东北地区人的饮食口味偏向于重。由于东北地区的饮食口味偏咸偏辣，又有饮酒御寒而形成的浓厚的饮酒文化，也为罹患高血压埋下了巨大的风险。

二、北方鲜明的饮食习惯与高血压产生的密切联系

（一）北方高盐饮食与高血压

研究结果显示，中国成年人过去 40 年间平均每天食盐摄入量在 10g 以上，超过世界卫生组织推荐量的 2 倍。此前，中国政府已鼓励全社会参与减盐。研究显示，中国北方居民食盐摄入量达到平均每天 11.2g，结果华北和东北地区高血压发病率明显高于南方。医务工作者等调查不同地区居民摄盐量与高血压发病关系时发现，高血压发病率与钠盐摄入量明显相关。在维持有效血容量的几大因素中，晶体渗透压和胶体渗透压占重要地位。钠是维持晶体渗透压的主要成分，体内水钠潴留可使细胞外液容量增加，有效循环容量增多，心排血量增多，血压升高。统计学调查资料发现，在饮食摄盐较高的人群中，血压较一般人群明显升高，如果减少每日摄入的食盐量，则可使血压下降。长期高钠摄入者可使血压升高，低钠饮食可以预防高血压或使已升高的血压降低已为人所共知的事实。

（二）北方高脂饮食与高血压

北方地区的饮食模式以肉类食品偏多且红肉摄入占比大，饮食偏好上重油、重盐、重糖，又因为冬季时间长、平均气温低，一年户外活动的总时间比南方人群要少，东北地区人群更易罹患高血压、高血脂、动脉粥样硬化等营养相关的慢性病。人体血液脂质随年龄发生变化。在 20~70 岁，血胆固醇浓度随增龄升高。中年期后，血总脂质、中性脂肪及胆固醇量即开始升高。老年期常伴有脂质代谢异常，高血脂易造成血管老化。食物所含脂肪约 98% 是甘油三酯，体内脂肪 90% 以上为甘油三酯。饮食中脂肪是一种调味品，又是一种重要的供能物质。在丰盛的宴席上，每一种食品无不含有大量的脂肪。饮食中的脂肪分两种，即动物脂肪和植物脂肪。动物脂肪含有大量的饱和脂肪酸，后者则含不饱和脂肪酸。每一种脂肪酸对人体健康都是不可缺少的，但是摄入时要有合理的比例，否则就有损于健康。特别是高血压患者，长期进食饱和脂肪酸较多更易加速动脉粥样硬化的发生和发展，如果降低饮食中饱和脂肪酸的比例就可使血压已升高的人群平均血压下降。

（三）北方嗜酒与高血压

我国北方地区，特别是东北地区冬天寒冷且漫长，有些地区最低气温达零下四十多度，喝酒御寒的生活习惯延续了北方独特的酒文化，酒文化深深扎根于黑土地中。大部分北方人长期饮酒，且酒量很大。酒是一种广泛应用的烈性饮料。我国是全球酒精销量最多的国家。每日少量饮酒对人体血压无急性作用，但是长期大量饮酒则高血压发病率明显升高，并且与饮酒量成正相关。长期大量饮酒者，收缩压和舒张压都升高。有人观察到，每日饮白酒 100mL 者，高血压发病率和脑卒中病死率是不饮酒者的三倍。饮酒引起的血压升高可能与酒精刺激体内糖皮质激素和儿茶酚胺生成，进一步增强血管紧张素、血管加压素

和醛固酮的作用而使血压升高有关。通常，酒精性高血压患者戒酒6～12个月后，血压即可恢复到正常水平，重新饮酒后血压又可回升到饮酒前水平。在现实生活中，特别是每逢节假日，高血压患者与亲朋聚会，开怀畅饮，很易发生脑中风死亡。经常饮酒会影响降压药的疗效，使得高血压不易控制。

三、高血压患者适宜食用的食物分类和食疗菜谱

（一）高血压患者适宜食用的食物分类

人们常说药食同源，当我们的机体患病，除了吃药治疗外，我们还需要注意相关的饮食，即中医主张的药补不如食补，例如湿疹患者应该吃一些红小豆薏米，阳虚的患者禁用海参等。那么对于高血压这个病症，我们也要注意相关的饮食。我们将其分为蔬菜、水果、谷物、豆类及肉类。

适宜高血压患者食用的蔬菜有很多，血压高的人群可多吃小白菜、油菜、芹菜、菠菜、木耳、黄瓜、黑木耳、银耳、香菜、土豆等蔬菜来起到辅助降血压的效果。例如小白菜、油菜、菠菜中含有丰富的钾离子，对于维持血压的稳定有一定程度的帮助；韭菜、芹菜等蔬菜中富含丰富的膳食纤维素，可以促进油脂的排泄，从而起到降血脂的作用，有助于高血压患者控制血压；黑木耳、蘑菇等菌类食物，含有丰富的矿物质，可辅助降血压。

适宜高血压患者食用的水果有苹果、山楂、猕猴桃、葡萄、草莓、香蕉、柚子等，直接进食即可，由于水果中果糖含量很高，糖尿病患者应注意摄入的量。

适宜高血压患者食用的谷物豆类仅有燕麦、荞麦、黄豆、绿豆、黑豆、红薯。其中被誉为金牌谷物的燕麦，因为含有丰富膳食纤维，能够帮助吸附体内多余的钠，并排出体外，进而降低血压，以及含有亚麻油酸可维持血液流通顺畅，降低血压。食用燕麦时最好是未加工过，这种燕麦所含有的水溶性膳食纤维较为完整丰富，经过长时间熬煮后有利吸收营养，帮助降血压；另一种降血压金牌谷物推荐荞麦，荞麦含有大量黄酮类化合物，尤其富含芦丁，能维持微血管壁的弹性，抑制血压上升，其内含的钾也有助调节血压，荞麦粉中所含丰富的维生素有降低人体血脂和胆固醇的作用。

适宜高血压患者食用的肉类包括鱼肉、鸭肉、鸽子、鲤鱼、鲫鱼、螃蟹、虾、甲鱼等。比如瘦猪肉：可以降血压、补气血；鹅肉：对高血压患者健康有利；乌骨鸡：适合高血压患者保养身体；鸭肉：可以软化血管、降低血压；鹌鹑：是高蛋白、低脂肪、低胆固醇肉类；牛肉：可以健脾养胃、调节血压；兔肉：可以保护血管、阻止血栓形成。总之，以上肉类高血压患者可以根据自己的喜好适量食用。

（二）高血压患者适宜的食疗菜谱

高血压是许多心脏病患者死亡的首要原因，它的形成与饮食关系密切。"是药三分毒"，药物治疗法虽然对降低高血压有显著疗效，但长期服用药物也会对其造成依赖，是对人体健康的二次伤害。除了药物治疗，日常饮食保健也是降低高血压的重要途径。一些食物能够有效稳定高血压，让患者过上健康生活，降血压食疗简单易行，效果显著。

（1）椒盐毛豆：毛豆350g，花椒5g，盐8g。将毛豆洗净，沥去水分，用剪刀剪去两端的尖角。将剪好的毛豆放入锅中，放花椒和精盐，加清水与毛豆平。用旺火加盖煮20分钟后捞出，装盘即可。

（2）扒鲜芦笋：芦笋500g，植物油30g，料酒15g，白砂糖5g，味精2g，香油10g，

盐 3g，大葱 10g，姜 5g，豌豆淀粉 5g。将鲜芦笋去掉老根、去皮，洗净，将芦笋劈开，切段，将芦笋段用开水焯一下，锅中放油，葱姜末炝锅。烹料酒，加汤、精盐、白糖、味精，把芦笋放入锅内。开后用水淀粉勾芡，淋上香油，出锅即可。

（3）腰果拌西芹：西芹 250g，腰果 50g，盐 2g，味精 1g，香油 10g。将西芹去根、叶洗净，切成菱形片。放入开水锅中烫，待水再次开时，捞出沥水。将腰果用麻油炸至浅黄色捞出，凉透。将西芹与精盐、味精、凉透的麻油拌匀，撒上腰果即成。

（4）松花拌豆腐：豆腐 350g，松花蛋（鸭蛋）150g，酱油 10g，盐 3g，味精 2g，白砂糖 5g，花椒 3g，植物油 10g，辣椒油 5g。将油锅烧热，投入花椒，炸出香味，捞出花椒不要，花椒油留用。嫩豆腐原样放入盘中，横切片，竖切丝让豆腐开花。松花蛋洗净切丁，置豆腐中央。取一小碗，加盐、味精、少许酱油、白糖、花椒油调匀成汁，浇在豆腐上，再淋辣椒油即成。

（5）凉拌山药土豆：土豆 200g，山药 100g，适量的葱花、辣椒。土豆洗净去皮切丝焯水至熟，山药洗净蒸熟放凉去皮切成丝备用。将熟的土豆丝、山药丝装入容器内，加入适量的麻油、盐、味精、胡椒粉、白醋、白糖、辣椒末拌匀装入盘内，撒上葱花。在锅内倒入食油约 25mL，开大火烧至食油沸，然后将沸油倒入菜上即可。

（6）素炒绿豆芽：绿豆芽，尖椒，葱，蒜，花椒面，米醋，酱油，盐，鸡精。绿豆芽洗净，尖椒去辣筋后切丝，切好葱花、蒜末备用。锅中加少许底油，待八成热时，下葱花炝锅，紧接着倒入尖椒丝，略微翻炒后倒入洗好的绿豆芽，继续翻炒。加入花椒面、少许酱油调味，放盐，翻炒均匀后加入米醋，翻炒两下最后加入蒜末、鸡精炒匀。

（7）醋泡花生：花生中的脂肪酸主要是油酸，油酸可降低血脂、降低总胆固醇和有害胆固醇，醋泡花生可以清热、活血，保护血管壁、阻止血栓形成。

（8）凉拌海带丝：海带富含丰富的牛磺酸，可降低胆固醇，有降血压的效果，日本人称海带为长寿菜。

（9）葱汁豆腐：豆腐含有丰富的不饱和脂肪酸，有降低胆固醇的作用，其中豆腐中的卵磷脂在人体内形成胆碱，有效防止动脉硬化。

（10）蒜泥菠菜：菠菜含有的膳食纤维能延缓动脉粥样硬化，能降低高血压患者出现冠心病等风险。但吃菠菜一定要煮熟，二要适量。

（11）鲜榨黄瓜汁：黄瓜有利尿、强健心脏、保护血管、调节血压的功效，饮黄瓜汁比吃整个黄瓜更有效。

第二节　情志与高血压

一、情志异常是产生高血压的重要因素

高血压的产生与七情内伤有着密切的联系。很多人可能更多重视体重、遗传、饮食等与高血压之间的关系，却忽视了心理在高血压机制中的重要作用。高血压是一种身心疾病，必须要重视心理健康。一方面，患高血压的人，多有经常发脾气或生闷气等特殊性格，孤僻、忧郁的人也最容易患高血压。一些调查数据显示，高血压合并焦虑症者达到38.5%~47.2%，明显高于没有高血压的人群。另一方面，如果长期处于焦虑等负面情绪

下，也非常容易得高血压。研究显示，家庭环境压力，特别是儿童期的家庭环境压力，对原发性高血压的发生有显著影响。如在父母离婚或不和、父母管教过严或不一致等影响下，儿童从小就会体验到紧张、对立和焦虑的情绪，自身的情绪经常处于激动、不安之中，容易导致血压升高。成年人如果长期处在社会压力大或应急状态下，情绪紧张，也容易导致血压升高。在第二次世界大战期间，被围困在列宁格勒（现圣彼得堡）达3年之久的人，整天面对轰炸，没有食物、水，人们长期处于焦虑与抑郁情绪中，高血压发病率大幅度增高，从战前的4%上升到64%。当人体长期焦虑、愤怒时，神经紧张引起交感神经和副交感神经功能紊乱，会导致血管张力增高。同时肾上腺素分泌增加，心输出量增加，收缩压会升高；去甲肾上腺素浓度增高，外周血管阻力也会增加，导致舒张压升高。还会到体液神经的调节轴，引起类固醇激素分泌增多，水钠潴留，血容量增加，进而血压升高。

中医学认为，人体长期处在情志失调状态必将导致脏腑功能紊乱，正如《黄帝内经》所云："喜怒不节则伤脏。""怒伤肝、喜伤心、思伤脾、忧伤肺、恐伤肾。""怒伤肝"，中医讲，肝气宜条达舒畅，肝柔则血和，肝郁则气逆。怒是较为常见的一种情绪，怒则气上，肝失条达，肝气就会横逆。有些人发怒后，常感到胁痛或两肋下发闷而不舒服就是这个原因，中医称其为"肝气横逆，克犯脾土"。经常发怒的人也易患上高血压、冠心病、胃溃疡等，《三国演义》中周瑜就是因生气吐血而亡。因此，我们要尽量戒怒，这样才有利于血压稳定和身体的健康。"喜伤心"，欢喜太过，则损伤心气。如《儒林外史》中描写范进中举，由于悲喜交集，忽发狂疾的故事，是典型的喜伤心病。中医认为"心主神明"，心是情志思维活动的中枢。喜是心情愉快的表现，喜可使气血流通、肌肉放松，益于恢复身体疲劳。俗话说"人逢喜事精神爽"，有高兴的事可使人精神焕发。但欢喜过度，则损伤心气，如人们常说的"乐极生悲"就是这个意思。在《淮南子·原道训》中也有"大喜坠慢"阳损使心气动，心气动则精神散而邪气极，从而出现失眠、健忘、心悸等，特别是一些心脏不好的人，过度兴奋就会诱发心绞痛或心肌梗死。因此，喜乐应适度，喜则意和气畅，营卫舒调，过度就会伤身。"思伤脾"，思就是集中精力考虑问题。如思虑过度，精神受到一定影响，思维也就更加紊乱了。中医认为"思则气结"，思虑过度，使神经系统功能失调，消化液分泌减少，出现食欲不振、失眠多梦，神经衰弱等，之所以会出现这些症状，与脾有一定的关系。"忧伤肺"，忧是与肺有密切相连的情志，人在忧伤时，可伤及到肺，出现气短、干咳、咯血、音哑等。悲是忧的进一步发展，悲是由于哀伤而产生的一种情态，表现为面色惨淡，神气不足。忧与悲损都会伤及到肺，所以有"过悲则伤肺，肺伤则气消"的说法。多愁善感的林黛玉，整日郁郁寡欢、悲悲切切，最终因肺病而死，就是大悲伤肺的最好的证明。"恐伤肾"，恐是因精神过度紧张而造成的胆怯。惊是突然遇到事情的变故，导致精神上的紧张。如突临危难，突然打雷等，都可发生惊吓。惊恐可干扰神经系统，出现耳聋、头眩、阳痿，甚至可致人死地，如老百姓常说的"吓死人""吓得屁滚尿流"。肾藏精，主生殖系统，即为生命的发动机，古代医家称肾为"先天之本"。突受惊吓而当场目瞪口呆、手足无措的人，大都因心气逆乱，心血受损，导致心无所倚、神无所归的缘故。因此，治恐当补肾，治惊应安神。人体是一个极其复杂的有机体，七情六欲，人皆有之，正常的精神活动，对身心健康是有好处的。但异常的精神活动，就可使情绪失控而导致神经系统功能失调，引起人体内阴阳失衡，从而引发疾病。因此，要想拥有一个好身体，就要善于情志调摄。

　　由此可见，七情对人体的影响是巨大的，而当七情失常进而导致脏腑功能失常又会导致气机运行障碍、痰瘀诸邪化生，疾病进展加重，血压持续升高，终成难治顽症。怒易伤肝，疏泄失常，气机内郁，久则化火，肝火上腾，血压陡升。过喜伤心，心气涣散，运血无力，血行不畅，瘀滞血脉，而致眩晕，发为高血压。思则伤脾，脾失健运，水液代谢失司，水湿内停，蓄积体内，容量增加，引起高血压。肺主气，司呼吸，朝百脉，主治节，为水之上源。悲忧损肺，一则可致气血运行不畅，血脉阻滞而发为眩晕；二则可使水液代谢失常，水湿蓄积，成痰成饮，而致眩晕发生。恐惊伤肾，肾精亏虚，水不涵木，肝阳独亢，上扰头目，血压上升，发为眩晕、头痛。由此可见，高血压的发生与人体情志失调息息相关。现代实验研究也已证实，高血压的发生与长期焦虑、恐惧、紧张等不良情绪有较大关系。

二、情志对高血压防治中的重要意义

　　高血压的发生既然与强烈的精神刺激或反复、持续的不良情绪密切相关。那么预防高血压的发生，尤该牢记"畅情志"。注重情志养生，保持情志条畅，情志条达则脏腑功能正常，人体气血通畅。《黄帝内经》第一篇《上古天真论》中有一段话说："恬淡虚无，真气从之，精神内守，病安从来？"千百年来，这十六个字不知被多少经文引用过，也不知有多少人经常念叨过。简单平常的诗意般的文字，实际上隐含了天地赐予的生命信息，揭示了大自然万物生生不息的规律，更凝聚了古代圣贤们千辛万苦的经验总结。然而时至今天有多少人会理解它、体悟它，又有多少人真正相信它呢？有人认为这是治疗当代人心灵疾病的一个良方。但我更认为无论什么时候它都是治疗心身疾病的良方。

　　什么是恬淡？什么是虚无？一般狭义讲是指人的性格娴静、个性修养清素、欲望淡雅、胸怀的宽广。从广义讲是对不切实际的与自身不相匹配的名利的适时淡泊，同时它又是一种信仰、一种追求、一种对天地间美好事物的艰辛，一种对人世间美满精神生活境界的追求期盼。就如阳光雨露永远的伴随人类一样的意志毅力。虚、静、松、守是这十六个字的核心。

　　南怀瑾先生在一次讲座中讲述了一个有趣的故事，是讲大家都知道的苏东坡很有修为，他曾经作过这样一首诗："稽首天中天，毫光照大干。八风吹不动，端坐紫金莲。""八风吹不动"，就是说无论人间的贪、嗔、痴、名、利、毁、誉、议，还是宇宙之风、四面八方的风都吹不动他。苏东坡认为这首诗写得太好了，于是就让书童把文章送到江对岸的一个老和尚那儿。老和尚看后，回写了一个字"屁"。苏东坡看了非常生气，马上过江去找老和尚评理。他愤愤地对老和尚说："我如此淡定之境界，竟然让你说了一个'屁'字。"老和尚一听就笑了，并在上面又加了一句话："一屁过江来。"老和尚嘲笑说："你认为自己非常淡定，但我只写一个小小的屁字，就让你跑来了。"这就体现了苏东坡对名的欲念和强大的好胜心。风和屁哪儿能比呢？一个小小的屁就可以让他马上跑过来，那么他所认为的定力在哪儿？所以说，淡定是很不容易达到的境界。

　　恬淡虚无更是为人处世豁达开明而又不失原则、不弃底线。是漫长生活阅历的积累而形成的冷静、沉稳和细致。又是对人世间美丑善恶的爱憎分明。这是《老子》的一种思维，是自古圣贤们的信仰。后来老子大量引用："致虚极，守静笃。"体现了佛教主张的事物因果关系论，道家的无为而治，空灵透净观，儒界的大德大志，明心见性等精神内涵！

在恬淡虚无心态的基础上，在漫长的风雨岁月修炼中，在正确的方式方法体悟中，真气从之是自然的结果。《黄帝内经》认为：人体五脏六腑、十二经脉，任督二脉，上中下三焦无时无刻不与天地相关联，阴阳五行的运化、大自然的五颜六色、风雨雷电、山川河流、草木水土、冷暖寒热等等随时都对人类发出生生不息的生命信号，又对人体五官九窍输送微妙生物磁场信息。这种信号信息又与天体运行相反应释放出生命能量，孕育着大自然一切生命。正所谓"天地是人类的父母、人类就是大自然的子女"。

当人体的思维意念、行为姿势合乎天地运行中释放出的生命能量规律性时，真气就会在人体出现、运行、蓄存。真气在人体运行的线路方法、强弱，及每个人的辛苦付出是不相同的。对人体带来的智慧、愉悦、强壮程度也是根据每个人的感悟而不同。是一种只可体悟而无法表达的境界。怎么运行真气，后来的道教，"内丹"养生术就引用了真气从之的修炼方法，这个方法包括小周天、大周天、任脉、督脉乃至全身所有部位。实际上人体任何疾病的发生发展和恶化，都与体内真气的强弱、真气的运行和布散息息相关，如果人体真阴真阳（真气）耗尽，生命活动也就终止了。

如何理解"精神内守"？人的精神思维活动是摸不着、看不见的，每个人的精神境界、思维活动深浅程度、有量与质的区别，又受到人生经历不同、遭受生活磨难不同、对事物的认识理解也就不同，既有先天遗传区别，又有后天体悟之区别。同时又受到环境、工作、家庭背景、人际关系的影响。另一方面，精神的内守要靠心灵的洗涤、心神的安抚、潜意识潜意念深深的松懈和松静，更要有环境的衬托。要有肝魂、肺魄、脾意、肾志的默契配合才能达到好的效果。精神内守也是长期禅练的宗旨。简单说是"精神"不要外泄，精气和神气与意念相融、留在体内，留存于五脏六腑之间，并与天地与大自然生息相处。不要外泄。正气内存还有什么病呢？什么病都没有了，因此就有了"病安从来"之说。

对于已经患有高血压的患者来说，治疗过程中指导患者进行情志养生更为必要，此正合华佗所说："善医者，必先医其心，而后医其身。"研究表明，患了高血压后，人的心理也会受到威胁，高血压分级越高，其患心理疾病的概率就越高，两者之间形成互为因果、相互加重的恶性循环。研究还表明，高血压患者的心理问题具有一定的连续性，心理问题并不能因血压下降而随即消失。由此可见，在高血压预防、治疗两个环节中，对患者的情志调畅都是必不可少的，情志养生应贯穿高血压防治的全过程。

三、情志防治高血压的措施

（一）静神

中医所谓的神，是指人体精神意识思维活动。静神就是使思想安静，神气内持。静神思想倡始于老庄，并为后世养生学家所推崇、发展。老子于《道德经》里提出"静为躁君"，认为安静是躁动的主宰，只要排除杂念，坚守清静，就可使神气静而不躁，由此可达长寿的目的。《黄帝内经》也赞同这一认识，认为："静则神藏，躁则消亡。"此句意思即神宜静，而不宜躁。清静，一般是指精神情志保持淡泊宁静的状态，因神气清静而无杂念，可达到真气内存，心神平安的目的。

近年来，国内外不少学者都非常重视思想清静与健康关系的研究。生理学研究证实，人在入静后，生命活动中枢的大脑又回复到人的儿童时代的大脑电波状态，也就是人的衰老生化指标得到了"逆转"。但由于"神"有任万物而理万机的作用，故神常处于易动而难静的状态。正如陈继儒《养生肤语》里所说："今人作文神去，作事神去，好色神去，凡动静运用纷纭，神无不在。"陈师诚《养生导引术·呼吸》中亦云："心如猿意如马，动而外驰，不易安定。"所以，真正做到使精神安静是非常不容易的，只有从思想高度认清静神的意义，才能克服种种干扰，做到"静则神藏"静神养生的方法也是多方面的。如少私寡欲、调摄情志，顺应四时、常练静功等。就以练静功而言，它是以静神和调气为主要手段的练养方法。静功是气功中的一种，包括练意和练气两方面的内容，相当于古代的静坐、吐纳、调息服气等方法。其中的练意，即是调理精神状态，以达到促进神气入静的作用。眼耳为人体五官之一，是直接受外界刺激的主要器官，其功能受着神的主宰和调节。目清耳静则神气内守而心不劳，若目驰耳躁，则神气烦劳而心忧不宁。正如老子所说："五色令人目盲，五音令人耳聋。"即是说乱视杂听，则会使耳目过用不清，而耗伤神气，尤其要避免"目视玄黄，耳务淫"，这样就能减少外界对神气的不良刺激。老年人由于阅历万千，思虑易起，其神更是易动难静，《千金翼方·养老大例》针对老年人这一特点，指出"养老之要，耳无妄听，口无妄言，身无妄动，心无妄念，此皆有益老人也"。

许多名人不仅在事业上独领风骚、登峰造极，而且在修身养性方面亦往往有独特建树，从而延年益寿，为后人留下了无数的养生佳话。"静养"就是他们极为喜爱的养身法宝之一。武则天，这位中国历史上唯一的一位女皇，总揽朝政达 50 年之久，但却一直耳聪目明，思路敏捷。究其因，这与她在感业寺当了 3 年尼姑，潜心钻研"盘膝静坐"不无关系。晚年的武则天，朝政之余，经常身居深宫，瞑目静坐，纵然国事千头万绪，只要是静坐练功，就会身心不动，神智明清，从而 81 岁而终，算得上是寿星皇帝了。

郭沫若，这位我国现代文学巨匠，享年 86 岁，便是得益于"静养"。1914 年初，他东渡日本，由于急躁和用脑过度，得了严重的神经衰弱，心悸、乏力、睡眠不宁。后来，他偶然在东京旧书店里买到了一本《王文成公全集》读到王阳明以"静坐"法养病健身故事后，便开始试着学起来。每天清晨起身静坐三十分钟，临睡时也静坐三十分钟，不到半个月，奇迹产生了。他的睡眠大有好转，胃口也恢复如常，尤其是精神上彻悟了一个奇异的世界。以后"静坐"一直陪伴他度过漫长而又曲折的一生。"静坐"使郭老从弱者变为强者并赢得了高寿。

中曾根康弘，这位高寿的日本前首相钟情坐禅。他的宗教观念很强，认为坐禅能促进睡眠，还能使紧张的精神得到松弛。曾有人做过统计，在他第一次就任首相之初的 4 个月中，就有 11 次跨进寺院，每次都要花两三个小时坐禅，盘腿而坐，耽于冥想。坐禅使中曾根仪表堂堂，风度翩翩，以强健的体魄活跃于世界的政治舞台上。因此，情志养生首先要养静，神静则有助于排除焦虑、紧张、忧郁等不良情绪的干扰，使人心态平和稳定，体内环境处于协调和顺的旺盛状态，从而避免血压升高。

（二）御神

御神就是要善于驾驭、控制自己的精神，冷静、沉着地面对和处理各种事物，就可达到《黄帝内经》所说"精神内守，病安从来"的养生境界。反之，不能自我控制，违背生活规律，则有害于身心健康，促使人体过早衰老，《黄帝内经》谓之："不时御神，务快其心，逆于生乐，起居无节，故半百而衰也。"

御神的目的是可以更好地把握自己的思想和情绪，从而使自己不受外界的干扰，追求自身的本我，让自己过得更加轻松愉悦，而不是为了追求心中的愉悦去胡思乱想肆意而为，那便不是御神，而是被欲望指使的躯体，那样的人无疑是行尸走肉。御神应该是胜不骄败不馁，泰山崩于前而面不改色的内在气魄，要明白人的一生成功并不是常态，我们人生的目的不一定是要追求完美，而应该是有勇气直面自己的缺憾，不完美才是生命的本质。每个人的生活都不会一帆风顺，我们要有这样的思想准备去面临生活中的各种困难挑战，生活并没有我们想得那么好，但也没有我们想得那么差，你要相信自己足够强大，要想自己足够强大就要有一个足够强大且坚强的内心，有时候我们会为了别人一句话而感到难过万分，痛哭流涕，甚至想要放弃生命，可是坚持一下呢，坚持一下再坚持一下，当你再次回头你可能会发现自己已经走过了很长的路。有时候很多困难是我们自己想象出来的。当我们真正面对过后，会发现他并没有我们想得那么可怕，回头看看那些我们生命里自认为无法跨越的坎儿，现在还觉得无法跨越吗？这一生我们要承认很多事情是我们拼尽全力都不可能企及的，但是在我们能力范围内我们必须要竭尽全力，这样的人生便是无悔的。我们要勇敢地面对生活里的各种不如意，并也继续热爱它。

御神其实就是思想与肉体的妥协，我们要做到以下几点：

1. 息怒制怒法

第一，戒怒。制约发怒，首先做深呼吸。经过吸气呼气，先把气缓下来，怒自消。

第二，要学会反省。发怒时，先反省自己的过失，这样可以避免怒火燃烧你的身体。

第三，推己及人。想想"如果我是对方，我会说同样的话，做同样的事吗？"从对方的角度看事情，试穿别人的鞋子，可以适当抑制发怒。

第四，原谅对方。多想一些快乐的事。

第五，善待自己。发怒是拿别人的错来惩罚自己，损害自己的健康，你还会生气吗？

2. 发泄悲郁法

悲郁结于胸中，辄使气机拘急，故须及时缓解而不宜收制，正如《素问·至真要大论》中说："急奇缓之。"对悲郁者来说发泄，哭诉是最有效的发泄方法。

长时间抑郁会心神不爽，气血失畅，很容易引起各种疾病。所以悲郁的心情要及时排解，这时哭或者倾诉是最好的方式。但哭泣不宜过久，久则伤身。

3. 乐观和畅疗法

乐观开朗是远离不良情绪的重要方法之一，特别是身处逆境或身受病困时，乐观的态度对消除不良情绪有很大的作用。此外，还要培养幽默逗乐的情绪，有一个好的心情，自然也是乐观养心的妙法。

4. 超然脱俗疗法

人们在追求进取之时依然保持超然淡泊的态度，在得失取舍之间能够以宁静安泰的心境泰然处之。《老子》指出"见素抱朴""致虚极，守静笃"正是一种超然脱俗的精神状态。

中医认为不良情绪严重影响人体健康，《黄帝内经》也曾提出"怒伤肝、喜伤心、忧伤肺、思伤脾、恐伤肾"的理论。现代医学认为生气会消耗大量精力，同时人体会分泌某种毒素，美国科学家将人生气时呼出的"生气水"注入白鼠体内，白鼠很快中毒死亡。此外，生气还可引起多种疾病，对人体消化系统、神经系统均有负面影响。由此可见，中医的论点并非虚妄，而是从医学实践中得出的正确判断。

因此，通过御神对自己的意识思维活动及心理状态进行自我锻炼、自我控制、自我调节，有利于增强心理情志对外界刺激的调节和承受能力，从而避免长时间陷入焦虑、紧张、惊恐的不良情绪之中，从而达到防治高血压的目的。

（三）治神

除了自身要静神、御神以外，还可以借助中药、针灸、"情志生克法"等手段以"治神"，从而解除精神负担，改善情志症状。对于那些容易出现情绪情志波动的人群，就可以通过口服一些具有疏肝理气、养心安神之效的中药，如逍遥丸，天王补心丹等治疗，也可以清心、理气的中药如玫瑰花、栀子泡水饮用。

在前面的章节中我们详细地介绍了治疗高血压的中药方剂和重要穴位、配穴原则等，我们可以根据病情症状来断定是否与情绪有关从而选择合理的中药方剂和行针腧穴。接下来我想详细介绍《黄帝内经》中的"情志生克法"。读过《儒林外史》的人一定会对"范进中举"这一事例印象深刻。范进投身科举，屡战屡败，屡败屡战，一直到头发都白了才终于中了举人。范进喜极而狂，满街乱跑，心神全散了。无奈之下，只好找来他往常最害怕的岳父大人胡屠户，胡屠户壮起胆子一巴掌就把范进给扇清醒了。这种"以恐胜喜"的做法看似简单，实际上就是《黄帝内经》情志生克法的具体运用。前文中我们讲到了七情对五脏六腑有着直接的影响，一个人只有善于调节情绪，保持心理健康，才能保持各种生理机能平衡，才能减少疾病，才能延缓衰老。这就是《黄帝内经》中说的"恬淡虚无，真气从之，精神内守，病安从来"。至于如何去克制自己的情绪使其不伤身体，《黄帝内经》也给出了办法，那就是：情志生克法，实际上也是五行理论在养生上的运用。情志生克法具体的内容就是"怒伤肝，悲胜怒""喜伤心，恐胜喜""思伤脾，怒胜思""忧伤肺，喜胜忧""恐伤肾，思胜恐"。

（1）"喜胜忧"，快乐可以战胜悲伤忧愁。喜是火，忧悲是金。用五行的说法就是火克金，火是可以把金属熔化开的。火又是散，气又是气结、凝聚，因此悲要用散法，在什么情况下会喜胜悲呢？比如说我们白天工作非常疲惫，又受到领导的批评，心里很憋闷。有的人就会去喝酒，认为一醉解千愁，其实不然，喝酒只是让你暂时把烦恼忘记，你可以去听听相声，看看搞笑的电视剧或东北二人转，都可以让你开怀一笑，调节了心情，这就是喜胜悲。

（2）"悲胜怒"，就是用悲伤来战胜大怒，就是金克木，肝主怒，大怒则肝火不能收敛，因此用肺金收敛的方法来降肝火。在一个人大怒的时候，告诉他一个很坏的消息，让他突然悲伤，这样就可以把他的怒火熄灭。

（3）"怒胜思"，即用激怒的方法，使忧思之情感得到缓解。中医认为，思为脾志，怒为肝志，因木能克土，而脾属土，肝属木，所以可用肝之志"怒"，来治疗各种由脾之志"思"引起的疾患。《华佗传》里记载着这样一个病例：有一个郡守因为思虑过度，造成身体里有瘀血。华佗收了这个郡守很多礼，不但不给他治病，还写了一封信骂他，说他不仁不义，其实，这就是华佗的治疗方法。那个郡守是因为思虑过多而得的病，华佗这下子把他激怒了，怒则气上，这样就把他身体里的血一下子全倒出来，他吐了几口血，以后病就痊愈了，这就是"怒胜思"。所以，在日常生活中，我们可以在忧思难解、不能自拔，如失恋、单相思等时，想点对方引你愤怒的行为和事情。

（4）"思胜恐"，思虑是可以战胜恐惧的，也就是说你把问题想清楚了，也就不害怕了，这就是土克木，因为恐属水，土是脾，而脾主思。古代张子和就曾经治过这样一位患者。有家人半夜突然出现了一伙强盗抢东西，从此以后，这家主人夜里一听到一点轻微的响声就非常害怕，整夜睡不着，张子和怎么给她治这样的病呢？就是她在屋里的时候，张子和就用木棍敲他家的窗户。第一次她害怕，然后就反复地敲，十几次之后她慢慢习惯了，就不再恐惧了，觉也睡得安稳了。

（5）"恐胜喜"是怎么回事呢？就是恐惧可以战胜过喜过散的心，前面提到的"范进中举"的故事就是一个很好的例子。

总之，高血压作为一种心身疾病，情志养生具有重要的、特殊的意义，应该给予足够的重视，并在实践中不断地完善、改进，使之成为一种贯穿于高血压预防、治疗整个过程的简单、有效的干预手段。

第三节　健康的生活方式对预防和控制高血压的积极作用

一、低盐饮食

盐是对人类生存最重要的物质之一，也是烹饪中最常用的调味料。盐的主要化学成分氯化钠（化学式 NaCl）在食盐中含量为 99%，从生理角度看，盐对维持人体健康有着重要意义：盐能协助人体消化食物；盐能参加体液代谢；盐是体液的重要成分。然而过量食用会使人患上很多种疾病，在中国人食盐普遍食用过多，食盐对于高血压的影响是非常大的，推荐正常人群在生活中食盐的摄入量每天不要超过 5g，食盐的摄入增加会导致体内钠过量，容易出现水钠潴留而出现血压增高。目前长期的统计发现每天的食盐减少 3g，可以使收缩压降低 7mmHg，舒张压降低 5mmHg 左右，对于盐敏感性的高血压患者更是重要。而我国北方的食盐摄入量是非常高的，多数人群食盐每天在 12g 左右，这是非常可怕的，建议高血压患者一定要限盐，正常人群也要限盐，平时生活中要少放盐、黄酱以及酱油等含盐量高的调料。

食用过量的食盐也会引起身体的其他病变，例如：

（一）肾脏的负担

进食过多食盐后，血液中的钠盐含量过高，需要通过肾脏滤过，随着年龄的增大，肾脏功能也逐渐减退，所以食用过量的钠盐会加重肾脏负担，对原本患有肾脏疾病的患者来说无疑是雪上加霜。

（二）食盐过多会引起感冒

高浓度的钠盐有强烈的渗透作用，会影响人体细胞的抗病能力，使人体丧失了抗病能力。感冒病毒很容易通过失去了屏障作用的细胞侵入人体，所以易使人患感冒、咽喉炎、扁桃腺炎等上呼吸道炎症。

（三）加重糖尿病

前面我们已经讲到食盐摄入过多会导致高血压等心脑血管疾病、增加肾脏的负担。而糖尿病患者也会出现心脑血管疾病、肾脏病变等并发症，所以食盐摄入过多，无疑对糖尿病患者也会带来极大的危害。

（四）导致骨质疏松容易骨折

高盐饮食为什么会导致骨质疏松？那是因为钠盐摄入过多，会影响人体钙的吸收，久而久之导致骨质疏松，容易引发骨折。

（五）易导致胃炎甚至胃癌

胃和食盐的关系是很密切的，食物消化主要在胃，钠盐摄入过多第一个受损害的就是胃，破坏胃的黏膜，使它失去保护屏障，受到高浓度胃酸的侵蚀，幽门螺旋杆菌侵入，轻者引起胃炎，重者引起溃疡甚至胃癌。日本的胃癌患者以东北部的秋田、山形两县爱吃咸的地方为多。患胃癌数占首位的秋田县曾因此而发动一场减盐运动，结果死于胃癌的人减少二成以上，可见吃盐过量是患胃癌的一大诱因。

（六）导致肥胖增加皱纹

食盐过量并不会直接导致肥胖，但会间接地刺激吃更多的食物，导致机体堆积过多的脂肪；同时长期高盐饮食的人群会因为皮肤水分被高盐浓度吸收，导致皮肤缺水，引起皱纹的产生。

因此，合理饮食摄入食盐每天 2.5~5g。对于患有高血压的患者，每日盐的摄入量应控制在 4g 以内。诺贝尔奖得主"伟哥之父"伊格纳罗教授曾自称"有一颗年轻的心脏"，除了强调运动的作用以外，还特别提及在他的家里没有食盐。

对于已经习惯重口味的北方人群，观念的转变更为重要。在短期之内让大家每日进食 5g 盐是不太现实的，但至少大家应该有这个意识，尽量尝试清淡饮食，特别是对于老人和小孩控制食盐量就显得尤为重要。

二、低脂饮食

随着人们生活水平的提高，现在的人都比较讲究养生，所以在吃食上都非常地注意。一些高脂肪的食物，大多数人都不会随意触碰，就算吃的话也会严格控制次数，因为高脂肪对身体有很大的伤害，不仅会引起三高，还会导致身材变形。吃什么食物好呢？你知道哪些是低脂肪的食物吗？

（一）低脂肪的食物

低脂肪食品是一种限制脂肪供给量的饮食。低脂肪食品包括食物自身所含脂肪和烹调用油。低脂饮食是指甘油三酯、胆固醇比例较少的食物。低脂肪的食物：豆汁、绿豆芽、土豆、山药、胡萝卜、油菜、芹菜、大葱、菜花、冬瓜、黄瓜、茄子、海带、蘑菇、番茄、豆腐、粉丝、木耳、青菜等。

低脂饮食提倡"素多荤少，多果蔬、少肉"的原则，注意多摄取五谷杂粮、薯类和各类新鲜蔬菜水果。

（二）远离脂肪的健康小秘诀

1. 每隔一小时站立 10 分钟

站立会提升你的新陈代谢，让胃里的食物消化得更快，如果条件允许的话，最好是环绕房间一周，甚至是跳段小舞更好。

2. 选择健康的零食

把平时吃的甜品以及其他高热量的零食都替换成新鲜的水果切片，坚持一段时间后你会发现你的体重减轻了，摄入过多的高热量零食也是发胖的原因哦！

3. 增加蔬果摄入量

水果和蔬菜都含有丰富的纤维素，而且热量较低，多吃能增加你的饱腹感，有效减少其他食物的摄入。保证蔬菜占用餐分量的二分之一，这样能减少卡路里的摄入。新鲜的蔬菜不仅脂肪含量低，还含有各种各样的营养物质。经常吃蔬菜，不仅可以减肥，还能够让身体越来越健康。不过为了健康着想，人们在日常的生活中，也要摄入足够的肉类，不然对身体也会有影响。

总之，中老年人每日脂肪供给量以占每日总热量的20%~30%为宜。中老年人膳食油脂应以植物性油脂为主，如豆油、麻油、花生油、玉米油等，它们含不饱和脂肪酸较多。不饱和脂肪酸较饱和脂肪酸易燃烧，还能加速胆固醇分解为胆酸排出，利于降低血胆固醇含量。常见的高胆固醇膳食有动物肝、脑、肾脏、蛋黄、鱼卵和奶油等，应避免食用。

三、戒烟、戒酒

每支香烟中含有尼古丁5~15mg，氨1.6mg，氰酸0.03mg，烟雾中含有3%~6%的一氧化碳。尼古丁可收缩小动脉，增加外周血管阻力，从而导致血压升高。吸一支香烟后心率增加5~20次/min，收缩压上升10~25mmHg。吸烟是促进高血压和冠心病发生的重要因素之一，大量吸烟者，恶性高血压的发病率明显增多，也可增加冠心病猝死的危险性。研究发现，长期吸烟的高血压患者，脑卒中和冠心病发病率是不吸烟患者的2~3倍。因此，为了健康，高血压患者应当主动自觉戒烟。停止吸最后一支烟，20分钟后血压和心率恢复正常，8小时后血中一氧化碳和血氧水平恢复正常，戒烟后，有些益处虽不会收到立竿见影的效果，但是久而久之，高血压并发症的概率减小，身体也越来越健康。

少量饮酒对人体血压无急性作用，但是长期大量饮酒则高血压发病率明显升高，并且与饮酒量成正相关，长期大量饮酒量者，收缩压和舒张压都升高。控制饮酒量或戒酒是减少高血压发病的重要措施之一。轻度高血压患者每日酒精摄入量不应超过20g，中、重度高血压患者应严格限制饮酒。

四、增加运动

（一）坚持养成多运动的好习惯

高血压具有多发性与终身性特征，对人体的影响是潜在的和长期的，临床多以服用西药控制血压，但是随着病情的发展，患者的用药量会不断增加，对自身的诸多脏器会产生不良损伤，并且将会产生较强的耐药性。现阶段临床医生大力提倡常规疗法与运动疗法协同，通过每天半小时以上的中等强度运动，可以将血压降低4~9mmHg，但是患者一定要注意坚持。通过运动可以改善患者的体重，可以通过间接地降低体重预防胰岛素抵抗以及血脂增高，这些都有助于血压的降低。而且运动的过程中可以使患者的心情舒畅，有助于预防由于精神紧张导致的血管收缩异常，而出现的血压增高，这些对于高血压都是比较良性的循环。对于高血压的人群，推荐选择以中等强度的球类运动、慢跑或者打太极等改善血压。平时患者不要久坐，适当地进行体育锻炼以外的活动，比如在坐位保持一个小时以后患者可以适当活动，预防久坐带来的危害。

增加运动可以减轻体重，将BMI（体重指数）尽可能控制在<24kg/m^2；体重降低除有利于控制血压外，还对改善胰岛素抵抗、糖尿病、血脂异常和左心室肥厚等均有益处。另外增加运动有利于减轻体重和改善胰岛素抵抗，提高心血管调节适应能力，稳定血压水平。

（二）传统功法对防治血压的积极作用

传统养生功法的练习对高血压患者也有较好的降压作用，比如，太极拳、八段锦、五禽戏、养生操等。

1. 练习太极拳对人体的益处

（1）锻炼肺功能：练习太极拳可以改善肺组织的弹性，使得胸廓的活动度增大，同时还可以增强肺的通气功能。太极拳以腹式呼吸为主，呼吸深长而均匀，在反复做出动作的过程中，会时常用到腹肌和膈肌，因此可以增强肺的通气功能。另外，又可以通过腹压有规律的改变，使体内的血液循环加快，加强肺泡的换气功能，这些都有助于保持肺的活力。

（2）改善消化功能：因为中枢神经系统主管着人体内所有系统，因此经常练习太极拳，也可以改善其他系统的功能，例如消化系统。通过提高中枢神经系统活动能力，从而改善消化系统的功能，还能避免因神经系统紊乱而诱发消化系统方面的疾病，如消化液分泌、吸收的紊乱。

（3）陶冶性情：太极拳的动作要求柔和，轻盈连贯，又要求在打出招式的过程中"动中有静、静中有动"，因此平时性急的或者性慢的人，在练习的过程中就会受到无形的影响，达到陶冶性情的效果。因为太极拳一方面讲究灵敏，能使人提高灵敏度；另一方面又讲究沉静，能使人抑制浮躁。

（4）强健心脏和血管：有的人因为不爱运动，所以心脏功能可能会不太好，血管也不太健康。而太极拳虽然节奏比较慢，但是在促进身体气血运行和增强心脏功能方面有明显的效果，可以让心脏慢而有力。有专业人士表示，太极拳在帮助增强血管弹性和减少血管破裂发生概率方面有明显的效果。

（5）强筋健骨：如果一个人的生活节奏不规律，也没有良好的生活习惯，那么他的肌肉韧带也会随之变得僵硬没有弹性，因此会缺少力量，还会经常受伤，此时可以尝试练习太极拳，帮助增强肌肉韧带的力量，让关节恢复灵活。

2. 练习五禽戏的益处

（1）练熊戏：调理脾胃。

夏季天气炎热，不少人都喜欢窝在空调房中贪凉，但是室内外温差较高，容易使很多人出现滞食、消化不良、食欲不振等症状，这时不妨练练五禽戏中的熊戏。练熊戏时要在沉稳中寓于轻灵，将其剽悍之性表现出来，习练熊戏有健脾胃、助消化、消食滞、活关节等功效。

（2）练虎戏：缓解腰背痛。

天热的时候人体耗能较多，加上工作量较大，容易引起腰背疼痛的症状，此外，长时间吹空调容易使我们总督一身之阳经、调节阳经气血作用的"阳脉之海"——督脉受到寒气的侵袭，不利于我们腰背部的健康。练虎戏能增强华佗夹脊穴和督脉的功能，能缓解颈肩背痛、坐骨神经痛、腰痛等症状。

（3）练鹿戏：缩减腰围。

很多注重体型的读者朋友担心，夏天因为运动量的减少和冷饮摄入的增多，导致腰围增大，其实习练五禽戏的鹿戏是个不错的缩减腰围的好方法。为什么这么说呢？因为鹿戏主要是针对肾脏的保健来设计的，它的各个动作都是围绕腰部来做运动，在练习的过程中，自然而然地使我们腰部的脂肪大量消耗，并重新分配，有益于缩减腰围，保持苗条身材。

（4）练猿戏：增强心肺功能。

习惯于乘坐电梯的上班族如果爬上几层楼梯，不少人都会累得气喘吁吁，在夏季尤其如此，这其实在提醒你，你的心肺功能需要加强了。猿戏中的猿提动作遵循"提吸落呼"的呼吸方式，身体上提时吸气，放松回落时呼气。上提时吸气缩胸，全身团紧；下落时放松呼气，舒展胸廓，这组动作有助于增强心肺功能，缓解气短、气喘等症状，感兴趣的朋友不妨试试。

（5）练鹤戏：预防关节炎。

关节炎是冬季的常见多发病，但是近年来，炎炎夏日，在医院的骨伤科，也会遇到不少肩周炎、关节炎患者因犯病而求医，主要原因就是这些患者使用空调不当，或者长时间吹电扇，导致关节疾病的发作。练鹤戏时，动作轻翔舒展，可调达气血，疏通经络，祛风散寒，活动筋骨关节，可预防夏季关节炎的发生，而且还能增强机体免疫力。

3. 八段锦对血压及身体的益处

八段锦是中国一门古老的健身气功，因其动作简单，效果显著而得到现代人的青睐，八段锦对四肢的关节，尤其是对末梢的关节的调节和收缩作用，我们人体里面的四肢关节还有在末梢里面的神经非常丰富，通过这样锻炼就可以调节我们人体里面的整个神经，跟体力调节，对养生保健，对强身健体，还有对长寿非常有好处。练八段锦，通过做一种动作，相当于导引的动作，把呼气和吸气结合起来，又把人的心理状态，心神结合在一起。练八段锦，动作很优美，形体就好了，又练气了，气血运行通畅了，还有把心神结合在一起，通过练的动作，眼睛跟着来走，这样，行、气、神三者结合起来，这是非常有好处的。

现在很多老百姓都在练太极拳、五禽戏和八段锦，它们被叫作"武林三绝"。"武林三绝"都有一个共同点，共同点刚才提到了，这三种都是练这种导引来的，跟气功结合起来，共同点就是：第一，对脊柱有好处；第二，对四肢关节有好处；第三，对练的形体、心神的集中以及气的导引有好处。结合我自己练的特点，八段锦更简单、实用，它可以调节人体的筋络气血，对全身的脏腑功能调节，从而起到降血压的作用。长期坚持练习八段锦，可起到很好的养生保健的作用。八段锦动静结合松紧交替，上下相随内外相应能够使全身的机体筋骨协调，有序地进行伸展与舒张活动，促进血液循环，增加代谢能力，提高器官的功能，把身体素质调整到一个最佳的有序状态，长时间坚持练习者的关节骨骼，心血管系统，消化系统免疫能力都能得到很大的提高，从而达到延缓衰老，提高免疫力，提高生活质量的目的。

第八章　张立德教授医案

一、袁某案

患者：袁某，男，40岁，干部，2021年11月15日初诊。

主诉：头晕、头胀。

现病史：患者以往有轻微高血压病史，一般血压维持160～170/100～110mmHg。近因工作劳累，血压上升到190/140mmHg，自觉头晕纳差，头胀，腹胀便稀，体型肥胖，胃脘痞闷。

体格检查：脉象弦而小滑，舌质稍红，舌下瘀斑。

血压：165/112mmHg。

西医诊断：高血压。

中医诊断：眩晕（痰湿中阻）。

治疗：拟方健脾燥湿，化痰祛风，处以半夏白术天麻汤加减：半夏10g，苍术10g，白术10g，天麻10g，黄芪20g，陈皮10g，太子参15g，泽泻30g，茯苓30g，干姜3g，黄柏6g，枳实10g，桃仁6g，红花6g。10剂，每日2次。

2021年11月28日复诊。

现见症：上方服用10剂后，头晕已止，痰量减少，纳食增加，便稀已止，腹胀减轻，偶有头晕头胀。

血压：160/90mmHg。

处方：原方去桃仁红花，加木香10g。10剂，每日2次。

2021年12月12日复诊。

现见症：上药服用10剂后，饮食如常，腹胀消失，头晕头胀基本消失，偶尔有痰，无不适感觉。

血压：135/90mmHg。

处方：上方原方继续服用5剂，每日2次。巩固治疗。

【医案分析】患者因其工作常需饮酒、熬夜，素体多痰湿，脾气虚弱，头晕纳差，头胀，腹胀便稀。体型肥胖，脾气不运，胃纳呆滞，上腹痞满，痰湿内停，虚风内作，治疗应以健脾燥湿，化痰祛风，故本方中运用半夏，苍术、白术化痰祛湿，陈皮，太子参有健脾之功。因其多有饮酒所以加入黄柏去其湿热，诸药合用，降其血压。

二、李某案

患者：李某，男，65岁，2021年7月5日初诊。

主诉：高血压10余年，头痛加重4天。

现病史：10年前患高血压，期间服用西药治疗，近4天头痛眩晕加重。现症见：头痛眩晕，恶心呕吐，面红目赤，急躁易怒，耳鸣，心悸，胸闷气短，失眠多梦，畏寒肢冷，腰膝酸软。

体格检查：舌暗红，苔黄，脉沉弦。

血压：160/100mmHg。

西医诊断：高血压。

中医诊断：头痛（肝肾阴虚，肝阳上亢）。

处方：天麻15g，钩藤15g，石决明20g，栀子15g，牛膝20g，夏枯草20g，丹参30g，川芎10g，珍珠母20g，银杏叶30g，茯神30g，酸枣仁20g，首乌藤20g，白芍30g，山萸肉20g，杜仲20g，桑寄生20g。10剂，每日2次。

2021年7月20日复诊。

现症见：服上药症见好转。现头痛眩晕症状缓解，仍失眠多梦，急躁易怒。

体格检查：舌红，苔薄黄，脉沉弦。

血压：150/95mmHg。

处方：在上方基础上去泽泻、桑白皮，加黄连10g，莲子芯10g，当归15g。10剂，每日2次。

2021年8月9日三诊。

现见症：上药服用10剂后，头晕头胀基本消失，睡眠好转，无不适感觉。

体格检查：舌红，苔薄黄，脉沉。

血压：135/88mmHg。

处方：上方原方继续服用5剂，巩固治疗。

【医案分析】一诊，患者为中老年男性，患者以头痛、眩晕、心悸、失眠，舌暗红苔黄，脉沉弦就诊，分析病机为肝阳偏亢，日久化火生风，水不涵木，阴不制阳，以致风阳上扰故见头痛、眩晕和耳鸣等症状；肝阳有余，阳热则扰乱心神，故见失眠多梦症；肝火上炎升发，则出现面红目赤、脉弦数；肝火循经上炎，则见易怒情绪；肝肾阴虚，水不涵木，阴不制阳，肝阳上亢及肾阴虚内热，故出现腰膝酸软，健忘和舌红等症。张立德教授用天麻钩藤饮加减治疗，方中天麻是"治风之神药"，擅长治"风虚眩晕头痛"；钩藤功效为"泻火、定风"；石决明性味咸凉，具有平肝潜阳，补益肝肾，活血宁神之奇效。现代药理学研究证明，天麻钩藤饮可以通过改善脂肪代谢以及保护靶器官等作用，以降低心血管疾病发生的概率。方中茯神、酸枣仁、首乌藤治疗失眠在临床实践中取得良好的治疗效果。二诊，头痛眩晕症状缓解，仍失眠多梦，急躁易怒，故加入当归以补血调经，莲子芯以养心安神来治疗患者失眠多梦等病症，用黄连以清热燥湿，泻火解毒治疗面红目赤等症状。三诊，患者头晕头胀基本消失，睡眠好转，无不适感觉，故原方继续服用。

三、王某案

患者：王某，女，60岁，于2021年5月5日在门诊就医。

主诉：阵发性头晕及头胀痛2年，加重2天。

现病史：患者于1年前曾多次出现阵发性头晕，2天前，患者因情绪波动，导致上述症状加重，来就诊。现症见头晕头痛伴恶心、呕吐，视物旋转如坐车船，行走不稳，口干，胸闷气短，食少纳呆，失眠多梦。

体格检查：舌苔白腻、脉弦滑。

血压：180/120mmHg。

西医诊断：高血压。

中医诊断：眩晕（痰浊中阻）。

治疗：中药汤剂，以燥湿化痰、健脾祛湿为主。半夏白术天麻汤加减。

处方：半夏15g，白术15g，天麻20g，钩藤20g，茯苓20g，橘红15g，龙骨20g，牡蛎20g，地龙20g，甘草10g，生姜10g，大枣2个。10剂，每日2次。

2021年5月20日复诊。

服上药后症见好转，头晕症状减轻，仍有食少纳呆之症，对上方进行加减，加苍术15g，木香15g。10剂，每日2次。

随访：头晕减轻，用药巩固维持即可。

【医案分析】老年体弱久病，先天之本肾损伤，使得脾胃运化之功失调，水聚成痰，痰湿中阻，痰浊上扰清窍，故出现视物旋转如坐车船，行走不稳；痰浊中阻，清阳不升，气机不利，故见恶心、呕吐；脾失健运，水湿不能疏布于口，故见口干；痰浊中阻，浊气不降，胸阳不展，故见胸闷气短；痰浊内盛，脾阳不振，运化失司，故见食少纳呆，血不养心，故见失眠多梦；舌质淡，苔白腻，脉弦滑，皆为痰浊中阻所引起的，用半夏白术天麻汤来燥湿化痰，健脾祛湿治疗该疾病。

四、赵某案

患者：赵某，女49岁，2021年10月7日初诊。

主诉：头痛一周。

现病史：一周前因情绪因素出现头胀头痛，头晕，耳鸣，面红目赤，自觉胸闷气短，心悸，烘热汗出，乏力，腰膝酸软，失眠多梦，睡眠浅易醒，醒后难以入眠，月经周期延后，便秘。

体格检查：舌暗红，苔黄腻，脉沉细数。

血压：150~160/100~105mmHg；心电图：ST段抬高。

西医诊断：高血压三级。

中医诊断：眩晕（肝肾阴虚，肝火上炎）。

处方：天麻15g，钩藤15g，栀子15g，石决明30g，牛膝15g，夏枯草20g，菊花15g，川芎15g，白芷20g，细辛6g，牛蒡子15g，桑白皮20g，泽泻15g，火麻仁15g，茯神30g，首乌藤20g，酸枣仁20g，合欢皮20g，灵芝15g，磁石30g。10剂，每日2次。

2021年10月21日复诊。

服上药后症状好转，头胀头痛、头晕、失眠多梦、腰膝酸软明显减轻，便已不干，血压150/90mmHg。

体格检查：舌暗苔白，脉细数。

血压：150/90mmHg。

处方：原方减去火麻仁，加枸杞子15g，生龙骨30g，生牡蛎30g。10剂，每日2次。

2021年11月5日三诊。

现症见：服上药后症状好转，头胀头痛、头晕、失眠多梦、腰膝酸软等症状基本消失。

体格检查：舌淡红，苔薄白，脉细数。

血压：138/90mmHg。

处方：继续服用原方巩固治疗。10 剂，每日 2 次。

【医案分析】头晕与头痛是两个独立的病症，可单一出现，也可同时出现，本病患者头晕头疼一周，经过分析诊断为眩晕肝肾阴虚，肝火上炎证。肝肾阴虚，则头晕、耳鸣、乏力、腰膝酸软，肝肾同源，肝肾阴虚则导致月经周期延后；肝肾阴虚日久则致肝火旺盛，肝火上炎，上达清空，故头晕头痛加甚。肝火上达面部，则面红、目赤、口苦咽干、肝火旺则急躁易怒。肝火扰动心神，故少寐多梦，睡眠浅易醒。口苦，舌质红，苔黄，脉弦，皆是肝火上炎之征。脉弦细数，则为肝肾阴虚内热之象。

五、金某案

患者：金某，女，66 岁，2021 年 3 月 2 日初诊。

主诉：头晕头痛，眩晕耳鸣，心悸失眠，盗汗，两目干涩，颧红咽干，腰膝酸软。

体格检查：舌红，苔黄腻，脉滑数。

血压：145/95mmHg。

中医诊断：头痛（肾虚头痛）。

处方：柴胡 10g，生地黄 25g，泽泻 15g，通草 10g，黄芪 30g，黄柏 10g，黄连 10g，栀子 15g，龙胆草 10g，黄芩 10g，淡豆豉 10g，车前子 30g，丹参 20g，白芷 15g，炙甘草 10g，当归 15g，川芎 15g。10 剂，每日 2 次。

2021 年 3 月 12 日复诊。

服上药症见好转。患者自述头晕头痛症状好转，仍心悸心烦、失眠。

体格检查：舌红，苔薄黄，脉弦滑。

处方：上方加白芍 30g，龙骨 25g，牡蛎 25g，山茱萸 20g。改龙胆草 5g。10 剂，每日 2 次。

【医案分析】患者为老年女性，一诊根据患者头晕头痛，眩晕耳鸣，两目干涩，腰膝酸软症状，分析病机为肾主藏精，有生髓作用，脑为髓海，肾虚精髓亏虚，则髓海亏虚，故出见头痛、眩晕、耳鸣等症。张立德教授用当归六汤加减以滋阴泄火，填精益髓来治疗肾阴虚证。当归六黄汤出自《兰室秘藏》，具有滋阴泻火，固表止汗功效。方中当归、生地黄和熟地黄入肝脏和肾脏，具有养血滋阴，壮水以制火功效。黄连、黄芪和黄柏具有泻火和清心除烦的作用。方中黄芪的作用为益气实卫和固表止汗。诸药合用，能使阴恢复热消退，气充表固，以使得诸症消退。二诊，患者头痛症状好转，但是仍有心悸失眠等症状，故加入白芍、龙骨、牡蛎等药以养血安神，镇静安神。

六、吴某案

患者：吴某，女，65 岁，2021 年 9 月 28 日初诊。

主诉：反复头晕 10 天。

初诊：患者于 10 天前受风寒后出现头晕，呈阵发性，体位改变时明显，尤其在站立时尤为明显，休息后缓解，稍有头痛，恶心、食少纳呆，不思饮食，无呕吐，无视物旋转，无伴耳鸣、听力减退等，眠可，二便可。

体格检查：舌暗红苔白腻，脉弦滑。

西医诊断：直立性低血压。

中医诊断：眩晕（风痰上蒙）。

治法：补益脾肾，息风化痰。方拟为左归丸合半夏白术天麻汤。

处方：桑寄生 20g，山萸肉 15g，山药 30g，白术 10g，天麻 10g，茯苓 30g，半夏 10g，甘草 6g，丹参 15g，鸡血藤 10g，川芎 20g。10 剂，每日 2 次。

2021 年 10 月 12 日复诊。

服上药 10 剂后，患者病情好转，头晕减轻，无恶心，无头痛。舌淡红苔白，脉弦细。内风息，标实减，效不更方，再进 10 剂，每日 2 次。培本为主，补益脾肾，以巩固疗效。

【病案分析】患者年老体弱，肝肾虚亏，又加之偶感风寒，导致脾虚湿痰内生，内风挟痰上蒙清窍，故发为眩晕。虽年老肝肾虚亏，但脾虚湿痰内生，痰阻气机是主要病机。"无痰不作眩""无风不作眩"，脾虚运化无力导致痰湿内生，故恶心、食少纳呆，不思饮食。湿阻中焦气机升降失常，致脾不能升清，精明失养则引起头晕。舌暗红苔白腻，脉弦滑皆是风痰上扰之象。

七、暴某案

患者：暴某，男，58 岁，2021 年 10 月 10 日初诊。

主诉：眩晕反复发作，二载有余。

现病史：眩晕不已，剧时视物模糊，旋转不定，站立不稳，而有昏仆之势，健忘，记忆力减退，精神萎靡，耳鸣，少寐多梦，乏力，腰膝酸软，行走不稳。

体格检查：舌红少苔，脉弦紧而细。

血压：158/110mmHg；TCD 及其他理化检查，诊断为脑动脉硬化。

西医诊断：脑动脉硬化。

中医诊断：眩晕（真阴不足证）。

处方：熟地 30g，山药 15g，枸杞子 15g，山茱萸 15g，菟丝子 15g，怀牛膝 15g，龟板胶 10g，鹿角胶 10g，菊花 10g，白芍 20g，炙甘草 6g，制首乌 15g，龙骨 30g，牡蛎 30g。10 剂，每日 2 次。

2021 年 10 月 24 日复诊。

服上方后眩晕症状好转，患者自述比原来发病时好转了 70%，复诊时化验结果血脂过高，在原方基础上加山楂 15g，麦芽 15g，石斛 10g，玉竹 10g。10 剂，每日 2 次。

2021 年 11 月 11 日三诊。

继续服上方后，眩晕基本痊愈，其他症状减缓，继续沿用此方巩固治疗。10 剂，每日 2 次。

【病案分析】患者为久病伤肾，肾精亏损，则出现精神萎靡，耳鸣多梦，乏力，腰膝酸软，肾主骨生髓，肾精亏损不能生髓充脑，脑失所养，则出现健忘，记忆力减退。肾阴亏虚，不能涵木，肝阳上亢，肝阳化风，肝风上扰，发为眩晕，而病势甚剧。故以熟地、牛膝、菟丝子、龟板胶滋肾养阴；鹿角胶填精补髓；山萸肉、枸杞子、制首乌养肝益精，是为固本。龟板胶配白芍、菊花、龙骨、牡蛎滋阴平肝，潜阳息风，乃为治标。诸药合用，使真阴得充，肝体得养，风阳潜敛，则眩晕自除。

八、黄某案

患者：黄某，女49岁，公司职员，2021年11月5日初诊。

主诉：头晕目眩、乏力半年，加重7天。

现病史：素有高血压病史，血压持续在170～190/90～110mmHg，屡用西药降压，但血压始终未能降到正常。近半年来，患者感觉精神萎靡，头目眩晕，全身疲惫，身体形寒，比常人怕冷，经常下肢水肿，小便短少，食欲减退，脉沉细弱。

体格检查：舌胖大，苔淡白滑润。

血压：165/110mmHg。

西医诊断：高血压。

中医诊断：眩晕（肺脾气虚，肾阳不足）。

处方：茯苓9g，芍药9g，白术6g，生姜9g，制附子9g，黄芪30g，山楂9g，神曲9g，甘草9g。10剂，每日2次。

2021年11月19日二诊。

服上方10剂后，患者精神明显好转，自谓全身有一种温煦之感，食欲亢进，小便量增，水肿消退，血压150/80mmHg，脉沉缓有力，舌苔薄白，津液适中，服上药有效，嘱守方再进10剂，每日2次。加以巩固。

2021年12月3日三诊。

再服10剂后，病者告其病如失，身体轻爽，水肿消尽，饮食正常，脉沉缓有力，苔正常，血压135/75mmHg左右，遂嘱停药观察，半年随访，未服降压药，血压正常。

【医案分析】本方适用于肾阳不足，膀胱气化不行，水气上凌之浊邪所致高血压。临床上肾阳不足，水气上凌型高血压较少见，故用真武温药降高血压者亦较少见。因为温药可使阳升，通常可使血压升高，所以必须慎于辨证。用温药降高血压主要是针对"肾阳不足，水气上凌"病机，温阳利水，使失调的阴阳得以平衡，血压自然恢复正常。故对于阳虚水泛之高血压患者用真武汤治疗有较好的效果，与西医利尿剂治疗高血压有异曲同工之妙。

九、阎某案

患者：阎某，女，40岁，工人，2021年7月3日初诊。

主诉：患"高血压""心肌劳损"已10余年，近日加重。

现病史：现证头晕时眩，间作刺痛，胸闷心悸，动则加剧，纳食不甘，饥则胃痛，腹胀肢息，经来色紫量多。

体格检查：舌白质淡，脉沉细稍弦缓。

血压：172/115mmHg。

西医诊断：高血压。

中医诊断：眩晕（气血两虚，脾失健运）。

疗法：拟用补益气血，健脾运化，通经活络法。

处方：野台参9g，生黄芪18g，全当归6g，生麦芽30g，广陈皮6g，鸡血藤30g，南红花9g，生龙骨（先下）30g，生牡蛎（先下）30g。10剂，每日2次。

【医案分析】本方为当归补血汤合补中益气汤加减化裁而成。血压增高，引起眩晕，从中医辨证多系肝肾阴虚，肝阳偏亢，部分为脾虚痰盛。本例则为气血两虚，血络瘀滞，兼有脾不健运之象，故以参芪补气，当归养血活血，用鸡血藤、南红花活血通络，生麦芽、陈皮升发胃气而理脾气，辅以生龙牡潜养心神。药服9剂，诸症均减，眩晕刺痛，胸闷心悸大有好转，血压降至120/60mmHg。在服中药期间未用西药降压，可见"辨证论治"对具体情况做具体分析，是中医辨证治疗的基本方法。

十、余某案

患者：余某，女，61岁，退休人员，2020年3月17日初诊。

主诉：头昏、头顶胀痛1个月余，加重5天。

现病史：高血压病史10年，现头昏，头顶胀痛欲裂，晨起头部畏冷，面部烘热潮红，低头即觉面部胀满难忍，自觉气血聚于面部，中午为甚，眼花，视物模糊，乍热乍汗，乍觉身热便汗出，脱衣又觉身冷，左臂内侧掣痛，口舌干燥，大便难解，有下坠感，易怒。

体格检查：舌红，苔黄燥，舌下络脉粗大，脉弦滑。

血压：170/100mmHg。

西医诊断：高血压。

中医诊断：头痛（肝阳上亢）。

治疗：白芍30g，天门冬15g，玄参30g，生龙骨30g，生牡蛎30g，茵陈10g，代赭石30g，川牛膝30g，龟板20g，生麦芽15g，炙甘草10g，川楝子10g，虎杖20g，炒莱菔子15g。10剂，每日2次。

2020年4月5日二诊。

面部烘热、胀痛大为减轻，矢气频多，大便通畅，心情好转，口干减，舌苔褪，舌上有津液，脉缓滑，血压：140/80mmHg。续服上方10剂，每日2次。

【医案分析】肝为风木之脏，木性升发而喜条达，肝阳上升太过，血随气逆，并走于上，则见头顶胀痛，面部烘热。肝肾阴虚不能涵阳，故乍热乍汗。阴虚致津液亦亏，故见口干舌燥、大便干结之证。方中川牛膝引血下行；龙骨、牡蛎、赭石镇肝息风，既可潜降摄纳上亢之肝阳，又可平镇上逆之气血；龟板、白芍、天门冬、玄参滋水涵木，使阴复以制亢阳；因肝喜条达而恶抑郁，若一味潜镇，恐肝之疏泄严抑，故用茵陈、川楝子、麦芽条达肝气不伤津液，故加虎杖、炒莱菔子通便撤热，通畅腑气；甘草调和诸药。诸药合用，药证相符，故效。

十一、朱某案

患者：朱某，女，41岁，教师，2021年10月3日初诊。

主诉：头晕头胀痛3个月余，近日加重。

现病史：3个月前头痛头晕，在行经期间增剧，前几日患感冒后病情加重，现有头晕、头胀痛、烦躁、眼花、失眠；饮食减少，四肢无力，有时出现心慌现象。

体格检查：舌暗红，苔薄白。舌有瘀斑。右手无脉，左手沉。脉沉弦。

血压：血压170/120mmHg。

西医诊断：高血压。

中医诊断：眩晕（肝火内盛）。

治法：清肝泻火，固肾纳气，兼清风热法。

处方：川芎20g，菊花10g，黄芩10g，白芍15g，槐花15g，大黄6g，泽泻30g，竹叶6g，夏枯草15g，生牡蛎30g。10剂，每日2次。

2021年10月15日二诊。

服药后睡眠好，头晕、头胀痛、烦躁、眼花、失眠症状好转，情绪有波动时，头晕头胀偶尔有加重。

血压：140/90mmHg。

处方：上方加合欢皮15g，佛手15g，柴胡10g。10剂，每日2次。

2021年10月29日三诊。

服药后睡眠好，头晕、头胀痛、烦躁、眼花、失眠症状基本消失，身上无不适感觉。

血压：130/80mmHg。

处方：上方原方继续服用5剂，每日2次，巩固治疗。

【医案分析】此例头痛眩晕症，虽因经期外感而引起，实属素有肝火内炽为基础，又值经期血海空虚而发病，血虚受风，内外合邪，发为头痛，故治疗之初，以抑肝泻火之法，继用调补肝肾之阴血以收全功。方中川芎一味，用量要大至20g，否则治疗一般头痛而对高血压则无效。此外，生牡蛎、生龙骨、石决明、代赭石；槐花、泽泻、大黄亦可随症加入。

十二、王某案

患者：王某，70岁，退休工人，2021年11月23日初诊。

主诉：高血压头晕。

现病史：患高血压20余年，平时血压一般在180/110mmHg左右，经常服用复方降压片和心痛定等，血压不稳定。近3个月来服用中药治疗，更换几家医院和诸多医生，所服方药天麻钩藤饮、镇肝熄风汤和杞菊地黄汤之类，效果不佳。现感头晕目眩，肢体麻木，面部潮红，失眠健忘，腰酸耳鸣，下肢时有轻度水肿，大便稀，每日1~2次。

体格检查：舌淡红苔白，脉沉弦。

血压：190/110mmHg。

西医诊断：高血压。

中医诊断：眩晕（肾气亏虚）。

处方：桑寄生30g，女贞子12g，牛膝30g，淫羊藿30g，炒杜仲12g，泽泻30g，炒酸枣仁30g，天麻12g。5剂，每日2次。

2021年12月1日二诊。

现见状：服用上药5剂，感头晕肢麻、腰酸耳鸣减轻，仍失眠健忘，大便稀，晨起即泄，舌脉同前。

血压：170/100mmHg。

处方：考虑患者有"五更泄"，以上方合四神丸，加补骨脂12g，吴茱萸5g，肉豆蔻12g，五味子6g。5剂，每日2次。

2021年12月7日三诊。

现见状：服用上药，头晕肢麻、腰酸耳鸣减轻，仍失眠健忘，大便稀，晨起即泄症状基本好转。

血压：150/90mmHg。

处方：上方原方继续服用10剂，每日2次，巩固治疗。

【医案分析】该患者属顽固性高血压患者。病程长，血压比较难降，且不稳定。从患者临床表现来看，主要以肾虚为主，故用天麻钩藤饮、镇肝熄风汤等滋阴潜阳方药无效。而用杞菊地黄丸滋补肾阴为何亦无效？因本患者为肾阴阳两虚，且以肾阳虚偏重，故单纯滋补肾阴同样罔效。后改用"益肾降压汤"治疗，补益肾气，阴阳双补，取得一定疗效，但温补肾阳之力不足，故效果不甚理想，继则合用温补脾肾之"四神丸"，加强温补之力，诸症痊愈，血压下降。

十三、赵某案

患者：赵某，女，52岁，2021年6月6日初诊。

主诉：头晕目眩8个月，加重半个月。

现病史：头晕目眩，耳鸣健忘，心慌气短，腰膝酸软，五心潮热盗汗，肢体麻木，伴有口干口苦，咽干。

体格检查：舌红少苔，脉细数。

血压：160/110mmHg。

西医诊断：高血压。

中医诊断：眩晕（肝肾阴虚）。

治疗：中药汤剂，以滋补肝肾为主。一贯煎加减。

组方：北沙参20g，麦门冬20g，当归身20g，生地黄30g，枸杞子20g，菟丝子30g，石斛15g，川楝子15g，甘草6g。10剂，每日2次。

2021年6月20日复诊。

用药后以上症状好转，唯有虚证难调，复诊随证加减，以补益肝肾为主。

【医案分析】患者头晕目眩是由于先天之本肾虚，导致气血不能上达，五心潮热盗汗，舌红少苔均为阴虚证候的体现；耳鸣健忘，腰膝酸软是为肾虚引起；口干口苦是由肝虚引起，以上均为肝肾阴虚重点表现，故用药时以滋补肝肾为主。

十四、李某案

患者：李某，女，36岁，2021年6月10日初诊。

主诉：高血压多年，近期加重来就诊。

现病史：证见头重昏蒙不清，肢体沉感，日渐肥胖，体重增加，脘闷欲呕，性多急躁，多寐喜卧，精神不振。

体格检查：舌苔白腻，脉沉细缓。

血压：170/100mmHg。

西医诊断：高血压。

中医诊断：眩晕（湿郁胆热）。

治疗：化湿和胆，升清降浊。

处方：广橘皮 12g，青竹茹 9g，酸枣仁 15g，荷叶蒂 9g，云茯苓 15g，清半夏 9g，炒枳实 9g。生甘草 3g。10 剂，每日 2 次。

【医案分析】上方系温胆汤加减，温胆汤和胃理气，清化痰湿。以橘皮、竹茹理气清热，枳实、半夏化痰降逆，茯苓、甘草安神和中，用酸枣仁善治胆热多寐，辅荷叶蒂能以升清降浊。连续服药数剂，诸症悉减，头重多寐均解，血压降至正常。

十五、刘某案

患者：刘某，男，40 岁，干部，2021 年 11 月 15 日初诊。

主诉：头晕，头胀 3 天。

现病史：患者以往有高血压病史，一般血压维持在 160～170/100～110mmHg。近因工作劳累，血压上升到 180/146mmHg，自觉头晕纳差，头痛，耳鸣，四肢寒冷，有腰痛，夜晚尿多而且频繁，大便溏薄。体格检查：舌淡胖，脉沉弦。

西医诊断：高血压。

中医诊断：眩晕（肾阳衰弱型）。

处方：拟方温补肾阳，处以济生肾气丸加减：炮附子 15g，白茯苓 30g，泽泻 30g，山茱萸 30g，山药 30g，车前子 30g，牡丹皮 30g，肉桂 15g，川牛膝 15g，熟地黄 15g。5 剂，每日 2 次。

【医案分析】上方中重用附子温肾助阳而消阴翳为君药；肉桂温肾补火，助膀胱气化，泽泻、车前子利水渗湿，合桂、附温阳利水，标本兼治，共为臣药；茯苓、山药益气健脾，补土制水，熟地黄滋肾填精，可奏"阴中求阳"之功，又制桂附之温燥，牛膝益肝肾而滑利下行，牡丹皮寒凉清泄，俱为佐药，共奏温肾助阳，利水消肿之效。

十六、张某案

患者：张某，女，45 岁，职员，2021 年 12 月 6 日初诊。

主诉：头痛，头晕。

现病史：患者以往有高血压病史，一般血压维持在 160～170/100～110mmHg。近因家庭琐事烦怒，血压上升到 190/140mmHg，头痛、眩晕、面色潮红、心烦易怒、胃纳差，口干而苦。

体格检查：舌红，脉弦。

血压：175/120mmHg。

西医诊断：高血压。

中医诊断：眩晕（肝阳上亢型）。

处方：天麻 9g，钩藤 9g，夜交藤 9g，石决明 18g，桑寄生 9g，朱茯神 9g，黄芩 9g，牛膝 12g，杜仲 9g，栀子 9g，益母草 9g。5 剂，每日 2 次。

【医案分析】患者肝阳上亢，血压升高。上方中天麻、钩藤、石决明平肝息风；山栀子、黄芩清肝泻火；杜仲、桑寄生补益肝肾；夜交藤、朱茯神养心安神；益母草活血利水；牛膝活血通络，引血下行。诸药合用，共成清热平肝，潜阳息风之效。

十七、胡某案

患者：胡某，女，63 岁，退休职工，2021 年 1 月 20 日初诊。

主诉：间断头晕 20 余年，加重半月余。

现病史：头晕阵发性加重，失眠多梦，睡后易醒，无头痛，无恶心呕吐，无耳鸣，无视物模糊，纳可，二便可。

体格检查：舌质暗红，苔白，舌中裂纹，脉弦。

血压：180/100mmHg。

中医诊断：眩晕（肝肾阴虚，肝阳上亢）。

处方：决明子 30g，石决明 30g，麦门冬 30g，酸枣仁 25g，天麻 10g，钩藤 10g，夏枯草 10g，野菊花 10g，川芎 10g，牛膝 10g，莱菔子 10g，葛根 10g，柴胡 10g，柏子仁 10g，合欢皮 10g，远志 10g。10 剂，每日 2 次。

2021 年 2 月 5 日复诊。

服上药症见好转，现头晕较前减轻，活动后略有加重，纳可，夜眠安，二便可。

体格检查：舌质暗红，苔白，脉弦。

血压：160/80mmHg。

处方：上方去天麻、钩藤、麦门冬，加知母 10g，黄芩 10g，白芍 20g。10 剂，每日 2 次。

【医案分析】年老久病，肝肾亏虚更重，阴虚火旺。由于夜眠欠安，在平肝潜阳的同时，加入养血滋阴、宁心安神药物，以缓解症状。高血压患者多数有失眠情况，因为眩晕的基本病机是脏腑阴阳失调，而不寐病机总为阳盛阴衰，阴阳失交，二者在病机上存在相似之处，高血压和失眠常互相影响。张立德教授采用天麻钩藤饮合酸枣仁汤，在平肝潜阳、滋水涵木的同时可补养肝血、养心安神。

参考文献

［1］乔野. 基于 MAPKs 途径探讨灸贴贴敷结合电针对自发性高血压大鼠的干预作用机制［D］. 沈阳：辽宁中医药大学，2021.

［2］王珊珊. 电针刺激"足三里""曲池"穴对自发性高血压大鼠血压及心肌纤维化的影响［D］. 沈阳：辽宁中医药大学，2013.

［3］罗春远. 高血压病针灸疗法的古今文献研究［D］. 沈阳：辽宁中医药大学，2015.

［4］毕月明. 针药联合治疗老年原发性肾气亏虚型高血压的临床观察［D］. 沈阳：辽宁中医药大学，2020.

［5］赵微微. 基于 JAK/STAT 信号通路研究温针灸对自发性高血压大鼠血管保护机制［D］. 沈阳：辽宁中医药大学，2020.

［6］王雨燕. 温针灸治疗瘀血阻络型高血压的临床疗效观察［D］. 沈阳：辽宁中医药大学，2020.

［7］周宜，陈西平，徐薇，等. 盐敏感性高血压病的病因病机探讨［J］. 山东中医杂志，2009，28（10）：681.

［8］郝玉明. 新年新思考：新型冠状病毒肺炎疫情常态化防控下的高血压防治策略［J］. 中华高血压杂志，2021，29（01）：4.

［9］张曼婷，张立德，王建波，等. 针灸治疗高血压病作用机制研究进展［J］. 辽宁中医药大学学报，2021，23（10）：155.

［10］王雨燕，张立德，程岩岩，等. 北方高血压的发生与瘀血的关系［J］. 中医药临床杂志，2019，31（09）：1599.

［11］史瑾，孙兆青，郑黎强，等. 北方农村高盐饮食人群高血压病患病率和血压水平调查［J］. 山西医药杂志，2008（03）：195.

［12］马杰，杨明，韩凌，等. 北方秋冬季气温下降对高血压患者血压的影响［J］. 中华临床医师杂志（电子版），2015，9（04）：559.

［13］苗东风. 季节性寒冷与心血管病的高发［J］. 中国地方病防治杂志，2015，30（06）：464.

［14］赵天明，王增武，张林峰，等. 我国北方35岁及以上农村居民高血压患病情况及影响因素分析［J］. 医学研究杂志，2015，44（01）：20.

［15］范国辉，王增武，张林峰，等. 2013年北方四区县农村高血压患病率、知晓率、治疗率和控制率调查［J］. 中华医学杂志，2015，95（08）：616.

［16］刘津君，毛静远. 六味地黄丸加减治疗肝肾阴虚型高血压验案举隅［J］. 现代中医药，2014，34（03）：74.

［17］柯沙沙，吴静怡，王一锋. 左归丸联合西药治疗高血压早期肾损害肾精不足证临床研究［J］. 新中医，2021，53（10）：28.

［18］刘文斌. 天麻钩藤饮加减治疗肝阳上亢型原发性高血压病66例［J］. 中西医结

合心血管病电子杂志，2019，7（04）：151.

［19］贾晶，钟君华，杨贤海. 探究加味通窍活血汤联合酒石酸美托洛尔片治疗高血压性心脏病的临床效果［J］. 当代医学，2019，25（21）：158.

［20］侯莉，于颖，周淑妮，等. 血府逐瘀汤加减联合西药治疗高血压合并冠心病的疗效观察［J］. 世界中西医结合杂志，2021，16（09）：1714.

［21］罗明玉. 泽泻汤和半夏白术天麻汤治疗痰湿内阻型原发性高血压36例临床观察［J］. 中医临床研究，2012，4（11）：76.

［22］张婷婷，蒋希成，吴鑫宇，等. 泽泻汤加味方对高盐条件下Dahl大鼠高血压调节及肾功能的保护作用［J］. 中医药信息，2017，34（03）：44.

［23］全毅红，庹玲玲，杨雅琴. 加味六君子汤对肥胖相关高血压患者血清瘦素及血管活性物质含量的影响研究［J］. 中国全科医学，2013，16（37）：3746.

［24］邹静，郑梅生. 补脾法辅助治疗腹型肥胖性高血压的临床观察［J］. 广西医学，2020，42（04）：496.

［25］芦波，谢君，符德玉，等. 活血潜阳祛痰方对肥胖高血压大鼠心肌氧化应激及炎症的影响［J］. 中国中医急症，2021，30（03）：411.

［26］董桂英，李泉红，江宁. 小陷胸汤加味治疗肥胖型高血压60例［J］. 中国中医药现代远程教育，2011，9（03）：93.

［27］汪春，程志清. 平肝益肾涤痰饮治疗高血压肥胖31例临床观察［J］. 中医杂志，2007（02）：135.

［28］何少华，刘斌，彭炉晓，等. 赵凤林从阳虚论治高血压合并肥胖经验［J］. 实用中医药杂志，2020，36（04）：536.

［29］黄琛，钱海凌. 钱海凌教授辨证治疗肥胖型高血压病的经验［J］. 广西中医药，2015，38（06）：43.

［30］朱莉，王诗尧. 辽宁省2006—2015年中年人群高血压长期流行趋势分析［J］. 中国药物与临床，2020，20（11）：1850.

［31］刘勇，孙兆青，张心刚，等. 辽宁农村地区高血压病人群的血脂水平［J］. 中国动脉硬化杂志，2007（11）：861.

［32］关云琦，梁明斌，何青芳，等. 浙江省成年居民饮酒与高血压的关联研究［J］. 预防医学，2021，33（09）：877.

［33］莫林烽，刘晗，王娜，等. 成人高血压流行现状及可改变危险因素的研究进展［J］. 大众科技，2021，23（09）：51.

［34］马杰，杨明，韩凌，等. 北方秋冬季气温下降对高血压患者血压的影响［J］. 中华临床医师杂志（电子版），2015，9（04）：559.

［35］Su T，Bai C，Chang H，et al. Evidence for improved control of hypertension in Taiwan：1993-2002.［J］. Journal of hypertension，2008，26（3）.

［36］桂乐，朱健华，陈庆辉. 盐敏感性高血压与中枢调控机制［J］. 中华高血压杂志，2010，18（01）：34.

［37］赵玉霞，邱荣娥，唐占府. 补阳还五汤对高血压病者左室舒张功能的影响［J］. 辽宁中医杂志，2000（10）：452.

[38] 陈丽娟. 妊娠期高血压疾病肾素—血管紧张素水平的变化及其可能的调控机制 [D]. 南昌：南昌大学，2013.

[39] Carvalho B M, Oliveira A G, Ueno M, et al. Modulation of double-stranded RNA-activated protein kinase in insulin sensitive tissues of obese humans. [J]. Obesity (Silver Spring, Md.), 2013, 21 (12).

[40] 夏丽娜，蒋义芳，薛萌. 高盐致瘀中医机理探讨 [J]. 时珍国医国药，2016, 27 (08)：1945.

[41] 王坤伟，杜培宜，魏新萍. 老年正常高值血压人群中白细胞计数与其血压水平的关系 [J]. 实用老年医学，2016, 30 (02)：150.

[42] 陈偶英. 基于 p38MAPK、TLR4 信号通路介导的炎性细胞因子网络探讨平肝养阴、活血通络法治疗高血压左心室肥厚研究 [D]. 长沙：湖南中医药大学，2014.

[43] 王秋燕. 高血压中的免疫学机制研究 [D]. 南昌：南昌大学，2013.

[44] 刘畅，李莉，崔天祥，等. γ-干扰素对自发性高血压大鼠左室质量指数及糖基化终末产物的影响 [J]. 中国老年学杂志，2015, 35 (10)：2636.

[45] 黄丹，张立德. 电针刺激"曲池""足三里"穴对自发性高血压大鼠血压及胰岛素抵抗的影响 [J]. 辽宁中医药大学学报，2010, 12 (04)：224.

[46] 许辉，孙明，陶立坚，等. 转化生长因子-$β_1$ 在自发性高血压大鼠肾脏的表达及与肾间质纤维化的关系 [J]. 高血压杂志，2004 (01)：53.

[47] 刘淑华，张黎军，刘昌慧，等. TGF-$β_1$ 在自发性高血压大鼠肾损害中作用的研究 [J]. 中国组织化学与细胞化学杂志，2005 (04)：415.

[48] 杨丽霞，李彧，王谦，等. 姜黄素对 TGF-$β_1$ 诱导人肾小管上皮细胞转分化及分泌细胞外基质成分的影响 [J]. 中国中西医结合肾病杂志，2008, 9 (12)：1040.

[49] 姜宗培，余学清，陈雄辉，等. 转化生长因子 $β_1$ 对系膜细胞纤溶酶原激活物抑制物 1 表达的影响 [J]. 中华肾脏病杂志，2004 (04)：26.

[50] 林琼真，于洁，邓英辉，等. 丹参注射液对大鼠梗阻性肾间质纤维化的保护作用 [J]. 中国中西医结合肾病杂志，2003 (02)：71.

[51] 王柏慧. 针刺治疗原发性高血压病（痰瘀互结型）的临床观察 [D]. 沈阳：辽宁中医药大学，2021.

[52] 柳威，邓林华，赵英强. 钩藤提取物及钩藤碱的药理研究进展 [J]. 中药新药与临床药理，2021, 32 (06)：899.

[53] 柳威，邓林华，祁东利，等. 天麻及其有效成分的药理作用概述 [J]. 中药药理与临床，2021, 37 (04)：240.

[54] 姜威，李晶峰，高久堂，等. 石决明的化学成分及药理作用 [J]. 吉林中医药，2015, 35 (03)：272.

[55] 崔体圣，苗明三. 夏枯草的化学、药理及临床应用探讨 [J]. 中医学报，2014, 29 (03)：386.

[56] 张龙霏，胡晶红，张永清. 羚羊角药理研究概况 [J]. 中国医药导报，2013, 10 (28)：23.

[57] 田硕，苗明三. 牛膝的化学、药理及应用特点探讨 [J]. 中医学报，2014, 29

(08)：1186.

[58] 郑永红，韦晓瑜，龙继红．罗布麻叶中黄酮类成分研究进展 [J]．今日药学，2010，20 (08)：5.

[59] 张帅男，李煦照．杜仲化学成分及药理作用研究进展 [J]．中国民族民间医药，2017，26 (10)：56.

[60] 李昕，潘俊娴，陈士国，等．葛根化学成分及药理作用研究进展 [J]．中国食品学报，2017，17 (09)：189.

[61] 徐叔云，彭华民，邢文鑅．广地龙的降压作用和降压机制的探讨 [J]．药学学报，1963 (01)：15.

[62] 张晓晨．地龙药理与临床研究进展 [J]．中成药，2011，33 (09)：1574.

[63] 王家有，唐纯志，贺振泉，等．针刺太冲穴对自发性高血压大鼠收缩压、血浆内皮素-1 和血清 NO 的影响 [J]．广东医学，2010，31 (15)：1943.

[64] 何广武，陈静，邹艳，等．针刺曲池治疗高血压机理研究简况 [J]．实用中医内科杂志，2016，30 (12)：113.

[65] 王晶，林晓杰，罗晓舟，等．针刺太溪穴降低 SHR 血压及调节延髓 TNF-α、IL-6 蛋白表达 [J]．暨南大学学报 (自然科学与医学版)，2016，37 (04)：327.

[66] 罗文杰．针刺调节原发性高血压伴焦虑状态患者 RAAS 系统活性研究 [D]．广州：广州中医药大学，2013.

[67] 赵文博．基于 Rac1-MR 通路探讨电针 “三阴交” 穴对于盐敏感性高血压大鼠的血压调控作用机制 [D]．沈阳：辽宁中医药大学，2020.

[68] 冯明磊，王舒．浅谈针灸治疗高血压机理的研究进展 [J]．针灸临床杂志，2014，30 (07)：71.

[69] 潘克英，胡继鹰．针刺 “足三里” 对高血压大白鼠的降压作用 [J]．针刺研究，2000 (03)：198.

[70] 尚德师．针刺单穴治疗高血压病的研究现状 [J]．中医文献杂志，2019，37 (05)：60.

[71] 刘洪，张朝晖．针刺行间风池治疗原发性高血压病 30 例临床观察 [J]．天津中医学院学报，2001 (01)：17.

[72] 王紫娟．电针 “百会” “太冲” 对 SHR 主动脉损伤的保护作用及其机制研究 [D]．北京：北京中医药大学，2019.

[73] 丁玉梅，马晓勇．针刺太渊穴对 58 例原发性高血压患者降压效应临床观察 [J]．南京中医药大学学报，2014，30 (05)：489.

[74] 索萌萌．运动疗法对高血压治疗效果的影响 [J]．山东医学高等专科学校学报，2019，41 (06)：475.

[75] 马龙，周英武，刘如秀．论情志养生对高血压病防治的意义 [J]．吉林中医药，2013，33 (07)：649.

[76] 扎瓦德，宋美扬，郭长青．中医治疗高血压病的优势 [J]．吉林中医药，2009，29 (05)：383.

[77] Carvalho B M, Oliveira A G, Ueno M, et al. Modulation of double-stranded RNA-acti-

vated protein kinase in insulin sensitive tissues of obese humans. ［J］. Obesity（Silver Spring, Md.）, 2013, 21（12）.

［78］王秋燕. 高血压中的免疫学机制研究［D］. 南昌：南昌大学, 2013.

［79］林琼真, 于洁, 邓英辉, 等. 丹参注射液对大鼠梗阻性肾间质纤维化的保护作用［J］. 中国中西医结合肾病杂志, 2003（02）：71.